U0219808

Essential Play Therapy Techniques

Time-Tested Approaches

游戏的力量

58种经典儿童游戏治疗技术

［美］ Charles E. Schaefer, Donna Cangelosi　著

张琦云　吴晨骏　译

中国轻工业出版社

图书在版编目（CIP）数据

游戏的力量：58种经典儿童游戏治疗技术／（美）查尔斯·谢弗（Charles E. Schaefer），（美）唐娜·卡吉洛西（Donna Cangelosi）著；张琦云，吴晨骏译．—北京：中国轻工业出版社，2020.8（2024.2重印）

ISBN 978-7-5184-2464-1

Ⅰ. ①游⋯　Ⅱ. ①查⋯ ②唐⋯ ③张⋯ ④吴⋯　Ⅲ. ①儿童-游戏-精神疗法　Ⅳ. ①B844.1 ②R749.055

中国版本图书馆CIP数据核字（2020）第000666号

版权声明

责任编辑：孙蔚雯　　　　责任终审：杜文勇
文字编辑：王雅琦　　　　责任校对：刘志颖
策划编辑：阎　兰　　　　责任监印：吴维斌

出版发行：中国轻工业出版社（北京鲁谷东街5号，邮编：100040）
印　　刷：三河市双升印务有限公司
经　　销：各地新华书店
版　　次：2024年2月第1版第4次印刷
开　　本：880×1230　1/24　印张：18
字　　数：186千字
书　　号：ISBN 978-7-5184-2464-1　　定价：98.00元
读者热线：010-65181109
发行电话：010-85119832　　010-85119912
网　　址：http://www.chlip.com.cn　http://www.wqedu.com
电子信箱：1012305542@qq.com
版权所有　侵权必究
如发现图书残缺请拨打读者热线联系调换
240090Y2C104ZYW

最近几年，作为一名心理学专业出身的母亲，我最常被问到两个问题。一是当孩子在生活中出现了一些情绪、行为或社交等方面的问题时，作为父母的我们该如何应对？二是家长怎样与孩子沟通交流更为有效？我的答案是：游戏！它的魔力被写在人类的基因里。可是，没有不爱玩的孩子，只有不会陪孩子玩的父母。

我曾去英国塔维斯托克中心参加一个儿童与家庭治疗师培训的项目。学习之余，在学校旁的一家书店里发现了这本书，购回仔细阅读之后有了很大的触动和收获。该书对于我的"魅力"在于：从"why、what、how"三个层面上解决了"玩游戏"的问题，即为什么要和孩子玩游戏？玩什么游戏？怎样玩有趣且有意义？

本书是美国著名游戏治疗师谢弗（Schaefer）教授以及卡吉洛西（Cangelosi）博士继《游戏治疗技术》（*Play Therapy Techniques*）一书后，历经十年研究、编纂，共同出版的最新著作。与其之前著作相比，本书介绍了 7 个大类（如玩具类、角色扮演类等）、58 个小类（如球类游戏、感官游戏、交往游戏等）游戏，精选了近百种科学实证支持的经典游戏技术，内容更注重实用性，可操作性强。本书在介绍每一种游戏时，都包含了以下内容：概述（历史成因）、基本原理（疗愈作用）、游戏说明（适用年龄、材料准备、游戏技巧）、科学的实证结果以及适用范畴。

由于本书作者深耕于游戏治疗领域，书中用了很多和"治疗"相关的词汇。但是，请不要误会，本书不仅仅适用于正在经历情绪或行为等问题的孩子。事实上，本书的游戏技术对所有孩子都适用。

如果您是儿童咨询师／治疗师，本书将是您必备的一本专业类工具书；如果您是父母，本书中游戏治疗师将手把手教您如何通过游戏走进孩子内心，从容应对育儿过程中的种种挑战。此外，它更是一本亲子游戏操作指南，引导万千家庭科学地玩、专业地玩、发展地玩，创造加倍快乐的亲子时光。

感谢我的小伙伴晨骏同我一起努力，我们本着忠实严谨的态度、怀着"跟随作者学习如何陪自己孩子玩"的私心翻译此书，愿也能给其他父母带来帮助！感谢万千心理出版社的阎兰女士给予我们极大的支持。感谢我的爱人刘轶先生赐予我力量。译者水平所限，书中凡有疏漏之处，请不吝指正，可发送邮箱：missqueen21@163.com。

张琦云

译者序二

　　该书的翻译过程伴随了我跟琦云的整个孕期。当琦云提出想将这本实用的儿童心理学工具书带到中国市场时，我俩一拍即合。

　　沉甸甸的大肚皮、日夜颠倒的跨国时差丝毫没有影响项目进度。随着文档里的字数不断累积，我们的孕周也越来越大。依旧清晰记得那个阵痛来临的清晨，我第一时间不是准备待产包，而是打开邮箱给琦云发送初稿。进入哺乳期的我们，也是边带娃边视频电话一遍遍进行校对。

　　感谢相互信任、共同努力的我们，感谢先生们对我们的无条件支持，也感谢两位陪伴译作诞生的宝贝：Alfie 哥哥和 Max 弟弟。懂事机灵的天天小姐姐，也为本书增色不少。

　　愿认真阅读的你，有所得。

吴晨骏

从本质上讲，游戏治疗是利用游戏的疗愈力量，通过专业关系（咨询关系或治疗关系）促进孩子的康复和成长。在当今游戏治疗领域中，众多创造性的儿童游戏治疗技术纷纷涌现。然而，其中只有少数治疗技术经受住了时间的考验，成了这一领域中的经典。在本书中，我们挑选了一些倍受好评的治疗技术及其衍生技术进行介绍。这些治疗技术的历史都非常悠久，经典的治疗技术被沿用了成百上千年，相关衍生技术的应用也都至少达到了 30 年。因此，本书所提到的技术，可以被称为"有史以来最好的"游戏治疗技术。在人类基本需求、力量和兴趣的推动下，在不同的时代和文化中，这些技术都卓有成效。可以说，每个游戏治疗师的治疗工具箱里都有它们的存在。

游戏治疗技术可以定义为由治疗师实施的一个或多个治疗性媒介。不同于针对来访者特定行为所使用的策略（例如：限制设置、情感反映、重构和解释），它是指由治疗师发起的行为，即将抽象的理论和促进改变的因素转化为具体、实际的干预行为。本书将会介绍 58 种基本的游戏治疗技术，我们之所以选择这些技术，不仅因为它们的受欢迎程度，还因为它们操作简单、成本较低，并可以广泛适用于多种儿童问题。

我们用跨理论的方法寻找最具包容性和实用性的游戏治疗技术。为此，我们借鉴了各种各样的理论取向，包括：精神分析、荣格学派、阿德勒学派、人本主义、认知行为、叙事、格式塔、焦点解决和医学心理治疗等。与许多治疗师一样，我们没有试图将这些理论整合在一起，而是从不同的理论出发，折中地选择不同技术（Lazarus，1981）。这样做基本的前提是，治疗师掌握的技术越多，就越能满足来访者多样化、个性化的需求。显然，一种技术疗法并不适用所有的孩子或所有的问题，尽量掌握一整套技术以满足所有儿童的需求，对于治疗师来讲是至关重要的。

书中包含对每一项技术疗法的基本介绍（阐述该技术的历史观点）、解释其治愈力的基本原理、描述如何在游戏治疗中实施该技术、回顾以往研究结果和在特定困难和障碍中技术的应用范畴。此外，它还囊括了由核心技术发展出的一些最新的衍生技术。因此，本书有数百种技术可供治疗师们学习，分为以下几大类：玩具类游戏、隐喻和讲故事、角色扮演、创意艺术、意象与幻想、技能类游戏和其他技术。

本书为儿童临床治疗师提供了一系列历久弥新的游戏治疗技术，以适应不同儿童的个人需求、兴趣方向和能力程度。然而，从以往成功的案例中，我们往往不难发现：技术本身不比治疗师与孩子及其父母的关系融洽程度更重要。治疗关系越好，孩子的变化就越大（Kazdin，Whitley & Marciano，2006）。

这本经典的儿童游戏治疗技术及其衍生技术的综合书籍，是一本儿童心理健康的工具书。它从广泛的理论取向和多样的学科（包括临床、咨询和学校心理学、社会工作、婚姻和家庭治疗、精神病学、护理和儿童生活）角度切入，无论该行业的初学者，还是经验丰富的治疗师，都能获益匪浅。

如何通往儿童的精神世界？

如何高质量地陪伴孩子？

如何战胜童年焦虑？

如何建立合作共赢的亲子关系？

如何在玩中学习与成长？

这，就是答案！

目录

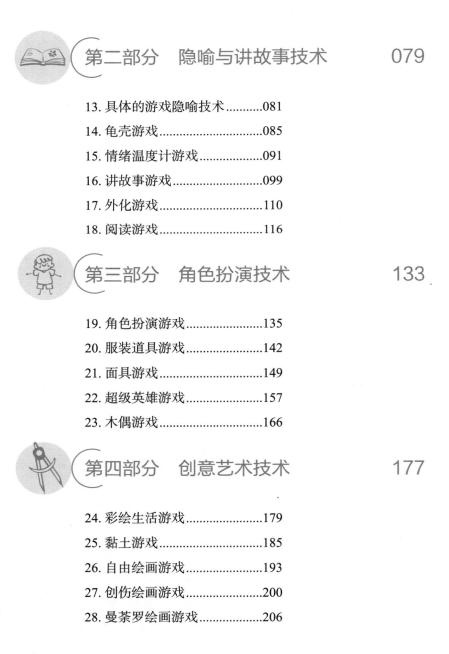

第五部分 　意象与幻想技术　　　　263

第六部分 　技能类游戏技术　　　　311

第七部分　其他游戏技术　　　361

第一部分
玩具类游戏技术

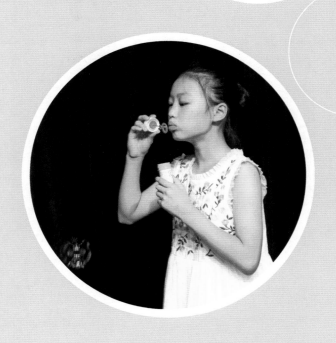

1. 球类游戏

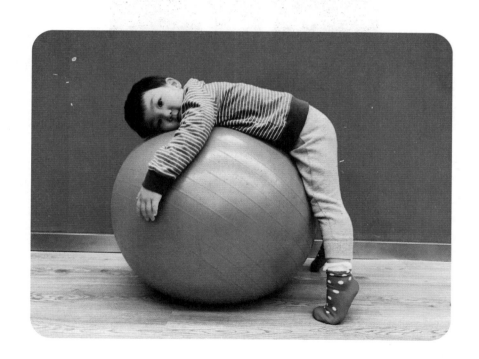

掷球游戏

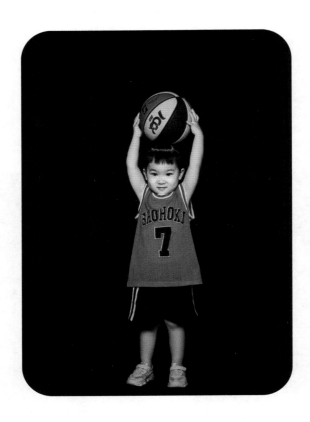

概述

　　掷球游戏是出现最早、存续时间最长的游戏形式之一。史前人类就已经用棍棒、骨头和石头来进行投掷游戏了（Reid，1993）。通过这类游戏进行训练，能够有效提高投掷物体的速度及精准度，这对以狩猎为生的原始人来说至关重要。早在公元前 2050 年，埃及的象形文字就描绘了球类游戏的场景。为了开展这类活动，人们发明了各式各样的球，例如棒球、足球、橡胶球以及沙滩排球等。由于掷球与抓球的物理动作能够带来动觉、触觉和视觉的全方面快感，人们天生就热爱这类活动。

在球类游戏中，通过两人或更多参与者的协作来保持球的来回传动，参与者会感受到快乐。Fox 在《球类——探索游戏的目的》（*The Ball: Discovering the Object of the Game*）（2012）一书中详细阐述到，自最初时起，投掷、抓取、弹跳和击球就已然成为人类乐趣的重要组成部分。同时，书中也指出，很少有其他类型的活动，能够像球类游戏一样给人们带来极大的愉悦与深度的满足。

基本原理

球类游戏带来的疗效不胜枚举。它可以满足儿童对活动及运动的自然需求，因此，它能够迅速改善参与者的情绪，并强化其成就感，缓解被压抑的挫折感以及内在的压力。它自带社交属性，人们能够通过互惠合作的行为与他人建立联系。在治疗初期，治疗师常常会选择与儿童进行球类游戏，建立轻松愉悦的氛围，从而得以与孩子发展出友好亲密的关系，并帮助其进行情感表达。球类运动能让儿童在情感、注意力、兴趣以及力量等各个方面全身心投入。

游戏说明

适用年龄

4 岁及以上

材料准备

一些彩色的、质地有弹性的球（例如泡沫球、毛线球、橡胶球或沙滩排球）。避免使用任何可能会导致受伤或疼痛的球。

游戏技巧

破冰者

在团体治疗中，软球游戏可以有效增强参与者之间良性的社交互动。在活动开始时，小组治疗师可以做出如下引导："想参加掷球游戏的人请举手。好的，在游戏中，当抓到球的时候，需要说出一个你喜欢的东西，然后再把球传给其他任意一位举着手的小伙伴。我们开始吧！'我喜欢巧克力，你呢？'"（由治疗师向参与者发球）

相互协作

作为游戏治疗小组中的破冰者，治疗师告知组员，要求他们尝试让两个或两个以上的球（或气球）同时在空中保持运动，不要让它们碰到地面。治疗师用秒表计时。

另一种交替活动是"袜子球（袜子团成球形）"游戏。给团队成员一些"袜子球"，让他们将球扔进纸篓中。可以将纸篓置于椅子上或四处移动，以增强游戏的挑战性。

抓住感觉

在小组治疗中，孩子们被要求相互来回传球。每当球被接住，持球的孩子便会被导向一个特定话题来表达自己的感受，譬如使他快乐的原因。例如，

X：我很高兴要搬家啦，因为我喜欢我们的新房子。

（传球给其他组员）

Y：你很高兴，因为你喜欢你的新房子。我很高兴，因为……

来回掷球的动作能够让孩子们保持注意力集中，此外，玩耍的轻松气氛也能减少情感表达的顾虑。

用球提问

该游戏技巧可以使用沙滩排球来实现，球的每一面都事先标注好了问题，接球者则需要回答相应的问题，例如："说出传球给你的那位小伙伴有什么优点"。

◢ 实证结论

Salmon、Ball、Hume、Booth 和 Crawford（2008）发现，激烈的体能活动（如球类游戏）能够防止 10 岁儿童超重。

◢ 适用范畴

对儿童来说，球类游戏是他们非常熟悉且令人愉快的活动，因此，它能够广泛应用于个体治疗，以建立融洽的关系；同时，它在团体治疗中也可以经常使用，以增强团队的凝聚力。

压力球游戏

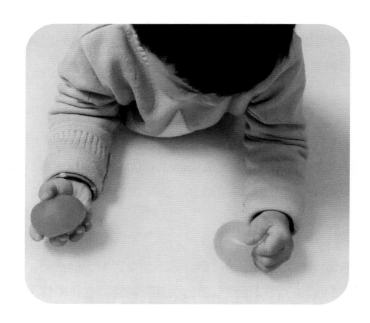

概述

　　压力球质地柔软，适合置于手掌中把玩。通常，它的直径为 2～8 厘米，用泡沫或软凝胶制成。当然，也可以用橡皮泥或塑形黏土来制作压力球。最早的压力球来自中国，可以追溯到宋朝（公元 960—1279 年），那个时期的成年人常在手中旋转把玩一对球，来缓解压力并增强手部的协调性。现今，中式压力球的制作材料种类繁多，从钢铁到玉石，不一而足。

基本原理

压力球游戏的疗效包括以下方面。

缓解身体紧张：无论手中是否握有东西，握拳都会引起肌肉紧张，而当松开时，肌肉又会得到放松。这个过程可以帮助长期紧张的肌肉得以放松，并减轻压力。因此，在训练期间，给孩子一个压力球让其把玩，能够缓解其紧张与焦虑。

改善情绪：握紧压力球会产生令人愉悦的触觉、运动觉以及视觉感受，从而改善情绪。

集中注意力：让手一直动起来的物件（如压力球）能够帮助儿童减少注意力分散的情况，使他们更集中注意力于课堂教学。压力球可以使坐立不安的孩子在积极、放松的状态下释放过剩的能量。他们可以在桌子底下或是口袋里捏球。这项活动能够帮助患有注意缺陷障碍（Attention Deficit Disorder，ADD）、注意缺陷 / 多动障碍（Attention Deficit Hyperactivity Disorder，ADHD）的儿童，也能帮助那些提不起精神或焦躁不安的孩子。

游戏说明

适用年龄

2 岁及以上

游戏技巧

应对特定的压力源

在儿童遇到压力（例如痛苦的医疗或者看牙医）的时候，可以用压力球来帮助他们转移注意力，使他们获得安慰。也可以使用压力球让处于烦躁、沮丧情绪中的儿童得以平静下来。

渐进式肌肉放松——适用于 10—12 岁的儿童、青少年以及成年人

方法指导：缓慢而有节奏地紧握和松开压力球，与此同时，集中注意力于肌肉紧张和放松的身体感受上。3 分钟的训练之后，换另一只手，并进行重复练习。之后进行转换，训练身体的其他肌肉群（肌肉紧绷与放松交替进行），包括面部、肩膀、腹部、大腿以及脚部肌肉等。

小丑先生（Schmidt，1997）

该技巧会用到一个橡胶玩偶。用力捏它时，它的眼睛、耳朵以及鼻子会弹凸出来，这是一个非常具体形象的比喻，也是当面对压力或不知所措时大脑所产生的感受。跟玩偶玩耍，可以缓解肌肉的紧张，有助于减轻参与者的压力。挤压小丑先生时，它所展现出来的滑稽表情能够增强这种减压效应。

我们将这个玩具交给儿童，并告诉他们需要用力握紧、松开、然后再次握紧，不断重复进行这组动作。当孩子们捏玩具时，治疗师向他们解释，心中的不好的想法或感受会向上被挤压出大脑，向下到达小丑先生的腹部。当挤压次数达到 10 次后，孩子们会被告知停下，放松并深呼吸。无论在团体还是个人治疗中，对那些处于多种压力下的孩子们来说，小丑先生玩具都非常有效。

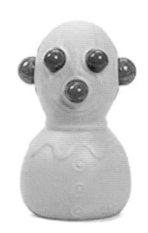

大笑压力球

这种压力球有一项额外功能——当握紧它时，它会发出非常滑稽的笑声。

实证结论

（1）Kimport 和 Robbins（2012）发现：紧握压力球 5 分钟，就能减少大学生的负面情绪。相较于不给他们任何指引、让其自由玩耍，当被明确告知"单手持球并将其握紧，之后把球换到另一只手中，然后重复上述动作 5 分钟"时，他们负面情绪的减少程度更大。

（2）《社会心理护理杂志》（*Journal of Psychosocial Nursing*）（2006）曾指出：治疗性的触摸练习（如压力球游戏），能够帮助成人减少焦虑与紧张，并有利于愈合创伤。

（3）Waller、Kent 和 Johnson（2007）的研究发现：一位教师曾用压力球游戏作为替代物，帮助一名 14 岁的男孩改善其咬指甲的习惯。事实证明效果显著，这个男孩咬指甲的行为减少了。

（4）Stalvey 和 Brasell（2006）的调查显示：当六年级学生被允许使用压力球（在有明确指导并独立练习的前提下），其注意力分散的情况得到了显著改善。与其他类型的学习者相比，动觉学习者（Kinaesthetic Learning，指学习者记住事物的方式是通过动作，而非听和看）更常使用压力球，他们的注意力持续时间增加得更多。通过压力球训练，所有类型的学习者都反馈其态度、注意力、写作能力以及同伴互动的情况有所改善。

适用范畴

压力球游戏常用于缓解儿童与青少年的身体紧张状态以及心理压力，他们通常患有焦虑症、强迫症以及拔毛癖等；同时，它可以帮助患有注意缺陷障碍、注意缺陷 / 多动障碍的儿童减少烦躁不安以及注意力不集中的现象；此外，它可以减轻儿童的负面情绪。

参考文献

Fox, J. (2012). *The ball: The object of the game*. New York: HarperPerennial.

Hudak, D. (2000). The therapeutic use of ball play in psychotherapy with children. *International Journal of Play Therapy*, 9(1), 1–10.

Kimport, E., & Robbins, S. (2012). Efficacy of creative clay work for reducing negative mood: A randomized controlled trial. *Art Therapy: Journal of the American Art Therapy Association*, 2(2), 74–79.

Salmon,J.,Ball,K.,Hume,C.,Booth,M.,&Crawford,D.(2008).Outcomes of a group-randomized trial to prevent excess weight gain, reduce screen behaviors and promote physical activity in 10- year-old children.*International Journal of Obesity*,32,601–612.

Schmidt, M. (1997). Mr Ugly. In H. G. Kaduson & C. E. Schaefer (Eds.), *101 favorite play therapy techniques* (pp. 313–315). Northvale, NJ: Jason Aronson.

Stalvey, S., & Brasell, H. (2006). Using stress balls to focus the attention of sixth-grade learners. *Journal of At-Risk Issues*, 12(2), 7–16.

Waller, R., Kent, S., & Johnson, M. (2007). Using teacher prompts and habit reversal to reduce fingernail biting in a student with attention deficit hyperactivity disorder and a mild intellectual disability. *TEACHING Exceptional Children Plus*, 3(6),1–8.

2. 毛绒玩具游戏

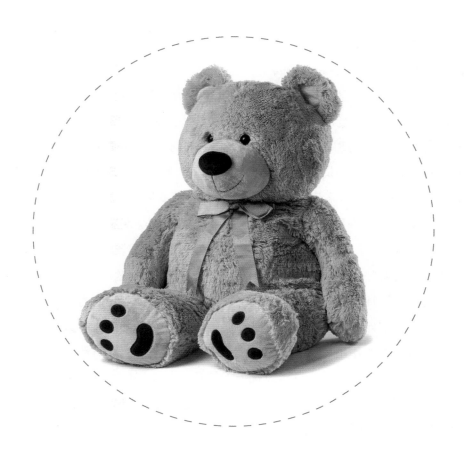

概述

研究表明，西方国家大约 70% 的幼儿会对毛绒玩具等柔软物产生强烈的依恋。这些物体也被温尼科特（Winnicott，1953）称为安全客体和过渡客体，其特点是质地柔软，能让人联想到在婴儿时期被母亲或看护人员抱着、安慰、喂食和玩耍的感受。在正常的发育过程中，婴儿很可能在某个时期（4—12个月）依恋柔软的物体，这些柔软物提供的额外舒适感可以帮助孩子自行入睡（Ahluvalia & Schaefer，1994）。

Hong（1978）区分了主要过渡客体和次要过渡客体。主要过渡客体是柔软的、可塑的、可爱的依恋物，如毯子和枕头。它们通常在婴儿在 6—12 个月大时发挥作用，适用于与依恋和分离相关的问题。Bowlby（1969）观察到，在自然依恋物缺失的情况下，孩子可能会依恋无生命的替代物，如"直接抱着毯子或可爱的玩具来代替母亲的身体、头发或衣服"。

次要过渡客体是指柔软可爱的玩具，如泰迪熊。它们具有明确的形状，能将其人格化，并能投射人的特质。次要客体通常出现较晚（2 岁或更晚）的时期，被用来自我抚慰，以及处理自主性和独立性的问题。

次要客体具有抚慰的特质，如泰迪熊或家庭宠物。它们为孩子提供舒适感、安全和陪伴。在孩子感到紧张、疲倦或不适而母亲不在身边时，它们会起到代替母亲的作用（Triebenbacher，1997）。当孩子们在睡前或见到陌生人感到焦虑时，通过拥抱、挤压或抚摸毛绒玩具，他们极少或根本不需要鼓励就可以进行自我安慰。此外，它们还能帮助孩子发展自主性，因为小型且无生命的玩具完全在孩子的控制之下。

质地是物体是否惹人喜爱的重要因素之一，甚至在非人的灵长类动物中亦是如此。你可能对 Harry Harlow（Harlow & Zimmerman，1958）经典研究的结果记忆犹新，被隔离的幼猴更喜欢接触柔软的布"妈妈"玩偶，而非提供食物的铁线"妈妈"。通常情况下，幼猴每天要抱着布"妈妈"大约 22 小时。

4 岁之后，大多数依恋心爱之物 * 的孩子们外出时不再带着毛绒玩具了。然而，许多青少年和成年人仍依恋可爱的玩具。最近一项由 Travelodge 酒店对 6000 名成年人的调查发现，35% 的英国成年人睡觉时有泰迪熊的陪伴。他们表示，可爱的熊玩偶唤起了一种平静、安全和舒适的感觉。

基本原理

触摸柔软的玩具会带来快乐和放松的感觉，从而消除焦虑和紧张情绪。此外，毛绒玩具还可以作为过渡客体让我们感到安全，因为它们会让我们想起温柔和保护的母亲形象。根据 Winnicott（1953）的观点，这些过渡客体可以帮助孩子将与母亲的一体感顺利转化为独立感和自体感。

游戏说明

适用年龄

2 岁及以上

---

* lovie 是指孩子喜爱并依恋的东西，如玩偶、毛毯、枕头等，这里译为"心爱之物"。——译者注

游戏技巧

令人惊讶的是，可爱柔软的玩具在临床实践中并不常用。以下是一些应用研究结果。

在陌生的情境中（例如游戏治疗室）用于减轻孩子的不适

Passman 和 Weisberg（1975）发现，当被置于陌生的游戏室里，在柔软的安抚玩具的陪伴下，孩子们能避免哭泣，去玩耍去探索。而只有所喜爱的硬质玩具陪伴或没有安抚玩具陪伴的孩子们则哭泣较多。

因此，在儿童第一次接受游戏治疗时，鼓励他们将可爱柔软的玩具带到游戏治疗室或在游戏室中为他们提供几个玩具是明智的。你可以请孩子给毛绒玩具起个名字，例如"Huggabuggle 夫人"就是一名 10 岁女孩在其首次游戏疗程中为泰迪熊玩具起的名字。

在压力情境下（如住院治疗、自然灾害、失去亲人、离婚等）减轻儿童的困扰

越来越多的研究发现，在压力情境下，给孩子可爱柔软的玩具，有利于减轻他们的压力水平。

实证结论

（1）在 Bloch 和 Taker（2008）的一项研究中，41 名学龄前儿童前往一家虚拟医院，并担任泰迪熊患者的父母。与对照组相比，实验组儿童对未来住院的焦虑程度显著降低。

（2）Epstein（2003）描述了一名男孩对柔软泰迪熊玩偶的依恋。这位 6 岁男孩进入手术室时抱着他的泰迪熊，在他被麻醉后，医生把泰迪熊直接拿去了康复室。他的手术时间很长且具有创伤性，医生打开了他的脊髓并切除

了一个大肿瘤。事实上，他的心脏在手术过程中停跳了 29 分钟。手术后醒来，男孩的第一句话就是询问"谁拿走了我的玩具熊？"，外科医生们听后都松了口气，因为这说明他的大脑功能良好。

（3）Ullan 及其同事（2014）在一项随机对照实验中发现，与对照组相比，在手术后被给予了毛绒玩偶的住院幼儿（平均年龄为 3 岁零 9 个月；48 例）的疼痛感明显减轻。该玩偶是一只装扮成医生的毛绒兔子，胸部有一个红十字。作者将实验结果归因于毛绒玩偶游戏能分散孩子的注意力并改善他们的情绪。之所以选择这款毛绒玩偶，是因为在之前的预实验中，研究人员观察到这种类型的玩具在住院儿童中非常受欢迎。孩子们自发地对这类玩具表现出很强的情感反应（例如拥抱它们，跟它们说话，不愿意与它们分开）。选择身着特殊"医疗制服"的玩偶也大有讲究，以往研究（Burstein & Meichenbaum，1979）证据表明，当玩偶象征着孩子们刚刚经历过的医疗过程，他们在术后表现会出更低的焦虑水平。这也许是因为这类象征性的玩具让孩子们有了掌控感，使其能够应对之前无法控制的、紧张的医疗体验。

（4）一项关于精神病住院女性青少年的研究（Jaffe & Franch，1986）发现，14 名女孩中有 12 人的房间里有 1 ~ 15 个动物毛绒玩具。在恐惧时，她们会用这些心爱的、柔软的动物玩具安慰和保护自己，并在面临分离、感到焦虑时使用它们陪伴自己。

（5）Kushnir 和 Sadeh（2012）对 104 名 4—6 岁遭受严重夜间恐惧的儿童进行了一项"拥抱小狗"的干预实验。给予每位实验组的孩子们一只毛绒小狗玩具，并要求他们在睡前照顾小狗，或把它当作就寝时的保护者或倾诉烦恼的知己。这项随机对照研究发现，与对照组相比，实验组儿童的夜间恐惧感显著减轻，而夜间恐惧感是学龄前儿童面临的主要问题。这一改善在实验后 6 个月的随访中得以保持。

（6）在就寝时或沮丧时拥有过渡客体的婴幼儿所面临的睡眠障碍更少。3/4 的实验报告表明，拥有过渡客体的孩子更友善、自信和有爱心（Litt，1986）。

适用范畴

毛绒玩具可以作为过渡客体来帮助幼儿应对与主要依恋对象的分离。它们可以帮助害羞、压抑的儿童在社交场合缓解焦虑，并安抚遭受情绪压力（例如住院）的儿童。许多成年人也可以从中受益。例如，研究发现泰迪熊等毛绒玩具可以通过减少躁动、痛苦感和孤独感来改善阿尔茨海默病患者的生活质量。

参考文献

Ahluvalia, T., & Schaefer, C. E. (1994). Implications of transitional object use: A review of empirical findings. *Psychology, A Journal of Human Behavior*, 31(2), 45-57.

Bloch, Y., & Taker, A. (2008). Doctor, is my teddy bear OK?: The Teddy Bear Hospital as a method to reduce children's fear of hospitalization. *IMAJ: Israel Medical Association Journal*, 10, 597-599.

Bowlby, J. (1969). *Attachment and loss: Vol. 1. Attachment*. London: Hogarth Press.

Burstein, D., & Meichenbaum, D. (1979). The work of worrying in children undergoing surgery. *Journal of Abnormal Child Psychology*, 7(2), 121-132.

Epstein, F. (2003). *If I could get to five: What children can teach us about courage and character*. New York: Henry Holt.

Harlow, H., & Zimmerman, R. (1958). The development of affectional responses in infant monkeys.*Proceedings of the American Philosophical Society*, 102(5), 501-509.

Hong, K. (1978). The transitional phenomena. *Psychoanalytic Study of the Child*, 3, 47-79.

Jaffe, S., & Franch, K. (1986). The use of stuffed animals by hospitalized adolescents: An area for psychiatric exploration. *Journal of the American Academy of Child Psychiatry*, 25(4),

569-573.

Kushnir, J., & Sadeh, A. (2012). Assessment of brief interventions for nighttime fears in preschool children. *European Journal of Pediatrics*, 171, 67-75.

Litt, C. (1986). Theories of transitional object attachment: An overview. *International Journal of Behavioural Development*, 9, 383-399.

Passman, R., & Weisberg, P. (1975). Mothers and blankets as agents for promoting play and exploration by young children in a novel environment: The effects of social and non-social attachment objects. *Developmental Psychology*, 11, 170-177.

Triebenbacher, S. (1997). Children's use of transitional object: Parental attitudes and perceptions. *Child Psychology and Human Development*, 27(4), 221-230.

Ullan, A., Belver, M., Fernandez, E., Lorente, F., Badia, M., & Fernandez, B. (2014). The effect of a program to promote children's post-surgical pain: With plush toys, it hurts less. *Pain Management Nursing*, 15(1), 273-282.

Winnicott, D. W. (1953). Transitional objects and transitional phenomena. *International Journal of Psychoanalysis*, 34, 89-97.

结语: Harlow 的铁丝猴实验

Harlow 在幼猴出生几小时后就把它们与母亲分开，由"替代母亲"（一个绑着奶瓶的铁丝做成"铁丝妈妈"和一个布制的"布妈妈"）抚养。实验表明，幼猴花在布妈妈身上的时间远超花在能给予它乳汁的铁丝妈妈身上的时间。Harlow 的结论是，在情感反应的发展过程中，接触舒适度是极其重要的变量，而哺乳则是一个次要得多的变量。

幼猴一天的大部分时间都和布妈妈在一起，只有在饥饿时才去找铁丝妈妈。一旦吃饱了，它们就会回到布妈妈身边。如果笼子里被放入了一个可怕的物体，幼猴会立即去布妈妈处避难。

3. 医疗游戏

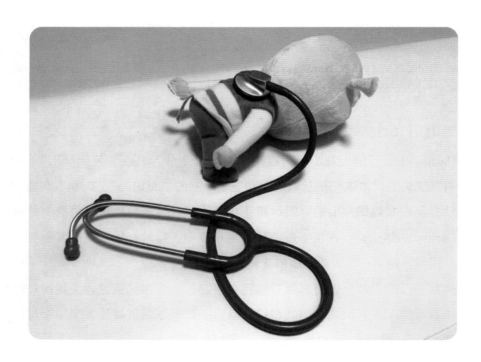

概述

医疗游戏历史悠久，是一种帮助儿童缓解紧张情绪的就医体验实践游戏（如就诊、住院治疗、牙科检查等）。没人知道医疗游戏起源于何时，但只要有任何一个儿童接受了医务人员的治疗，医疗游戏就很有可能从那时开始了。

基本原理

这种游戏治疗技术包括压力免疫、宣泄、压力管理、自我表达焦虑 / 恐惧以及医疗知识的直接教学和应对技巧。医疗游戏还有"修通"的功能，即让孩子们记住和重复紧张的就医体验，并通过创造积极的就医结果（游戏角色战胜了疾病和痛苦）来获得掌控感（Clark，1998，2003）。

游戏说明

适用年龄

3 岁及以上

材料准备

推荐使用一个医生工具包玩具和几套医疗服装。一些特定的医疗游戏材料如下所示。

医生工具包——模拟游戏套装。医生工具包应包含足够的医疗工具，可供整个团队的小"医生"同时使用。这个 19 件套工具包由塑料制成，坚固耐用，包含听诊器、逼真的寻呼机、由电池供电的手机、镊子、绷带以及温度计等。这些物品以及听诊器和寻呼机用的电池都装在一个手提式塑料固定箱内。最好再用一些真实的医疗设备去补充医生工具包，比如无针注射器、听诊器、纱布、创可贴、静脉导管、胶带和不易打碎的温度计等。

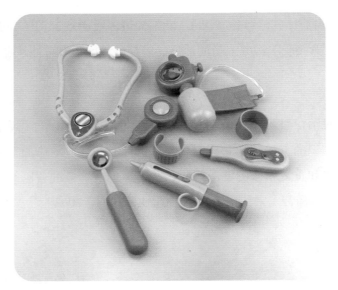

（Meijer 公司出品）

医生角色扮演服装套装——该套装包含医生服装、面罩、带声音效果的听诊器、反射锤、耳温枪和注射器。Playmobil* 有一系列模拟医疗的装置（如手术室，牙医诊所等）及配套的玩具人物。它们是硬塑料材质，每次使用后都可以清洗或擦拭。

---

* 百乐宝是德国一种组合式玩具系列。——译者注

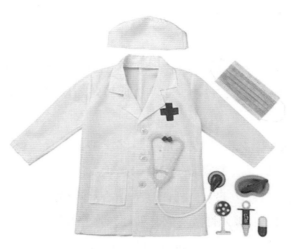

（Melissa & Doug 出品）

游戏技巧

角色反转

儿童扮演医生或护士的角色，对治疗师、医生、护士、宠物或游戏对象（如毛绒动物玩具）进行检查。这通常发生于孩子经历了令人焦虑的医疗过程之后。它赋予孩子力量感和对那些曾令他们感到无助及无力的压力事件的控制感。儿童经常扮演医生、护士或儿童生活专家去"教他们的玩偶、毛绒动物或家庭成员在医疗期间会发生什么"。通过这种方式，儿童获得了对经验的掌控感。

压力免疫角色扮演

压力免疫角色扮演是指治疗师或父母扮演医生对患者（儿童、木偶或玩偶病人）进行医疗活动。这种角色扮演有助于孩子熟悉即将到来的紧张的医疗过程，学习应对技巧，并表达对医疗经历的恐惧、焦虑和误解。

实证结论

（1）回顾游戏治疗的实证支持结果后，Phillips（2010）得出的结论是：对于面临医疗过程的儿童，已经发现了证明游戏治疗有效性的最有说服力的证据。

（2）更具体地说，Zahr（1998）在 50 名学龄前儿童预约手术的前一天为他们表演了一场木偶戏。木偶们分别代表孩子、父母、医生和护士，演示了孩子从入院到出院将经历的一系列医疗事件，并解释了会发生什么以及会有什么样的感受。孩子们被允许玩木偶，处理医疗物品，并且重新演绎木偶戏。与接受常规治疗但没有参与医疗游戏的对照组儿童相比，实验组儿童的焦虑感显著降低，合作性显著增强，并且在接受注射时平均血压和脉搏都较平稳。

（3）Nabors 及其同事（2013）对在就医前接受过医疗游戏的儿童及其兄弟姐妹进行了调查。这些孩子的年龄从 2 岁到 10 岁不等。研究结果表明，患有慢性疾病的儿童和他们的兄弟姐妹在参加非结构化的医疗游戏时反复体验了负面医疗程序的过程，他们倾向于表达和释放自己的感受，并从中受益。医疗游戏使实验组儿童产生一种掌控感，因为大多数游戏角色都恢复了健康。相比之下，对照组的儿童没有参加很多医疗游戏。

适用范畴

医疗游戏适用于那些对即将到来或最近经历的医疗事件表现出恐惧或焦虑的儿童，包括住院儿童和即将面临就诊的儿童。在许多情况下，看到儿童接受的医疗护理可能会对他的兄弟姐妹产生强烈影响，使他们也产生就医焦虑。通常兄弟姐妹会想要参加医疗游戏，这样他们也可以得到父母的特别关注。

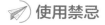 **使用禁忌**

有创伤性医疗经历的孩子一旦参与医疗游戏，可能会触发强烈的焦虑感。

参考文献

Clark, C. D. (1998). Childhood imagination in the face of chronic illness. In J. de Rivera & T. R. Sarbin (Eds.), *Believed-in imaginings: The narrative construction of reality* (pp. 87–100). Washington, DC: American Psychological Association.

Clark, C. D. (2003). *In sickness and in play: Children coping with chronic illness.* Brunswick, NJ: Rutgers University Press.

Nabors, L., Bartz, J., Kichler, J., Sievers, R., Elkins, R., & Pangello, J. (2013). Play as a mechanism of working through medical trauma for children with medical illnesses and their siblings. *Issues in Comprehensive Pediatric Nursing*, 36(3), 212–224.

Phillips, R. (2010). How firm is our foundation?: Current play therapy research. *International Journal of Play Therapy*, 19(1), 13–25.

Zahr, L. (1998). Therapeutic play for hospitalized preschoolers in Lebanon. *Pediatric Nursing*, 23(5), 449–454.

4. 婴儿玩偶游戏

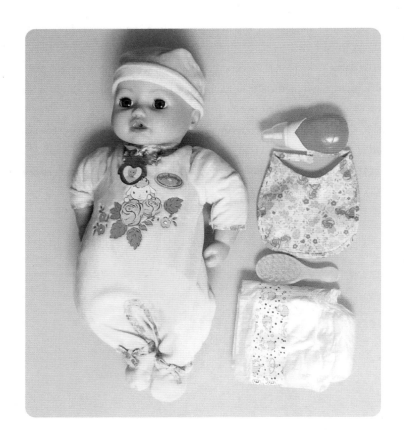

概述

自文明出现后，2 岁及以上的儿童就开始玩玩偶了。有证据表明，玩偶是希腊和罗马人民生活的一部分，而且在埃及的寺庙中也发现了木制和黏土玩偶。于 14 世纪在德国首次亮相的欧洲玩偶与如今的玩偶最为相似。

基本原理

婴儿玩偶游戏为孩子提供了进行有意识和无意识表达的渠道。婴儿玩偶被儿童用于表达他们对孩子和家庭关系的感受。玩偶还能让孩子重演他们在现实生活中经历的创伤性事件，例如虐待 / 忽视，并为自己要求父母更好的养育。例如，一名 6 岁女孩表演了这样一个场景，代表母亲的玩偶因为孩子玩偶尿床而暴打她并威胁要 "杀死她"，这可能表达了她在家遭受了虐待这一重要的临床信息（Cattanach，1993）。

玩玩偶给孩子提供了养育和照顾他人的练习机会。治疗师可以通过玩玩偶为幼儿模拟好的养育行为。

这种游戏可以帮助孩子为新宝宝的到来做准备。例如，成人可以使用婴儿玩偶向孩子模拟如何照顾婴儿（例如如何抱着、触摸新生儿，以及在新生儿身边行动和说话）。

婴儿玩偶可以为儿童提供舒适感和安全感（即使用柔软的玩偶作为过渡性的安全客体）。

照顾玩偶可以培养孩子的成就感。那些几乎无法掌控自己世界的孩子可以通过扮演成年人来培养力量感和控制感。

通过婴儿玩偶游戏，儿童还可以获得修正的情绪体验。对于受虐待／被忽视的孩子，可以通过模拟，把他在现实生活中不曾获得的关爱给予婴儿玩偶。因为孩子很可能对玩偶产生认同感，这样就能间接受到关爱。

✈ 游戏说明

适用年龄

2 岁及以上

材料准备

市场上有各种各样逼真且质量好的婴儿玩偶（35 ~ 40 厘米高）。大约 2 岁或 3 岁的孩子通常会开始表现得似乎玩偶可以看到他们并与他们互动。建议选择柔软、可清洗且由无毒材料制成的玩偶。

需要移情式反应（例如吃饭、尿湿、哭）的交互式玩偶是教导和练习如何养育及照顾他人（社交情感技能）的非常好的工具，因为孩子需要对婴儿发出的信号做出反应。例如，类似的婴儿玩偶有 Zapf 公司（德国玩具生产公司）生产的"交互式婴儿玩偶安娜贝拉"和 Hasbro 公司（美国著名玩具公司）生产的"淘气宝贝娃娃"。

游戏技巧

养育角色扮演

当孩子有虐待婴儿玩偶的行为或自己小时候被虐待时，这种技术非常有用。在婴儿玩偶游戏期间，治疗师始终扮演养育人的角色——例如，治疗师以一种很有爱的方式，像照顾真正婴儿那样非常小心地演示和对待玩偶。婴儿玩偶并非普通玩具，它代表孩子，所以需要有自己的名字，并被介绍给孩子。此外，最好准备好很多道具，如奶瓶、婴儿食品、喂食的盘子和勺子、婴儿床、夜间和白天的衣服、尿布等。

如果孩子正在虐待玩偶，要对玩偶表示同情，阻止严重的虐待，并试着寻找孩子这样做的缘由。如果孩子无法照顾玩偶，应先由治疗师照顾玩偶，直到孩子能够妥善照顾它为止。

实证结论

婴儿玩偶游戏越来越频繁地用于治疗患有严重痴呆症的成年人。Tamura、Kakajima 和 Nambu（2001）发现玩偶往往能够安抚痴呆症患者：使他们平静或减少激动；促进交流；使他们产生温暖快乐的感觉。

适用范畴

该技术对那些存在依恋问题（与收养、幼年期受到虐待／忽视、早期失去亲人和遭受分离有关）的儿童特别有用。它也适用于那些有攻击性的孩子，因为玩偶为孩子提供了一个安全的渠道，来转移对父母或兄弟姐妹的愤怒情绪。

参考文献

Cattanach, A. (1993). *Play therapy with abused children. London*; Jessica Kingsley.

Tamura, T., Kakajima, K., & Nambu, M. (2001). Baby dolls as therapeutic tools for severe dementia patients. *Gerontechnology*, 1(2), 111–118.

5. 婴儿奶瓶游戏

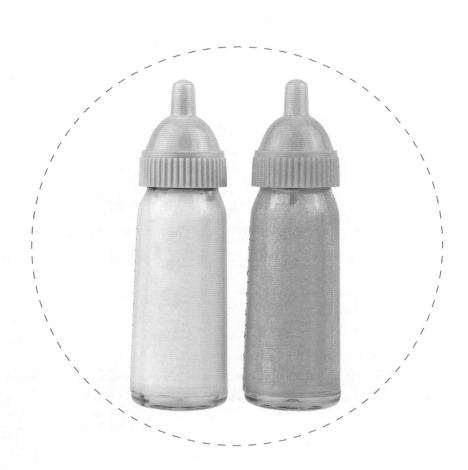

概述

弗洛伊德（1953）在其人格发展理论中提出，婴儿从吮吸行为中获得乐趣，并在喂养期间通过摇晃、亲吻和拥抱从母亲那里学会爱。Eric Erickson（1963）提出婴儿生命第一阶段的经历会导致对自己和他人的基本信任或不信任感。基于这些与依恋行为相关的理论和研究，婴儿奶瓶具有重要的心理意义，是了解和处理儿童与养育和安抚相关需求和感受的有力工具。这在安娜·弗洛伊德（Anna Freud，1964）描述的临床小短文中得到了说明。

当试验小组进入游戏室时，除了布迪（Buddy）之外的男孩们都飞奔向奶瓶并开始吮吸。查尔斯（Charles）拿起了玩具电话。

查尔斯：我要给我妈妈打电话。她在工作。我想和她说话。

治疗师：你想要跟你的妈妈交谈。

查尔斯：你好，妈妈。妈妈，我只是个孩子。（吮吸奶瓶）我现在正拿着我的奶瓶。你最好回家。

治疗师：你想要让你妈妈回家照顾她的孩子。

基本原理

Axline（1947）和 Moustakas（1979）将婴儿奶瓶列为最重要的游戏治疗玩具之一。婴儿奶瓶有多种治疗益处。

⊙ 沟通：婴儿奶瓶为儿童提供了一种表达意识、潜意识和与驱动力相关感受和需求的方式。Murray（1997）写道：

最初在我跟他说话的时候，这个不安的男孩很少回应我，但会用奶瓶喝水。这是他在治疗过程中暂时放松的唯一方式。奶瓶似乎是我们之间的桥梁。

⊙ 解决未满足的需求：对于那些养育需求未被满足的儿童婴儿奶瓶特别有用。Bowlby（1969）提出，婴儿根据他们与主要照顾者的关系，发展出一种"依恋内部工作模型"。这种模型是对自我、世界和关系工作方式的内在理解。根据这一理论，来源于儿童内部模型的记忆、经验和期望，对儿童的自我感和与他人的互动产生了重大影响。Benedict和Mongoven（1997）指出，曾受到创伤、痛苦或被父母忽视的儿童会发展出消极的工作模型。治疗的目标是帮助他们将这种关系视为给予的、养育的和安全的。Benedict和Mongoven写道：

治疗师可以扮演照顾者的角色并将儿童视作婴儿来照顾。治疗师可以喂养、抱着、摇晃或为他读书来提供其所需的养育。

⊙ 形成依恋：在治疗中使用婴儿奶瓶可以培养信任感和依恋感。Benedict和Mongoven（1997）指出，治疗师对孩子需求的敏感性，有助于孩子参与治疗并发展信任关系。以下案例说明了这一点：

玛丽亚（Maria）走进治疗室，看起来昏昏欲睡，并开始玩治疗师的玩偶。她抱着它们、亲吻它们、并用奶瓶喂养它们。喂养仪式持续了一段时间，似乎这些"婴儿"非常饥饿。喂完玩偶后，玛丽亚拿了一个奶瓶假装给自己喂食。治疗师注意到玛丽亚对奶瓶的兴趣，并给了她一个更大的"她自己的"奶瓶。玛丽亚显得非常兴奋，并立即开始大力吮吸她的奶瓶。

⊙ 舒适和抚慰：在游戏疗法中，吮吸婴儿奶瓶的儿童经常露出微笑并带着愉悦的表情。Murray（1997）写道：

这些孩子躺下来吮吸奶瓶，面露微笑。微笑代表一种愉悦感，似乎也表示一种跟治疗师之间的秘密合作，仿佛他们在想，"我知道我不是小婴儿了，不适合做这个，但这很有趣，我很高兴你让我这样做。"

⊙ 幻想："假装游戏赋予儿童统治世界的权力"（Schaefer，1993）。然而，早期经历过情感孤立和虐待的儿童往往无法在象征性游戏中发展。

⊙ 掌控：使用婴儿奶瓶鼓励退行性的婴儿型游戏，可以让孩子们基于未满足的需求去解决和掌控恐惧和焦虑（Holmberg & Benedict；Schaefer，1997）。

游戏说明

适用年龄

3—6 岁

材料准备

装满水的塑料婴儿奶瓶或运动水瓶。

游戏技巧

对于有养育需求的幼儿，需要在游戏室内为他们提供婴儿奶瓶。出于卫生考虑，每个要用奶瓶的孩子都应该有自己的奶瓶。使用婴儿奶瓶最常见的方式是由儿童主导的非引导方式。治疗师会在游戏中处理幼儿们表现出来的感受和需求。然而，Schaefer（1997）为父母引入了一种称为"玩娃娃游戏"的结构化技术。开发这种技术是为了解决幼儿在其兄弟姐妹出生后的情感需求。在这项活动中，母亲把孩子当成婴儿，每天留出特定的时间和空间与孩子一起玩耍。婴儿奶瓶、毯子和其他婴儿玩具都被用来鼓励产生退行性体验、养育感和安全感。这种方法可以减少孩子们因为有了新兄弟姐妹而产生的敌对和怨恨情绪。

衍生游戏

治疗游戏中的育儿游戏技巧（Booth & Jernberg，2009）旨在为父母建立关于如何培养孩子安全依恋的模型。

实证结论

（1）Lebo（1979）研究了儿童在治疗期间使用特定玩具的陈述数量。然后，她将这个数字转换成"语言索引"。婴儿（哺乳）奶瓶被评选为引发儿童陈述"数量和种类"最多的前 28 个玩具之一。

（2）Ryan（1999）使用婴儿奶瓶帮助发育迟缓的孩子理解并参与象征性游戏。Ryan 报告了以下案例：

帕特里克（Patrick，P）让治疗师帮助他拧开奶瓶，然后问治疗师是否想喝，并说他自己年龄太大了。

治疗师：如果你想让我喝的话，我不介意喝一点。

帕特里克用橙汁倒满瓶子后让治疗师将瓶盖重新拧上。

P：你喝。

治疗师：好的。也许我是个孩子？

P：是的。

治疗师：哇！那我的奶瓶在哪里？

帕特里克微笑着把奶瓶递给治疗师。治疗师喝了，并且在喝的时候发出满足的声音（Mmmmmm）。帕特里克非常专心地看着，但是并没有因为治疗师的表演而产生任何享受的情绪。治疗师很快喝完了。

治疗师：（笑）看到一位成熟女士用奶瓶喝东西真的很奇怪。

当帕特里克专注地看着她时，她又多喝了一点。

P：还要来点吗？

治疗师：我可以。我不用真的喝一瓶，对吧？ 我只是在假装现在喝了一瓶。

然后帕特里克也开始假装。虽然他非常不确定自己正在扮演照顾者的角色。他让治疗师等他重新装满瓶子，设法拧开瓶盖并再次自己拧紧。他给治疗师提供了更多的饮料。

P：喝吧。

治疗师：（笑）你在照顾我，你给了我很多饮料。

适用范畴

婴儿奶瓶游戏特别适用于治疗失去亲人、遭受虐待、分离、有不安全依恋和创伤史的儿童。婴儿奶瓶游戏也有助于儿童适应新兄弟姐妹的出生和其他带来失落和不安全感的环境上的挑战。

使用禁忌

养育游戏不适合那些不愿回归到依赖、无助状态的孩子，也不适合那些对鼓励孩子退行的游戏持谨慎或反对态度的父母。

参考文献

Axline, V. M. (1947). Play therapy: *The inner dynamics of childhood*. Oxford, UK: Houghton Mifflin.

Benedict, H. E., & Mongoven, L. B. (1997). Thematic play therapy: An approach to treatment of attachment disorders in young children. In H. G. Kaduson, D. Cangelosi, & C. Schaefer (Eds.), *The playing cure* (pp. 277–315). Northvale, NJ: Jason Aronson.

Booth, P., & Jernberg, A. (2009). *Theraplay: Helping parents and children build better relationships through attachment-based play* (3rd ed.). San Francisco: Jossey-Bass.

Bowlby, J. (1969). *Attachment and loss: Vol. 1. Attachment*. London: Hogarth Press.

Erikson, E. H. (1963). *Childhood and society*. Middlesex, UK: Penguin Books.

Freud, A. (1964). *The psychoanalytic treatment of children*. New York: International Universities Press.

Freud, S. (1953). Three essays on the theory of sexuality. *Standard Edition*, 7, 125–245.

Holmberg, J. R., & Benedict, H. (n.d.). Play therapy: How does that work anyway?: A resource handout for parents.

Lebo, D. (1979). Toys for nondirective play therapy. In C. E. Schaefer (Ed.), *Therapeutic use of child's play* (pp. 435–447). New York: Jason Aronson.

Moustakas, C. E. (1979). *Psychotherapy with children: The living relationship*. Oxford, UK: Harper.

Murray, D. (1997). The baby bottle technique. In H. G. Kaduson & C. E. Schaefer (Eds.), *101 favorite play therapy techniques* (pp. 236–238). Northvale, NJ: Jason Aronson.

Ryan, V. (1999). Developmental delay, symbolic play and non-directive play therapy. *Clinical Child Psychology and Psychiatry*, 4(2), 167–185.

Schaefer, C. E. (1993). *The therapeutic powers of play*. Northvale, NJ: Jason Aronson.

Schaefer, C. E. (1997). The playing baby technique. In H. G. Kaduson & C. E. Schaefer (Eds.), *101 favorite play therapy techniques* (pp. 3–5). Northvale, NJ: Jason Aronson.

6. 玩具电话游戏

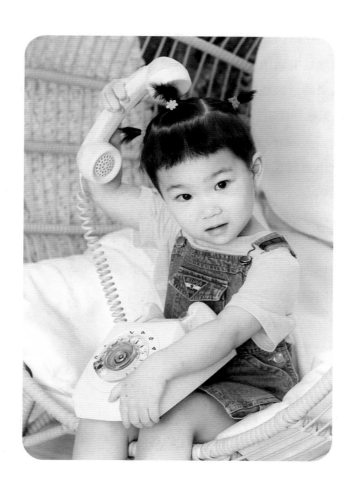

概述

从三四岁起，孩子们就表现出能够参与现实生活中电话交谈的能力（Gillen，2002）。他们也玩玩具电话，并发现这个游戏是一个非常有效的方式，使得他们能与治疗师以及其他他们未准备好交谈或无法直接交谈的人进行间接沟通。借助玩具电话他们可以表达不愿说出来的真实想法，也可以用语言表达希望说出来的话，还可以练习需要说的话。游戏治疗师在儿童和青少年群体中使用模拟电话游戏技术已有超过 75 年的历史（Durfee，1942）。

基本原理

促进自我表达：假装用玩具电话打电话，可以给不喜欢说话或只敢眼神接触的孩子足够的心理距离来与治疗师或想象的人交谈。

自我提升：幼儿往往将电话的使用视为权力、控制、成熟和成就的源泉。

游戏说明

适用年龄

4—12 岁

材料准备

两个玩具电话或两个已经无法使用的真电话。

游戏技巧

治疗师—儿童电话交谈

儿童通过电话间接回答治疗师的问题，能够表达出他觉得当面难以表达的东西。如果谈话太困难，孩子可以挂断电话。治疗师可能会问孩子他的一天（所经历的活动或感受），或者孩子想要谈论的任何事情。这种简单的技巧可以让孩子感到自己很特别，并且可以与安静的孩子开启一段对话。

假想对话

模拟电话游戏可以鼓励孩子与不在场的、已故的或假想的人进行双向对话。到 7 岁时，儿童通常能够同时扮演电话信息的发送者和接收者。这种模拟对话可以揭示孩子真实的或期望的社交互动。

治疗师建议孩子进行以下一项或多项角色扮演电话交谈。

"假装打电话回家。"

"假装打电话给已故或不在场的父母。"

"假装打电话给你小时候的朋友。"

"假装成一个孩子给你自己打电话。"

"假装你是你的母亲，打电话给我，询问你的表现。"

"假装打电话给上帝或善良的仙女，并请求他们让你的一个愿望成真。"

"假装打电话给你的胃（或身体的其他部位），并问为什么它很疼。"

"假装打电话给你的老师。"

"假装打电话给你内心的智者寻求建议。"

"假装给你噩梦中的怪兽打电话。"

或者，治疗师可以假装接到了上述电话（例如，"叮铃铃，叮铃铃。你好，是的，他在这里。皮特，你的妈妈想跟你说话！"）。

播报新闻

在该技术中（Hall, Kaduson & Schaefer, 2002），孩子和治疗师向其他"打电话"进来提问的孩子进行新闻播报，并让孩子作为专家就相应的话题进行回答，例如如何应对注意缺陷障碍。治疗师扮演电话呼叫者的角色，这给儿童提供了突出其成就和治疗中持续问题的机会。通过这种角色扮演活动，孩子可以发现其解决问题的能力和资源，从而获得自信。

案例说明

Spero（1980）报告了一名受虐待的 8 岁女孩的案例。她很难接受自己对暴力母亲的负面情绪。在她的描述中，母亲是一个和蔼可亲、心地善良、富有教养的人。在治疗初期，治疗师建议她通过玩具电话打电话给母亲，询问母亲是否可以提早到学校接她。扮演母亲角色的女孩说她在家会"很不方便，并让她一整天都心烦意乱。"当女孩第二次询问并抱怨头疼时，她的母亲说女孩会因为搞砸了今天的安排而受到惩罚。虽然女孩不能直接面对和接受负面形象的母亲，但她能想象到她们之间典型的交流。

实证结论

Gillen 和 Hall（2001）发现模拟电话游戏增强了 3 岁和 4 岁儿童的社交沟通技巧。

适用范畴

电话游戏对于很难向陌生人进行自我表达的害羞 / 抑制型儿童特别有用。它为这些孩子提供了安全的心理距离来表达他们内心世界的想法、感受和要求。

参考文献

Durfee, M. (1942). Use of ordinary office equipment in play therapy. *American Journal of Orthopsychiatry*, 2, 495–502.

Gillen, J. (2002). Moves in the territory of literacy?: The telephone discourses of three- and four-year- olds. *Journal of Early Childhood Literacy*, 2(1), 21–43.

Gillen, J., & Hall, N. (2001). "Hiya, Mum!": An analysis of pretence telephone play in a nursery setting. *Early Years: An International Research Journal*, 21(1), 15–24.

Hall, T., Kaduson, H., & Schaefer, C. (2002). Fifteen effective play therapy techniques. *Professional Psychology: Research and Practice*, 33(6), 515–522.

Spero, M. (1980). Use of the telephone in child play therapy. *Social Work*, 25(1), 57–60.

7. 魔杖游戏

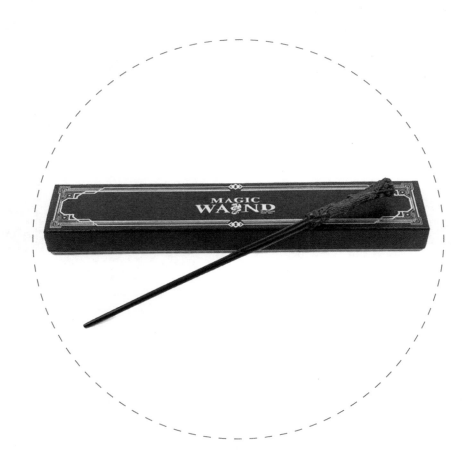

概述

魔杖是一种传说中具有魔力的棍状物。魔杖的历史可以追溯到古埃及，据说在那里的，魔杖会被放置在法老的坟墓里供其灵魂使用。西方文学中最早的魔杖出现在《奥德赛》（*Odyssey*）中，希腊神话中的女巫 Circe 用它将 Odysseus 等人变成了猪。而现在，魔杖是 J. K. 罗琳（J. K. Rowling）的小说《哈利·波特》（*Harry Potter*）中巫师们常用的工具。

关于"三个愿望"技术的发展变化，Ables（1972）发现三至六年级的孩子最普遍的愿望是想要物质的东西。其他常见的愿望是想要另一个人（如兄弟姐妹）、特定的个人技能或特质、宠物、一项活动、钱以及更多的愿望。

大学生最常见的愿望（King & Broyles，1997）与朋友、幸福、健康、婚姻、金钱、成功、自我提升以及帮助他人有关。尽管男性和女性的愿望大体相似，但男性更希望获得性和权力，女性更希望获得快乐、更好的外貌和健康的提升。Horrocks 和 Mussman（1973）发现，随着孩子长大成人后，他们的愿望变得更普遍、更无私，而不再那么物欲横流。此外，人到中年，对于成就的愿望逐渐增加。

基本原理

这种现实治疗技术由精神病学家 William Glasser（1965）提出，他认为当提出三个个性化的愿望时，来访者将会确定眼前的实际问题。其中的一个愿望将是儿童面临的实际问题。通常，来访者会公开未满足的需求和愿望，然后可以讨论这些需求和愿望，以便为治疗设定现实的目标。

🛩 游戏说明

适用年龄

4 岁及以上

材料准备

可以是任何能买到的装饰华丽的魔杖或形状独特的棍子。

游戏技巧

三个愿望

在该项技术中，向孩子展示一根魔杖并说："想象一下，挥动这根魔杖我可以实现你的三个愿望。你想要什么？"或者说："想象一下，挥动这根魔杖，你可以改变生活中或世界上的任何东西。你想改变什么？"

衍生游戏

特定能力魔杖

向儿童展示具有特定能力的魔杖。例如，第一根魔杖可以实现任何有关自己的改变，或者任何有关家庭的改变（Allen，2003）。第二根魔杖可以让另一个人改变其行为。第三根魔杖可以使你获得你想要的任何物品。治疗师需要跟孩子讨论：如何通过这些变化改善生活，以及如何为所需的变化设定目标。

奇迹问句

在焦点解决疗法（Miller，1996）中，"奇迹问句"可以使来访者对未来目标的期望更加具体。使用这项技术时，治疗师会说："想象一下，你今晚睡着时，奇迹发生了。就像一根魔杖向你挥舞了一下，然后你正在经历的问题或困难就被解决了。你不知道你睡觉时发生了什么，但你注意到了变化。那么当你醒来时，你会注意到什么呢？当过完一天，是什么让你知道奇迹已经发生了？"

Adlerian 学派的游戏治疗师经常提出类似的问题"如果这根魔杖会立即解决你的问题，你的生活中将有何不同？"

魔法钥匙

在该技术（Crenshaw，2005）中，治疗师要求孩子想象他已被给予了城堡中某个房间的魔法钥匙，房间里有他生命中缺少的或能增加幸福感的东西。想象出这样东西后，请孩子把它画出来。

巫师魔杖

Popescu 和 Gane（2011）为 6—12 岁的儿童开发了一种"巫师"的心理治疗方案，将魔杖技术融入该方案。哈利·波特式魔杖被当作一种解决问题的策略，以及儿童安全感和依恋的附着物。

魔毯

在游戏室放置一张色彩缤纷的流苏地毯，邀请孩子坐在上面，想象它有能力将他带到遥远的地方，逃离不愉快的情境，或仅仅作为一个安全的平静或独处之地（Conyers，1997）。

魔盒

让孩子假设你已经把一个魔盒放在他面前的桌子上了。魔盒中包含孩子所希望的任何东西。让孩子打开盒子并告诉你里面有什么。目的是揭示孩子内心深处的愿望和渴望。

魔术

治疗师表演魔术，这些魔术的神秘、兴奋和挑战可能会吸引学龄儿童的兴趣。魔术可以帮助他们建立最初的融洽关系（Gilroy，1998）并克服对治疗的抵触（Bow，1988）。最好使用儿童能学会并可以自行尝试的简单魔术技巧（关于该技术的进一步详细说明，请参阅第 55 章）。

家人的三个愿望

由家庭游戏治疗师 Katherine Arkell 开发，该技术包括向家庭的每个成员展示一份包含三张纸的剪贴板，并要求家庭成员为他们的家人画三个愿望——每张纸上一个愿望。他们可以画任何想要的东西，但不得使用任何字母或单词。完成后，成员分享他们的画作，让其他人猜测他们的愿望是什么。

实证结论

魔杖游戏技术尚待实证研究。

适用范畴

魔杖游戏可以帮助儿童来访者表达他们未满足的需求和隐藏的愿望。这可以作为一个起点，就满足需求和愿望的现实方法展开讨论，那些未被满足的需求和未实现的愿望往往是他们目前问题的根源。

参考文献

Ables, A. (1972). The three wishes of latency age children. *Developmental Psychology*, 6(1), 186.

Allen, V. (2003). The magic wand. In H. G. Kaduson & C. E. Schaefer (Eds.), *101 favorite play therapy techniques* (Vol. 3, pp. 303–305). Northvale, NJ: Jason Aronson.

Bow, J. N. (1988). Treating resistant children. *Child and Adolescent Social Work*, 5, 3–15.

Conyers, D. (1997). The magic carpet technique. In H. Kaduson & C. Schaefer (Eds.), *101 favorite play therapy techniques* (pp. 230–232). Northvale, NJ: Jason Aronson.

Crenshaw, D. (2005). Clinical tools to facilitate treatment of traumatic grief. *Omega: Journal of Death and Dying*, 51, 239–255.

Gilroy, B. D. (1998). *Counseling kids: It's magic, therapeutic uses of magic with children and teens.* Scotch Plains, NJ: Therapist Organizer.

Glasser, W. D. (1965). Reality therapy: *A new approach to psychiatry*. New York: Harper & Row.

Horrocks, J., & Mussman, M. (1973). Developmental trends in wishes, confidence, and sense of personal control from childhood to middle maturity. *Journal of Psychology: Interdisciplinary and Applied*, 84(2), 241–252.

King, L. A., & Broyles, S. J. (1997). Wishes, gender, personality, and well-being. *Journal of Personality*, 65, 49–76.

Miller, S. (1996). *Handbook of solution-focused brief therapy*. San Francisco: Jossey-Bass.

Popescu, O., & Gane, S. (2011). The wizarding school: A psychotherapy program for children. *International Journal of Integrative Psychotherapy*, 2(2), 1–18.

8. 泡泡游戏

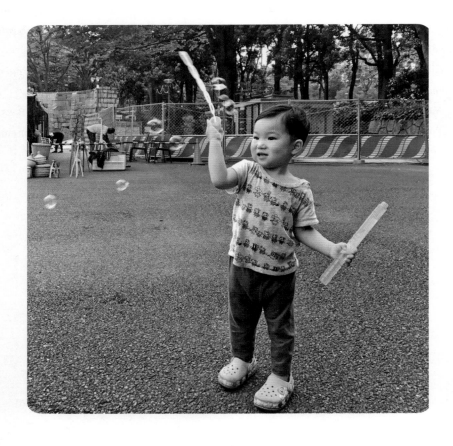

概述

　　儿童玩肥皂泡的历史可以追溯到 17 世纪。描绘这种游戏的画作最早出现在比利时。每年销售 2 亿多瓶的泡泡水证明了这项游戏一直很受欢迎。气泡中可见的颜色来自气泡表面反射的光线。由于热空气比冷空气轻，因此气泡上升。如果吹入气泡的空气比其周围的空气温暖，则气泡将浮起。

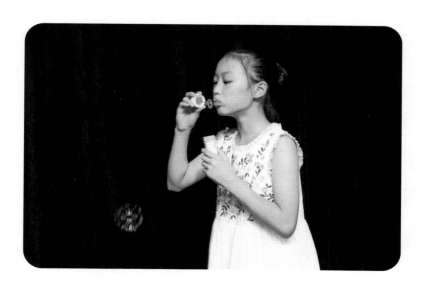

基本原理

　　吹泡泡对儿童的治疗益处包括情绪提升、建立融洽关系、模拟治疗呼吸、在紧张事件中转移注意力以及提升团队凝聚力。

游戏说明

适用年龄

3—6 岁

材料准备

一瓶泡泡水以及一支吹泡泡棒。

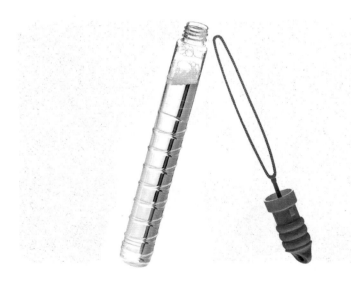

游戏技巧

泡泡呼吸

年幼的孩子喜欢吹泡泡，他们可以利用这项活动来学习如何深呼吸以让自己放松。首先，让孩子拿起泡泡棒并迅速吹气吹出很多小泡泡。然后，让孩子深呼吸并慢慢吹气（约4秒钟），这应该会吹出更少但更大的气泡。治疗师为孩子示范这个过程。吹大气泡所需的长呼吸与放松呼吸所需的呼吸是相同的。最后，治疗师告诉孩子，当他感到焦虑时，这个吹泡泡活动可以帮助他们学习如何放松。它是孩子可以随时使用的工具。

"有趣的"泡泡游戏

吹泡泡、追逐泡泡、捕捉泡泡和弹出泡泡等乐趣可以振奋孩子的精神并促进学龄前儿童之间的联系。这对有压力和社交困难的儿童很有帮助。

实证结论

Chilamakuri、Nuvvula 和 Sunkara（2014）根据他们在儿童牙科方面的经验指出，泡泡呼吸是一种简单、参与度高且高效的技术，可以用于教那些对看牙感到压力的儿童放松。

适用范畴

泡泡呼吸是一种很好的方式，可以教孩子们在情绪不安时或压力情境中（例如医疗过程或注射）放松下来、保持平静。

参考文献

Chilamakuri, S., Nuvvula, S., & Sunkara, N. (2014). Play therapy in pediatric dentistry. *Journal of Pediatric Dentistry*, 2(1), 28.

9. 积木游戏

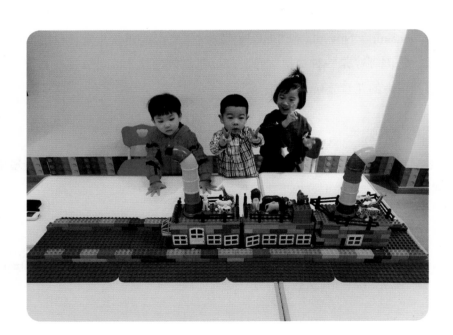

概述

用积木搭建物体的冲动在生命早期就很明显，这是人类的普遍倾向。一百多年来，积木一直被认为是幼儿教室中最实用、最耐用、最通用的玩具。林肯积木（Lincoln Logs，美国积木品牌）、乐高积木（Legos，丹麦积木品牌）和万能工匠（Tinkertoys，美国玩具，不仅仅是积木，更是一种全新益智装置）一直是儿童玩具的热门选择。除了用积木来搭建物品外，拆除积木塔对于幼儿来说也是一项有趣的活动（Hanline，2001）。

基本原理

治疗师使用积木游戏可以促进儿童多项能力的发展。通过要求儿童参与一项需要提前计划并预测行为后果的活动来促进认知能力的发展（Cartwright，1974）；通过要求儿童和家人或同龄人共同建造一个房子或其他物体来促进社交能力的发展（Rogers，1987）；通过要求儿童参与一项愉快但具有挑战性的活动来提升情绪；通过让儿童推倒积木建筑来宣泄攻击情绪；通过加强儿童解决问题的能力和成就感来提升自我。

游戏说明

适用年龄

3 岁及以上

材料准备

对于 3—5 岁的学龄前儿童来说，大型纸板积木、泡沫 / 空心木块或得宝积木（Duplo，乐高旗下一款大积木系列）正适合他们。对于年龄较大的儿童，实心积木则更受欢迎。光滑的砂磨表面、精确的数学比例、无限的搭建可能性使单元积木受到所有儿童的喜爱。学龄儿童和青少年也喜欢组装乐高积木，这些塑料制的乐高小积木在 20 世纪 40 年代首次亮相。乐高于 2000 年被《财富》（Fortune）杂志和英国玩具零售商协会评为"世纪玩具"。

游戏技巧

二元教学

治疗师在与缺乏社交技能的孩子进行交互式搭建游戏期间，充当孩子的积木游戏导师，给予指导、示范、提示并加强与其合作。

团队建设

教授一组 4—8 岁儿童社交技巧的方法是让他们参与团体积木游戏。Short（1997）建议给孩子们提供一大筐的积木块（各种尺寸和颜色），并要求他们一起搭建一些东西。这个方法只有两个规则：一是他们必须使用所有积木，二是每个人都必须参与搭建。这样做的目标是培养合作精神、团队精神和凝聚力。

家庭积木游戏

向家人展示一大箱积木，并让他们用积木搭个东西，比如房子。治疗师以此来观察家庭成员之间的互动（例如结盟、领导、不参与的成员）。

摧毁愤怒之墙

在该技术（Leonetti，1997）中，让孩子扔一个橡皮球去击倒一个空心或纸板的墙。在击倒的同时让孩子陈述让他生气的事情。这个技术的目的是让难以表达情绪的孩子宣泄愤怒。

"不要打碎冰面"游戏

孩子们发现"不要打碎冰面"游戏十分有趣、有挑战性且令人兴奋。它可以用于在治疗中建立融洽关系或提供一种宣泄情感的方式（Cangelosi，1997）。该游戏的一种应用方式，是先让孩子描述导致他生气、沮丧、受伤、悲伤或失控的情境，再让他用塑料木槌敲打玩具冰块以"摆脱这种感觉"。治疗师鼓励孩子思考如何在未来有效地应对这种情况，然后治疗师转而模拟有效的应对方式以帮助孩子消除个人负面情绪。治疗师和孩子轮流进行敲打直到所有的冰块都被敲掉。

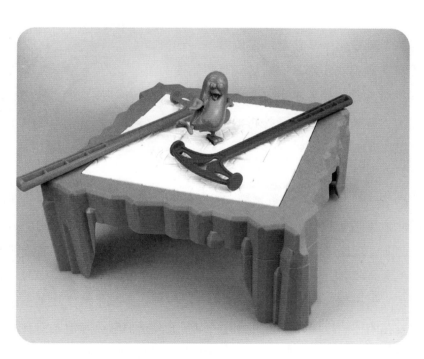

另外，Kenny-Noziska（2008）使用"不要打碎冰面"游戏与6—12岁的儿童建立融洽关系。当孩子或治疗师敲出一块冰时，他必须说一些关于自己的事情，例如最喜欢的食物或电视节目。

叠叠乐

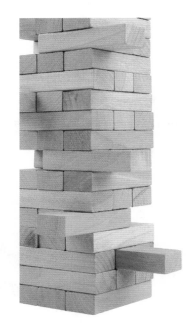

Jenga（叠叠乐）这个词来自斯瓦希里语，意思是"建造"。这款游戏由英国人 Leslie Scott 于 20 世纪 70 年代创造，目前由 Parker Brothers（以玩具和桌游制造为主的美国公司）发行。这个堆叠游戏适合年龄大于 6 岁的孩子玩，是多人游戏。游戏首先要用 54 块积木搭建一座塔楼（18 层，每层 3 个积木）。然后，第一个玩家单手从任意一层取拿下一块积木并将其放置在顶部，同时需要尽量不使积木堆倒塌或任何积木掉下来。该游戏能培养专注力、解决问题和忍受挫折的能力。游戏时间通常为 5 ~ 15 分钟。

乐高疗法

乐高是一系列结构化、可预测和系统性的构建玩具，包括积木和其他物体。因此，我们毫不意外，患有孤独症谱系障碍（Autism Spectrum Disorder，ASD）的儿童玩该玩具时会感到被激励，因为具有这种特质的个体特别容易受到系统性的吸引。参与乐高疗法（Legoff，2004）的儿童首先要学习一套明确的"乐高俱乐部"规则，并在个人治疗中发展乐高积木搭建技术，包括协同搭建。在团体治疗课程中利用乐高可以帮助孩子们学会与他人交流、表达感受、改正错误行为、培养解决问题的能力，以及与他人建立各种积极联系的方式。已有研究表明：基于乐高的互动游戏小组能有效地提高儿童和青少年的社交技能，特别是那些患有孤独症的儿童和青少年（Legoff & Sherman，2006）。

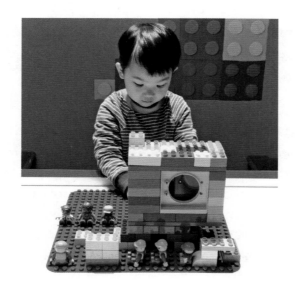

✈ 实证结论

（1）Rogers（1985）观察到，在与同龄人一起玩耍时，幼儿园孩子的亲社会行为（如微笑、轮流做某事、帮助和询问而非指挥）比反社会行为（如击打和扔积木）频繁 3 倍。

（2）Legoff 和 Sherman（2006）报道，年龄在 8—12 岁的孤独症儿童接受乐高积极治疗后在社交能力方面的改善程度明显高于对照组。

✈ 适用范畴

玩搭建游戏可以促进自我控制，因为它需要提前计划、控制冲动和容忍挫折。因此，它对患有注意缺陷障碍和注意缺陷 / 多动障碍的儿童特别有用。此外，它还被发现能有效地促进学龄前儿童、学龄儿童以及具有高功能的孤独症儿童和青少年的合作能力。

参考文献

Cangelosi, D. (1997). Pounding away bad feelings. In H. G. Kaduson & C. E. Schaefer (Eds.), *101 favorite play therapy techniques* (pp. 142–144). Northvale, NJ: Jason Aronson.

Cartwright, S. (1974). Blocks and learning. *Young Children*, 15, 141–146.

Hanline, N. (2001). Young children's block construction activity. *Journal of Early Intervention*, 24(3), 224–237.

Kenny-Noziska, S. (2008). *Techniques–techniques–techniques. Play-based activities for children, adolescents, and families*. West Conskohocken, PA: Infinity.

Legoff, D. (2004). Use of Lego as a therapeutic medium for improving social competence. *Journal of Autism and Developmental Disorders*, 34(5), 587–598.

Legoff, D., & Sherman, M. (2006). Long-term outcome of social skills intervention based on interactive LEGO play. *Autism*, 10(4), 317–329.

Leonetti, J. (1997). Knocking down the walls of anger. In H. G. Kaduson & C. E. Schaefer (Eds.), *101 favorite play therapy techniques* (pp. 286–290). Northvale, NJ: Jason Aronson.

Rogers, D. (1987, Spring). Fostering social development through block play. *Day Care and Early Education*, pp. 26–29.

Rogers, D. L. (1985). Relationship between block play and the social development of young children. *Early Child Development and Care*, 20, 245–261.

Short, G. (1997). Group building activity. In H. G. Kaduson & C. E. Schaefer (Eds.). *101 favorite play therapy techniques* (pp. 299–300). Northvale, NJ: Jason Aronson.

10. 气球游戏

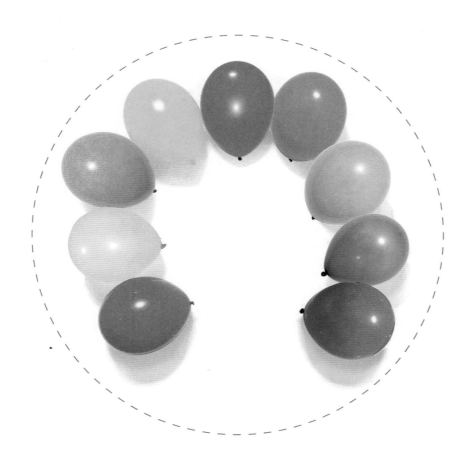

概述

气球是由 Michael Faraday 在 19 世纪中期发明的，但直到 1931 年，现代自爆式彩色乳胶气球才开始大规模生产（Swain，2010）。从那时起，气球游戏受到无数儿童喜爱，是一种非常受欢迎的活动。儿童已经找到了很多方法来玩气球，比如抛接、击打、绘画和弹跳等。

基本原理

气球游戏已经被用于宣泄儿童的攻击性、培养自信以及发展内在洞察力（即使一个人放松压力和降低觉醒水平）。

游戏说明

适用年龄

3 岁及以上

材料准备

各种各样的球形（20 ～ 30 厘米）彩色乳胶气球。85％左右膨胀率的气球最适合游戏。

游戏技巧

气球爆炸

Levy（1938）在他的结构化"释放疗法"中首次使用了气球爆炸这一方法。他的主要目的是通过气球爆炸使胆小的、羞怯的或恐惧的儿童（3—8岁）恢复自信，从而释放被压抑的攻击性能量。治疗师提供了各种尺寸和形状的彩色气球，并说："现在让我们玩气球吧！"第一个气球只被吹了一点点，这样当它破裂时不会因为声音太响而让孩子受到惊吓并停止治疗，这一点非常重要。然后治疗师鼓励孩子以他喜欢的任何方式打破气球。压破和跳起来踩破气球是最常见的方式。儿童可以使用特殊工具，比如钉子、木槌、飞镖枪等。随着游戏的进行，治疗师提供更多快要爆炸的大气球。对于非常焦虑的孩子，可能有必要在这个气球爆炸之前用其他方式发出一些噪音，例如纸张嘎嘎作响声、大喊大叫等。在气球爆破活动之后，治疗师帮助孩子处理在活动期间经历的积极情绪（例如强大、自信、勇敢）。

愤怒释放

首先与孩子讨论减少愤怒情绪的各种应对机制，例如吹泡泡呼吸（缓慢的深呼吸）、说话和踩脚。然后治疗师在绑住气球不停吹气的同时，告诉孩子们有时生气的感觉就像这个气球一样，像是要爆炸了，让孩子们通过用脚踩或用钉子扎的方式来炸掉气球。随后，治疗师再拿出一个气球给孩子，让他捏住封口那端。然后提出应对机制，并要求孩子在陈述这个机制时释放一点气球里的空气。最后，治疗师与孩子讨论当心情烦躁时安全释放愤怒的好处（Horn，1997）。

气球杂耍

该技巧一般用于开启团体治疗的破冰环节，治疗师请孩子们尽可能长时间地让所有气球（每人一个）保持在空中，不让气球接触地板。之后，治疗师可以通过添加更多的气球或限制（例如，使用手肘或嘴巴吹气来保持气球不掉到地上）来使其更具挑战性。这项活动能促进孩子之间合作、团队凝聚力和相互喜爱。

信息气球（Steer，2003）

首先，治疗师让孩子一边回忆已故亲人，一边写下和 / 或画出想要表达的文字或图画。这些信息被放到氦气球里，然后孩子、治疗师和任一辅助人员一起走到一个安静的户外场所进行放气球仪式。在仪式进行前询问孩子是否想要说什么，然后让孩子松开气球，观察它飞向天空，想象气球把信息带到天堂。如果担心氦气球可能会对野生动物造成伤害，可以选择另一种技术，即治疗师给孩子一根香，点燃它，然后让孩子看着烟，想象烟雾把爱的信息带给已故亲人。

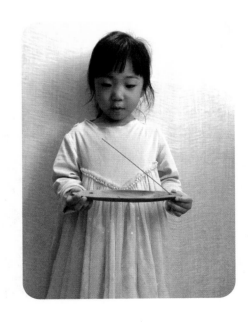

🛩 实证结论

气球游戏技术尚待实证研究。

🛩 适用范畴

对孩子们来说，气球游戏是一项非常愉快的活动，可以使他们心情变好。它还可以有助于在个体治疗中建立融洽的关系，并在团体治疗中加强凝聚力。该游戏对教孩子如何应对愤怒、害羞和丧亲之痛方面也很有用。

参考文献

Horn, T. (1997). Balloons of anger. In H. G. Kaduson & C. E. Schaefer (Eds.), *101 favorite play therapy techniques* (pp. 250–253). Northvale, NJ: Jason Aronson.

Levy, D. (1938). Release therapy in young children. *Psychiatry*, 1, 387–390.

Steer, C. (2003). The message balloon. In H. G. Kaduson & C. E. Schaefer (Eds.), *101 favorite play therapy techniques* (Vol. 3, pp. 315–316). Northvale, NJ: Jason Aronson.

Swain, H. (2010). Make these toys: *101 clever creations using everyday items*. New York: Penguin.

11. 打击袋游戏

持续愤怒就像抓着烧热的煤炭想要扔向别人一样，你才是那个被烫伤的人。

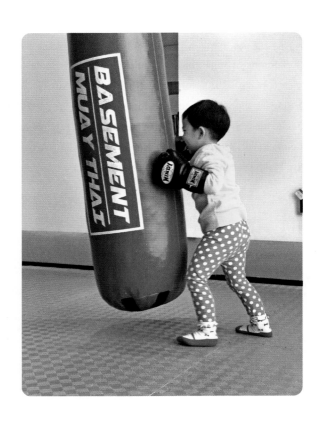

概述

打击袋（Bobo doll，波波玩偶）是一种充气玩具，由乙烯基或塑料制成，高约 1.2 米。作为儿童玩具，打击袋在 20 世纪 60 年代问世，以帮助儿童释放多余的能量。打击袋的底座用沙子加重，这样它在快被击倒时能够立即弹回来。以前的打击袋被打扮成小丑，而现代的打击袋有各种各样的角色，包括拳击手、足球运动员、棒球运动员、裁判、海绵宝宝、蜘蛛侠和各种卡通动物等。"治疗性打击袋"是一种 1 米高的白色塑料充气袋，它是空白的，这样孩子们就可以用可擦除的笔在上面书写或画画，然后击打袋子以释放情绪。

基本原理

Virginia Axline（1947）认为非指导性游戏疗法可以为儿童"释放积累的紧张、沮丧、不安全感、攻击性、恐惧、慌张和困惑"。在 Axline 推荐的游戏材料清单中，打击袋被归类为表达攻击性的玩具，正如玩具枪和玩具士兵。打击袋具有多种治疗功效。

⊙ 宣泄：儿童往往不被鼓励在生活中表达负面情绪。而打击袋可以帮助他们释放被压抑的愤怒、悲伤和沮丧的感觉（Landreth，2002）。

⊙ 自我表达：郁结的情绪会导致儿童产生焦虑、抑郁和各种各样的行为问题。通过击打打击袋，可以释放未表达的、隐藏的和潜意识中的情绪、思想和冲突。这有助于治疗师了解儿童所经历的情绪痛苦、愤怒或暴力的程度（McGuinness，2001）。

⊙ 增强关系：以来访者为中心的治疗师认为，为儿童提供击打打击袋的自由，并允许其公开表达负面情绪，传达了信任和无条件接纳的信息。这表示，孩子们可以在没有偏见或压力的情况下做自己，能够促进治疗联盟。

⊙ 缓解压力：Ginsburg（1993）指出，释放负面情绪可以缓解紧张、焦虑和攻击性，并带来平静和放松的感觉。

✈ 游戏说明

适用年龄

3 岁及以上

材料准备

充气的打击袋。

游戏技巧

根据治疗师的治疗取向，对打击袋有不同的使用方式。在非指导性游戏疗法中，将打击袋放置在游戏室中，孩子们可以随心所欲地玩它。在指导性治疗中，可以鼓励儿童在激动和／或需要宣泄愤怒情绪时使用打击袋来释放负面情绪。

无论治疗师的治疗取向如何，使用打击袋都需要特定的限制，以确保人身安全，并防止失控的攻击和情绪泛滥。特定的限制包括儿童不能伤害自己、治疗师以及游戏室中的物品。如果打击袋游戏变得过度刺激或导致出现攻击性行为／安全问题，治疗师必须尽快停止游戏。如果击中袋子有助于孩子释放负面情绪并变得更加平静，那么这是一项非常有用的活动。

当使用打击袋治疗时，McGuinness（2001）指出了减少儿童负面情绪与其攻击性行为之间联系的重要性。他认为，认真回应儿童对打击袋的愤怒，对于帮助他们理解潜在的恐惧和悲伤以及中性化攻击性行为至关重要。McGuinness 建议关注儿童所传达的感受和经历。他给出了以下案例。

治疗师：你想让这个人知道你生气了。你想让这个人知道受伤的感觉。你想告诉他们不要再伤害你了。

这个孩子非常生气，但被允许拿着一把剑或枪或一根棒球棒，并花很大的力气去"伤害"这个打击袋。孩子花了很多时间击打面部（可能是身份问题）和耳朵（也许表明他曾遭受辱骂或暴力争吵）。

治疗师：你想让这个人知道面部受了不止一次伤是什么感觉。你希望这个人知道听到伤人的话语是什么感觉。这个人需要得到教训，知道经常受伤是什么感觉。

孩子：是的，他需要吸取教训。我很坚强。

孩子转向打击袋，对打击袋说：你觉得怎么样？孩子继续打击打击袋。当孩子感到治疗师能理解引起他情绪的事件时，孩子会更深入地进行接下来的游戏治疗。

治疗师：你想让这个家伙知道你现在很强壮。你现在能够支配这个人了。有什么话想告诉这个人吗？

衍生游戏

拳击报纸、投掷和自由玩耍

Lindaman（2003）发明的这项治疗性游戏技术为 3—11 岁的儿童提供了一种宣泄体验。该技术需要 6 张完整的报纸。治疗师拉紧一张纸，让孩子用拳头重重地击打这张报纸。经过几次重击后，孩子和治疗师将纸揉成球状，然后治疗师用其手臂围成篮筐状，让孩子将纸球扔进篮筐。随后治疗师和孩子互相投掷纸球，自由玩耍。

愤怒的面巾纸

Filley（2003）推出的这项技术适用于所有年龄段的儿童。它需要白纸、蜡笔、面巾纸、一小杯水和胶带。治疗师要求孩子思考最近令他沮丧或生气的情景。然后让孩子用蜡笔和白纸画出图像或符号，象征人物或情境。当画作完成后，将它贴在墙壁或门上，高度和眼睛平行。然后孩子将面巾纸弄湿，湿润到足以粘住图片，再挤出多余的水。让孩子站在距离照片一米左右远，将湿巾纸扔向图片，使之粘住图片。治疗师告诉孩子不断向图片扔湿纸巾，直到他感到不再愤怒。

撕纸

治疗师告诉孩子生气时可以从电话簿中撕下纸，将它们撕碎，然后扔进垃圾桶，以摆脱愤怒情绪。

实证结论

（1）Bandura、Ross 和 Ross（1961）发现：接触攻击性模型的学龄前儿童更有可能参与攻击行为。在其经典波波玩偶实验中，年龄为 3—6 岁的 36 名男孩和 36 名女孩被平均分成 3 组。第 1 组接触攻击性模型，第 2 组接触非攻击性模型，第 3 组不接触任何模型。在攻击性的场景中，成年人会拍打、用拳重击、投掷、敲打（用木槌）波波玩偶，并对玩偶大喊大叫。在非攻击性场景中，成年人忽略波波玩偶，玩其他玩具。然后安排 3 个小组中的儿童自由玩耍 20 分钟。

结果显示，接触攻击性模型的儿童比不接触攻击性模型的儿童更容易模仿身体和语言上的攻击性行为。总体而言，儿童受同性行为模式的影响更大。

此外，和不接触任何模型的对照组相比，接触非攻击性模型的儿童表现出更少的攻击性行为。另外，男孩比女孩更有可能模仿攻击性行为。

（2）Bushman、Baumeister 和 Stack（1999）发现，击打拳击袋会增加随后的攻击行为，而并非减少。在这个实验中，受试者被分为 3 组。第 1 组阅读情绪宣泄文章，第 2 组阅读中性文章，第 3 组阅读反宣泄文章。然后让所有受试者写一篇文章。为了唤起愤怒情绪，一半参与者的论文被给予了负面反馈，一半被给予了正面反馈。然后受试者可以选择击打拳击袋、选择非攻击性活动，或选择什么也不做。第 1 组中收到负面反馈的受试者比收到正面反馈的受试者更易击打拳击袋，也比第 2 组收到负面反馈的受试者更有可能击打拳击袋。此外，获得正面反馈的受试者会选择参与非攻击性活动。

研究人员的第二项实验表明，宣泄行为并没有减少愤怒。在这个实验中，受试者被分为两组，一组击打拳击袋而另一组不击打。然后两组受试者都与一个虚构的对手玩游戏。在游戏中，受试者可以选择用噪声来惩罚对手。噪声的响度和长度被用来衡量受试的攻击性。研究人员发现，击打拳击袋的受试者比对照组的受试者更具攻击性。研究人员指出，愤怒的受试者喜欢击打拳击袋，所以在某种程度上，这让他们感觉良好。研究表明，那些更喜欢击打拳击袋的受试者在随后的实验中也更具攻击性（Bushman et al.，1999）。

适用范畴

对于那些在现实生活中受到挑衅或经历挫折之后压抑愤怒情绪的儿童，打击袋游戏是有帮助的。该游戏也有助于帮助害羞、拘谨的个体变得更有自信。对于那些有被虐待、家庭暴力和不公正经历的儿童，该游戏能够赋予他们权力感。由打击袋游戏激起愤怒的生理和情感表达，应始终伴随着一个修通的过程，这将使具有攻击性的孩子在遇到愤怒的情况时能够更适应地应对

（Bohart，1980）。

🛩 使用禁忌

对一些具有攻击性的儿童来说，击打打击袋可以引起身体兴奋，产生愉悦感和力量感，这可能会增加这些儿童未来出现攻击行为的可能性（Baumeister，Dale & Sommer，1998；Bushman et al.，1999）。Markham（2009）认为，击打拳击袋强化了愤怒情绪和攻击性行动之间的联系。

根据过去的研究，在允许儿童使用打击袋发泄愤怒之前，对儿童进行彻底的评估很重要。对那些有暴力史或高攻击性的儿童、控制能力差的儿童，以及那些喜欢攻击他人身体的儿童来说，应禁止使用打击袋。此外，建议使用空白的、无面部图案的打击袋而不是人形打击袋，这么做是为了让孩子释放负面情绪，同时减少对人身攻击的关注度。在这方面，Bushman（2002）回顾了有关宣泄理论的文献后总结道：

为了减少愤怒和攻击，最糟糕的建议可能是告诉人们想象他们对手的脸在枕头或拳击袋上，然后击打他们，然而这正是许多受欢迎的心理学家建议人们做的。

参考文献

Axline, V. M. (1947). *Play therapy: The inner dynamics of childhood*. Oxford, UK: Houghton Mifflin.

Bandura, A., Ross, D., & Ross, S. A. (1961). Transmission of aggression through imitation of aggressive models. *Journal of Abnormal and Social Psychology*, 63, 575–582.

Baumeister, R. F., Dale, K., & Sommer, K. L. (1998). Freudian defense mechanisms and empirical findings in modern social psychology: Reaction formation, projection, displacement, undoing, isolation, sublimation, and denial. *Journal of Personality*, 66(6), 1081–1124.

Bohart, A. C. (1980). Toward a cognitive theory of catharsis. *Psychotherapy: Theory, Research and Practice*, 17(2), 192–201.

Bushman, B. J. (2002). Does venting anger feed or extinguish the flame?: Catharsis, rumination, and aggressive responding. *Personality and Social Psychology Bulletin*, 28(6), 724–731.

Bushman, B., Baumeister, R., & Stack, A. (1999). Catharsis, aggression and persuasive influence: Self- fulfilling or self-defeating. *Journal of Personality and Social Psychology*, 76(3), 367–376.

Filley, D. K. (2003). Angry Kleenex game. In H. G. Kaduson & C. E. Schaefer (Eds.), *101 favorite play therapy techniques* (pp. 336–338). Lanham, MD: Jason Aronson.

Ginsberg, B. G. (1993). Catharsis. In C. E. Schaefer (Ed.), *The therapeutic powers of play* (pp. 107–141). Northvale, NJ: Jason Aronson.

Landreth, G. (2002). Play therapy: The art of the relationship. New York: Brunner-Routledge.

Lindaman, S. L. (2003). *101 favorite play therapy techniques* (Vol. 3). Lanham, MD: Jason Aronson.

Markham, A. (2009, September 24). You can't punch your way out of anger. *Psychology Today.*

McGuinness, V. (2001). Therapeutic responses to the bop bag: Healing anger and aggression in children. In H. G. Kaduson & C. E. Schaefer (Eds.), *101 more favorite play therapy techniques* (pp. 323–327). Northvale, NJ: Jason Aronson.

12. 感官游戏

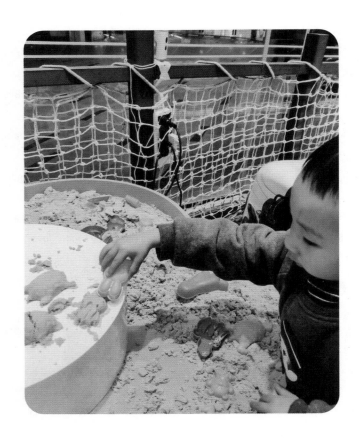

概述

游戏疗法本质上是一种感官体验。儿童在玩玩具和艺术材料时会使用视觉和触觉；在听音乐或和治疗师说话时会使用听觉；在与治疗师交谈时会用嘴讲话；当在治疗中加入美食时会使用味觉；当游戏室里放置蜡烛、空气清新剂或香味橡皮等有气味的材料时会使用嗅觉。

感觉处理是指神经系统通过 5 种感官接收信息，并将其传送到大脑加以处理，产生恰当的反应或行为的过程。当感官信号输入没有被正确整理统合时，感觉处理就会变得困难。A.Jean Ayres（20 世纪 60 年代感觉统合领域的创始人）将感觉处理障碍和神经学中的"交通拥堵"类比，认为感觉处理障碍如同交通堵塞，会阻止大脑接收正确解释感官信号的所需信息（感觉处理障碍基金会，2015）。这种障碍表现为诸如笨手笨脚、破坏性行为、焦虑、抑郁、学业困难或自我调控问题等形式。

Ayres 介绍了一种治疗感觉处理障碍的方法，其中包括一种有趣的环境设置，在这种环境中感官体验会随着时间的推移变得越来越具有挑战性。

Greenspan 和 Wieder（2000）也开发了一种有趣的方法，即父母通过游戏的方式加入孩子们的活动并逐步引入挑战，以增强联系、沟通和思考。如果孩子的反应不活跃，父母会采用生动活泼的方法；相反，如果孩子反应过度，父母则会采用平静的方法。

基本原理

感官游戏帮助儿童以新的方式融入世界。它可以刺激感官并加强神经通路，这一过程有助于儿童身体、认知、社交和情感的发展。感官游戏有许多治疗益处。

⊙ 社交技能：在团体中使用感官游戏，为儿童提供了观察同伴如何使用材料、分享他们自己使用材料的想法、尝试新方法以及享受同伴陪伴的机会。

⊙ 自信心：当孩子们学会适应感官体验，应对与之相关的挑战，并能以适当的方式回应时，他们就会产生自信、自豪和自尊的感觉。

⊙ 掌控感：因为感官游戏有趣且吸引人，可以激发孩子克服障碍，增加他们对实验的兴趣并最终提高其感官功能。这些益处有助于增强孩子的掌控感和成就感。

⊙ 放松：感官游戏可以帮助孩子调节与无聊、烦躁、愤怒或不安相关的内在不适。比如玩弹性橡皮泥这样的简单活动就可以使孩子放松并缓解压力。

⊙ 愉悦感和创造力：感官游戏以过程为导向。它帮助儿童以新的方式融入世界，并为他们提供愉快的体验，通过游戏扮演促进创造力的发展。

✈ 游戏说明

适用年龄

2 岁及以上

游戏技巧

感官游戏可以通过 5 种感官中的 1 种或它们的任意组合来进行。触觉游戏可以通过玩黏泥、黏土、沙子、水、橡皮泥、豆子或珠子、挤压压力球或抚摸宠物或毛绒动物来进行。语言游戏可以模仿动物的声音、扮演不同的角色、哼唱或唱歌。听觉游戏可以听舒缓或振奋的音乐，在嘈杂的机器声音中寻找海洋、溪流或野生动物的声音，玩乐器或者摇动风铃。视觉游戏包括绘画、涂色、透过万花筒或双筒望远镜观看远处风景、吹风车或观看魔杖内上下翻转的水。味觉游戏可以让孩子接触不同口味和质地的食物。

衍生游戏

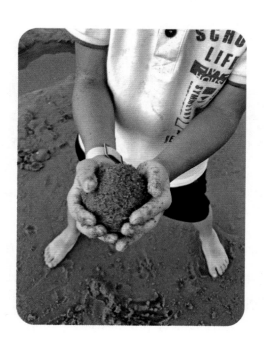

玩黏黏乐（Gloop）

Cabe（1997）将治疗师与孩子一起玩游戏黏土或橡皮泥的这种技术称为"黏黏乐"。游戏黏土是面粉、盐、水和植物油的混合物。如果孩子愿意，也可以添加食用色素和调味料。黏黏乐，和黏土相比流动性更强，是胶水、水和 20 Mule Team Borax（美国的一个洗衣粉品牌）洗衣粉的混合物。游戏黏土或黏黏乐可以作为介质，用于制作孩子喜欢的角色或物体，在治疗结束后，孩子可以选择把作品带回家。

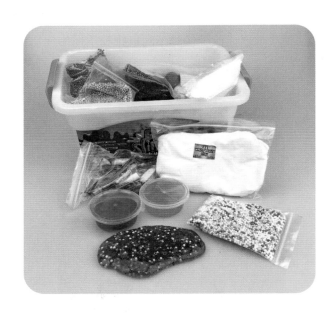

剃须膏游戏

Greenberg（2003）在这项技术中，让治疗师将一罐剃须膏与其他材料（如油漆、黏土和蜡笔）放在一起，并告知儿童他们可以选择任何想玩的材料。孩子们可以在桌子上喷洒、涂抹、抠挖剃须膏，并用它做成自己想要的形状和物体。孩子们还可以将它抹到手和手臂上，并假装正在剃须。有些孩子喜欢在洗碗机中将剃须膏与水混合，然后用打蛋器将其制成泡沫。除了喜欢剃须膏的手感和可塑性外，许多孩子还喜欢它绵长的香味。

乳液游戏

该游戏治疗技术（Rieff，2003）需要乳液和棉球。课程开始时，治疗师一边数数一边教孩子用乳液涂抹假装存在的伤口。之后，治疗师在自己的鼻子上粘上带有乳液的棉球，让孩子和自己尝试将其吹掉。经过几轮后，治疗师将黏稠的沾满乳液的棉球扔在墙上，并鼓励孩子也这样做。这些活动有助于孩子学会调节感官输入。该技术可以根据儿童的需要和耐受性进行调整，对于一些孩子来说，只适合数一数伤口数量，而其他孩子可以接受更多的感官体验。

实证结论

Gourley、Wind、Henninger 和 Chinitz（2013）研究了 2—5 岁存在感觉处理困难的城市儿童的行为问题和其父母压力之间的关系。研究样本由 59 名儿童组成，他们被确诊患有发育和行为障碍。父母填写了儿童行为检查表、父母压力清单（简表）和简明感觉量表。研究结果表明：儿童感觉处理困难发生率较高（55.9%），与行为困难程度和父母压力水平相关。随着感觉处理困难程度的增加，儿童的行为困难程度和父母压力水平也随之增高。

适用范畴

感官游戏有助于儿童以有趣、渐进的方式适应感官体验，使他们能够处理困难。对于有感觉统合困难和自我调控问题的儿童来说，它是理想的媒介。此外，感官游戏可减少有虐待、忽视等创伤史儿童的唤醒水平。患有注意缺陷/多动障碍、焦虑症、谱系障碍和抑郁症的儿童可以从感官游戏的舒缓特性中受益。另外，让孩子玩游戏面团和湿沙等黏性物质的游戏会减轻孩子玩身体排泄物的冲动，也会遏制儿童玩"令人作呕的"粪便。

参考文献

Cabe, N. (1997). Gloop: Treating sensory deprivation. In H. G. Kaduson & C. E. Schaefer (Eds.), *101 favorite play therapy techniques* (pp. 83–86). Northvale, NJ: Jason Aronson.

Gourley, L., Wind, C., Henninger, E. M., & Chinitz, S. (2013) Sensory processing difficulties, behavior problems, and parental stress in a clinical population of young children. *Journal of Child and Family Studies*, 22(7), 912–921.

Greenburg, C. H. (2003). Shaving cream. In H. G. Kaduson & C. E. Schaefer (Eds.), *101 favorite play therapy techniques* (Vol. 3, pp. 282–285). Northvale, NJ: Jason Aronson.

Greenspan S. I., & Weider, S. (2000). Developmentally appropriate interventions and practices. *Clinical Practice Guidelines* (pp. 265–266). Bethesda, MD: ICDL Press.

Rieff, M. L. (2003). The lotion game: A theraplay technique. In H. G. Kaduson & C. E. Schaefer (Eds.), *101 favorite play therapy techniques* (Vol. 3, pp. 143–144). Northvale, NJ: Jason Aronson.

Sensory Processing Disorder Foundation. (2015). About SPD.

第二部分
隐喻与讲故事技术

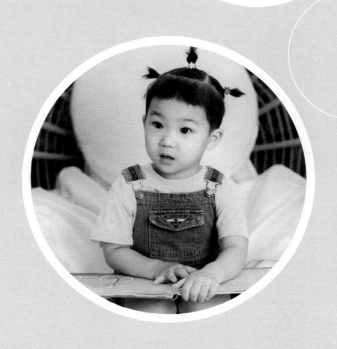

13. 具体的游戏隐喻技术

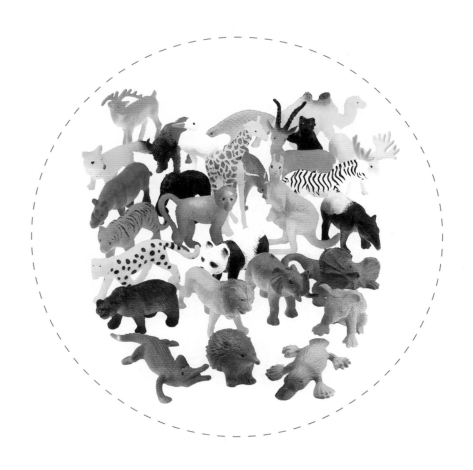

概述

隐喻，从很早期就开始被用来启发思维，让人们以新的方式思考和行动。虽然长期以来隐喻一直是传统治疗方法的一部分，但不同治疗取向的临床医生正在重新探索它在游戏治疗中的应用。隐喻是将一种事物用另一种事物来表达的思维过程。道具是一种有形的物体，例如玩具，治疗师将其转化为与治疗相关的隐喻物体。借助道具，可以将抽象概念转换为能看到、触摸和玩耍的具体表现形式。这使得幼儿更容易理解，他们的思维方式主要是具体的图像而非抽象的语言表达（Walawander，2007）。

基本原理

儿童隐喻有两个主要的治疗功能。

⊙ 自我表达：道具可以为孩子提供载体来表达无法通过文字轻易解释或完全解释的问题、渴望和情感。

⊙ 学习新知识：具体的隐喻可以帮助儿童理解难以理解的事物，并将它们与生活中经历过的熟悉的图像联系起来。有趣的道具也可以增强儿童的学习兴趣。

游戏说明

适用年龄

4—10 岁

082

游戏技巧

保险丝

在 Schimmel 和 Jacobs（2011）采用的这项技术中，治疗师首先向一个很容易被激怒的孩子展示两根保险丝：一根很短，约为 3 厘米，另一根长约 30 厘米。然后治疗师对孩子解释，一个拥有短保险丝的人往往比拥有长保险丝的人更容易生气并爆发（如大喊、尖叫、打架、陷入困境）。治疗师随后指出，一个有长保险丝的人往往有时间思考，然后对情况做出更好的反应，而不仅仅是发脾气。最后治疗师询问孩子是否想要知道如何获得更长的保险丝。

隐喻家庭

首先，治疗师为孩子提供 25～30 个不同种类的小玩具，里面要包括具有正面和负面含义的小雕像，如家养动物和野生动物、昆虫和幻想角色（如巫婆、龙、仙女和皇室成员）。接下来，治疗师让孩子选择一个最能代表他家庭成员形象的小雕像，以及说明为什么是这个形象。例如，一个孩子可能会选择一只虫子来代表他母亲（"因为她总是烦我"），一只蝎子代表他父亲（"因为他打我，伤害我"）和一个圣诞老人代表他祖父（"因为他喜欢给我买东西"）。治疗师也可以要求每位家庭成员选择小雕像来代表其他每一位家庭成员。

外化感受

让孩子选择一种微型动物玩具来反映他的每一种情绪（例如凶猛的老虎代表愤怒、脆弱的老鼠代表恐惧）。然后治疗师和孩子一起进行头脑风暴，克服与这些感受形象相关的不良行为。

我的黑暗面

让孩子挑选一个代表他"黑暗面"的微型人物或物体玩具。

气球爆炸

给气球充气直到它爆裂。这代表着愤怒的感觉会在你心中聚积，直到用攻击性的行为将其引爆。

实证结论

具体的隐喻技术尚待实证研究。

适用范畴

具体的隐喻是治疗师将抽象概念转化为有形思想和具体表征的一种有用的方法，有利于儿童理解抽象概念。这使治疗师能够用有意义且适合儿童所处年龄的方式处理儿童问题。隐喻也是一种帮助孩子表达问题和想法的有效方式，适用于有各种各样问题的儿童。

参考文献

Schimmel, C., & Jacobs, E. (2011). Ten creative counseling techniques for helping clients deal with anger.

Walawander, C. (2007). *The therapeutic use of props*. Ann Arbor, MI: Proquest.

14. 龟壳游戏

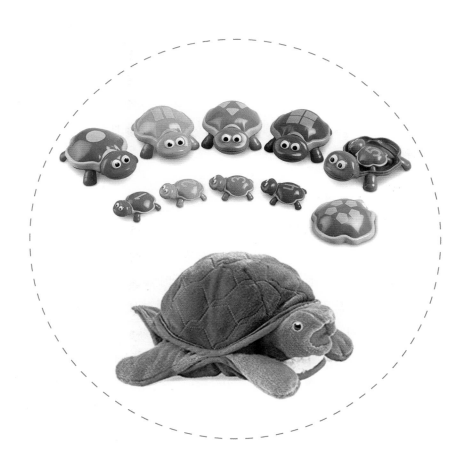

概述

龟壳游戏技术最初被用来指导成年人控制愤怒，但儿童临床医生和教育工作者以类似的用途，将其改编应用于学龄前儿童和学龄儿童（Greenberg、Kusche、Cook & Quamma，1995；Robin、Schneider & Dolnick，1976；Schneider，1974；Webster-Stratton & Hammond，1997）。该技术能使愤怒的儿童平静下来并控制其破坏性行为。由 Schneider 和 Robin（1974）开发的龟壳技术结合了愤怒和冲动控制策略，能帮助孩子识别愤怒，学会控制它，并找到应对困境的方法。这项技术用乌龟来暗喻：当乌龟感到受到威胁时，它将缩回到壳中。当儿童因无法控制的情绪或令人不安的事件而感到不知所措时，他们被指导退回想象中的保护壳中。

基本原理

研究表明，在幼儿期表现出攻击性行为的儿童更容易发展出持续到成年期的反社会行为（Kazdin，1987；Walker，1996）。许多有行为问题的孩子缺乏必要的技能来控制自己面对挑衅、失望和挫折时爆发的愤怒。这个时候单纯告诉这些孩子"冷静下来"，他们很难做到。而通过有趣的乌龟比喻来指导孩子学会有效解决问题的技巧，可能是一个更好的选择。

龟壳游戏有助于儿童的内在转变以及对外部环境影响的恰当表达。该技术的治疗益处包括以下方面。

⊙ 自我表达：乌龟技术能帮助孩子学会以健康的方式表达感受。Schneider 和 Robin（1974）写道：

当一个孩子在所处的环境中冲动地击打某物时，他可能是在表达一种原始的情绪，但他表现情绪的后果可能对他和其他人都是负面的。通过龟壳游戏，我们会教孩子以适当的方式表达情绪而非让情绪猛烈地爆发，让孩子学会明确他的需要（比如需要情感、注意力、更容易的工作或一支铅笔等），并通过亲社会的情感表达来满足这些需求。本质上，我们会尝试教导他们区分坚定主张和攻击性之间的区别。

⊙ 亲社会行为：当遇到同学或同伴有问题行为时，孩子们，特别是具有破坏性的孩子，选择使用龟壳技术做出反应，就不会像以前那样因为不适当的行为反应而受到关注。

⊙ 隐喻教学："退回到龟壳中放松"这一技巧为孩子们提供了另一种处理挫折和强烈情绪的方法。此外，该技术在解决问题方面能教孩子们如何处理挫折并以健康的方式满足需求。

⊙ 创造性思维：龟壳游戏提倡用创新的理念解决问题，这促进了思想和行动的灵活性。

⊙ 自尊：控制内心感受的能力增强了孩子的自尊，因为它提供了掌控感和成就感。

游戏说明

适用年龄

在治疗环境和课堂环境中，龟壳游戏适用于4—8岁儿童的个体治疗和团体治疗（Schneider & Robin，1974）。

材料准备

乌龟玩偶或纸质模型。

游戏技巧

需要说明的是，乌龟模型是一种特殊的技巧，学会这个技巧可以让你在心烦意乱时平静下来。具体步骤如下。第一步，意识到你此刻感到愤怒。第二步，在心里默默思考并告诉自己"停下来！"第三步，进入你的"龟壳"，将手臂和腿紧紧地拉向身体，闭上眼睛，低下头，深呼吸 3 次，同时想办法平静下来，例如心里默念"我可以冷静下来并想出好的解决方案。"第四步，当你平静下来后，从壳里出来，并且想出解决问题的方法。孩子可以使用乌龟木偶或带有可移动头部和手臂的乌龟纸板来练习这 4 个步骤。互联网上的龟壳游戏图片可用于提醒孩子这几个步骤。你也可以从谷歌上找到 Schneider 和 Robin（1974）原版的"乌龟手册 *Turtle Manual*"。

龟壳游戏已被用于儿童个人和群体，指导儿童将想象与解决问题和放松相结合。该技术能帮助儿童在不采取过激行为的情况下解决问题。为了提升效果，治疗师可以与老师和家长分享该技术。一旦学会了龟壳游戏技术，家长或老师也可以在孩子激动时通过视觉等信号或指令提示孩子，例如举起一只手然后紧紧握住——这象征乌龟正在进入它的龟壳。

实证结论

（1）Heffner、Greco 和 Eifert（2003）发现：学龄前儿童喜欢接受隐喻放松指令（"假装你是一只乌龟并回到了壳中"）而非文字放松指令（"把你的肩膀紧贴上耳朵"）。

（2）为了帮助情绪不安的儿童提高对攻击性行为的自我控制能力，Robin及其同事（1976）研究了龟壳游戏技术的应用。结果显示，龟壳游戏技术可以使课堂上的攻击行为显著减少。

（3）Bethell、Newacheck、Hawes和Halfon（2014）发现：6—17岁的儿童在面对挑战时能够保持冷静和控制，能够更好地改善因压力生活事件带来的负面影响。

适用范畴

龟壳游戏可以促进经历过创伤的儿童的恢复能力。它还能帮助有行为问题的儿童学习恰当解决问题的技能，从而抑制他们对挑衅（如戏弄）的冲动和过激的反应。

参考文献

Bethell, C., Newacheck, P., Hawes, E., & Halfon, N. (2014). Adverse childhood experiences: Assessing the impact on health and school engagement and the mitigating role of resiliency. *Health Affairs*, 33(12), 2106–2115.

Greenberg, M. T., Kusche, C., Cook, E., & Quamma, J. (1995). Promoting emotional competence in school-aged children: The effects of the PATHS curriculum. *Development and Psychopathology*, 7, 127–136.

Heffner, M., Greco, L., & Eifert, G. (2003). Pretend you are a turtle: Children's responses to metaphorical versus literal relaxation instructions. *Child and Family Behavior Therapy*, 25(1), 19– 33.

Kazdin, A. E. (1987). Treatment of antisocial behavior in children. *Psychological Bulletin*, 102(27), 187– 203.

Robin, A., Schneider, M., & Dolnick, M. (1976). The turtle technique: An extended case study of self- control in the classroom. *Psychology in the Schools*, 13, 449–453.

Schneider, M. (1974). Turtle technique in the classroom. *Teaching Exceptional Children*, 7(1), 22–24.

Schneider, M., & Robin, A. (1974). Turtle manual.

Walker, H., Horner, R., Sugai, G., Bullis, M., Sprague, J., Brisker, D., et al. (1996). Integrated approaches to preventing antisocial behavior problems among school-age children and youth. *Journal of Emotional and Behavior Disorders*, 4(4), 194–209.

Webster-Stratton, C., & Hammond, M. (1997). Treating children with early-onset conduct problems: A comparison of child and parent training interventions. *Journal of Consulting and Clinical Psychology*, 65(1), 93–109.

15. 情绪温度计游戏

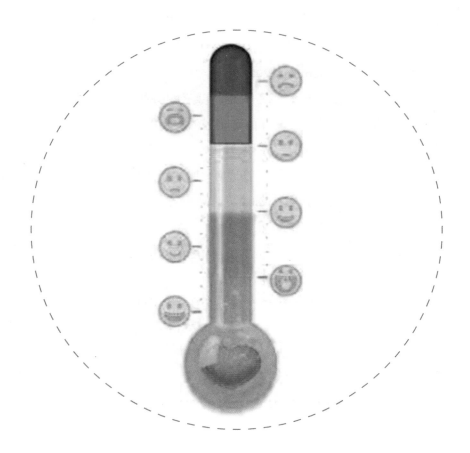

概述

来访者自我评估量表（client self-assessment）已被使用了数十年，以便治疗师们获取设置治疗目标和评估进展所需的信息。例如，Wolpe（1969）开发了主观痛苦感觉单位量表（Subjective Units of Distress Scale，也称为主观困扰单位量表），用于测量来访者当前体验到的心理困扰或痛苦的主观强度。此外，叙事治疗师经常使用量表技术帮助来访者评估其痛苦的严重程度，量表维度从 0 级到 10 级（Guterman，2006）。

许多儿童治疗师使用温度计这一视觉隐喻使儿童能够评估他们的情绪强度。儿童十分熟悉温度计，温度计由有刻度的玻璃管和玻璃球组成，内含指示剂。当内部温度发生变化时，该指示剂会上升和下降。和温度计一样，情绪温度计也是一种视觉工具，用于帮助儿童评估其内心感受的强度。情绪温度计已被用于视觉模拟评分法（visual analogue scale）超过 40 年，以帮助来访者自我评估其情绪状态（Ahearn，1997）。

情绪温度计提供从低到高的连续感觉强度的度量。它通常用线条或刻度标记并编号，或用描述情感强度的文字或图片标记。儿童治疗师经常要求孩子在情绪温度计合适的水平线上着色，以表达孩子内在感觉（例如愤怒、恐惧或快乐）的强度。

基本原理

儿童倾向于以非黑即白这种极端思维来思考问题，并且难以理解情感是连续存在的这一事实。情绪温度计以适合他们年龄的方式帮助儿童了解情感和行为的微妙之处和层次。治疗益处包括以下方面。

⊙ 自我表达：儿童能通过图片和其他视觉隐喻表达他们本无法用语言描述的情感状态强度（Briesmeister，2001）。

⊙ 自我觉察：情绪温度计可以让孩子们了解自己的情感，以及让自己情绪升高和降低的人、情境和环境。

⊙ 积极情绪：情绪温度计在着色和创造方面十分有趣且吸引人。它可以适应儿童的特殊需求，尊重儿童的个性，从而使游戏变得幽默有趣。

游戏说明

适用年龄

5 岁及以上

材料准备

互联网上能找到免费的情绪温度计模板。

游戏技巧

大多数孩子都熟悉温度计，并且知道父母会在他们生病时使用它。治疗师可以通过向孩子展示情绪温度计的图片来介绍情绪温度计的理念。或者，治疗师可以绘制个性化的情绪温度计或者同孩子一起制作情绪温度计，用于在治疗开始之前满足孩子的特定情绪和发展需求。Freeman 和 Garcia（2008）提供以下对话来介绍情绪温度计的游戏技巧。

情绪温度计就像其他温度计一样，只不过它测量的是感受而不是温度。知道你的感受或情感强度，将有助于我们在治疗中共同努力。这是情感温度计的图片。在图片的顶部是一张皱眉的面孔和数字10。如果你用皱眉的面孔或数字10来评价某样事物，这意味着你对你所评价的情形感到非常不满或焦虑。在图片的底部是一张笑脸和数字0。如果你用笑脸和数字0评价某样事物，这意味着你对你评价的情形没有感到焦虑或不适。想象一下，中间是一张既不是微笑也不是皱眉的图片和数字5。我们应该怎样称呼这种面孔？（如果孩子没有提供答案，建议将其称为中性脸）这意味着你对你评价的情形感到有些焦虑或不适。你能向我说出一些你会用笑脸评价的事情吗？用中性脸评价的呢？还有用皱眉的面孔评价的呢？

衍生游戏

慌乱度量表

由 Rubin（2003）设计的该技术适合所有年龄段的儿童。慌乱度量表是一个用纸板制成的表盘，包括一个指针或慌乱箭头，并用图钉固定在适当的位置，使其可以从左向右移动。表盘有三个区域：绿色（巡航）区域，黄色（慌乱）区域和红色（大脑）区域。每个区域都包含许多活动空间，空间内放有儿童告诉自己的信息。绿色区域的例子有"我知道这个"和"这很容易"；黄色区域的例子有"我应该知道这个"和"为什么我不能得到它？"；红色区域的例子包括"我是愚蠢的"和"我永远不会知道这一点"。治疗师和孩子将这些信息用于描述孩子在学校或游戏环境中应对挑战性任务时的挫败程度。因此，当儿童在游戏室中执行任务并感到慌乱时，儿童和治疗师会将表盘定位到儿童正在或曾经经历的区域。然后在使用放松技术后重新定位区域。Rubin 指出，"在使用焦虑减少技术的同时监控表盘的运动是当前的目标，而在治疗室外实施技术则是长期的挑战"。

压力计

《黄金之路游戏》（2014）的作者设计的一种可打印的评估工具——压力计——适合 7 岁至成年期的来访者。压力计是一种可视化工具，可以用来评估压力对个人生活的影响，包括三个部分：一个用于识别压力源的思维泡泡，一个用于探索对特定压力源的情绪反应的感觉图表，以及一个用于确定个人应对压力源的情况的压力计。该技术首先讨论健康和不健康的压力。孩子用思维泡泡来识别他生活中健康和不健康的压力源，并选择一个特定的压力源来讨论。回顾与该压力源相关的情绪，并让孩子对压力温度计进行着色以表达正在经历的压力强度。随后治疗师和孩子讨论他的压力是健康还是不健康的，重点关注有用的应对技巧。

情绪晴雨表

Elliot（2002）把情绪晴雨表作为图形辅助工具，帮助 5—12 岁的儿童讨论情绪感受。晴雨表有两个端点，范围从 0 级（生活是最糟糕的）到 10 级（生活是非常棒的）。每个治疗疗程开始时，治疗师都要求儿童在晴雨表上画一条线，以表示他们当前的情况。有时孩子会使用不同的颜色分别表示对家庭、学校和友谊方面的感受。然后治疗师帮助孩子以这种方式讨论问题，使问题具体化并易于处理。

感觉和行动温度计

Briesmeister（2001）开创的这项技术需要治疗师在美术板或纸板上绘制一个大型温度计，在其外部绘制从 1—5 的刻度。把底部裁掉，在切口后面部分放置一个小的红色纸条和蓝色纸条。治疗师会指示儿童滑动红色纸条以测量其感觉状态的强度，蓝色纸条用于测量其行为状态的强度。这项技术可以帮助孩子调节感觉和行为，也可以用木偶帮助幼儿识别情绪。

多少度

Macklem（2010）开发的这种技术适用于 8 岁及以上儿童的团体活动。该技术的目的是帮助儿童将数字与情绪词的强度联系起来。首先，治疗师会展示一个感觉温度计，从 1—6 度，并用其表示情绪，例如愤怒。孩子们轮流滚动骰子并根据骰子上显示的数字想出一个描述该情绪强度的词。例如，如果骰子显示 6，所讨论的情绪是愤怒，那么儿童必须想出一个词以表达强烈的愤怒（例如暴怒）。

替代视觉隐喻

Freeman 和 Garcia（2008）介绍了许多视觉隐喻技术（除了温度计），以帮助孩子评估他们的感受水平。例如，孩子可以通过携带沉重的砖块并画出砖块的数量来表达他目前在特定情况下所感受的负担。同样，孩子可以通过肚子里的蝴蝶的比喻并画出蝴蝶的数量，反映他目前的焦虑水平。

实证结论

（1）Wyman 及其同事（2010）的实验发现：在接受如何监测和控制愤怒等情绪的指导后，儿童的课堂行为得到了改善，纪律问题和停学现象明显减少。226 名儿童参与了该实验，学龄从幼儿园到三年级，且均被确定存在严重的行为和课堂社交问题。指导者教导研究组中的儿童什么是感受及如何使用感受温度计进行自我控制及情绪调节。孩子们学会了使用"心理肌肉"来监测感受，并防止它进入温度计上方被标为过热区的部分。他们还学会了使用呼吸练习和引导式意象来保持情绪控制并恢复平衡。接受指导的儿童的课堂行为明显改善，违纪事件减少，他们还表现出较少的攻击性或破坏性行为，任务学习行为也得以改善。在社交方面，他们也不那么孤僻，更加自信。

（2）Beck、Tan、Lum、Lim 和 Krishna（2014）的研究发现：情绪温度计

在评估癌症患者痛苦、焦虑和抑郁方面是有效可靠的工具。

适用范畴

　　情绪温度计有益于儿童识别、监测及调节情绪、思想和行为。这使其成为许多表达困难儿童有用的工具。情绪温度计可用于帮助儿童识别和测量与恐惧、焦虑、抑郁、愤怒、完美主义和社交障碍相关的内部状态的程度，它还为治疗师提供了一种监测这些情绪随时间变化的方法。情绪温度计技术可应用于个人、团体和家庭治疗以及课堂设置。

参考文献

Ahearn, E. P. (1997). The use of visual analog scales in mood disorders: A critical review. *Journal of Psychiatric Research*, 5, 569–579.

Beck, K. R., Tan, S., Lum, S., Lim, L., & Krishna, L. (2014). Validation of the emotion thermometers and hospital anxiety and depression scales in Singapore: Screening cancer patients for distress, anxiety and depression. *Asia-Pacific Journal of Clinical Oncology*.

Briesmeister, J. M. (2001). The "feeling" and "doing" thermometer: A technique for self-monitoring. In G. Kaduson & C. E. Schaefer (Eds.), *101 more favorite play therapy techniques* (pp. 98–102). Northvale, NJ: Jason Aronson.

Elliott, S. (2002). The emotional barometer. In C. E. Schaefer & D. M. Cangelosi (Eds.), *Play therapy techniques* (2nd ed.). Northvale, NJ: Jason Aronson.

Freeman, J. B., & Garcia, A. M. (2008). *Family based treatment for young children with OCD*. New York: Oxford University Press.

Golden Path Games. (2014). Stressometer.

Guterman, J. T. (2006). *Mastering the art of solution-focused counseling*. Alexandria, VA: American Counseling Association.

Macklem, G. L. (2010). *Evidence-based school mental health services: Affect education, emotion regulation training and cognitive behavioral therapy*. New York: Springer.

Rubin, L. (2003). The Fluster-ometer. In H. G. Kaduson & C. E. Schaefer (Eds.), *101 favorite play therapy techniques* (Vol. 3, pp. 290–293). Lanham, MD: Jason Aronson.

Wolpe, J. (1969). *The practice of behavior therapy*. New York: Pergamon Press.

Wyman, P. A., Cross, W., Brown, C. H., Yu, Q., Tu, X., & Eberly, S. (2010). Intervention to strengthen emotional self-regulation in children with emerging mental health problems: Proximal impact on school behavior. *Journal of Abnormal Child Psychology*, 38(5), 707–720.

16. 讲故事游戏

除食物、住所和陪伴之外，故事是我们在世界上最需要的东西。

—— Philip Pullman

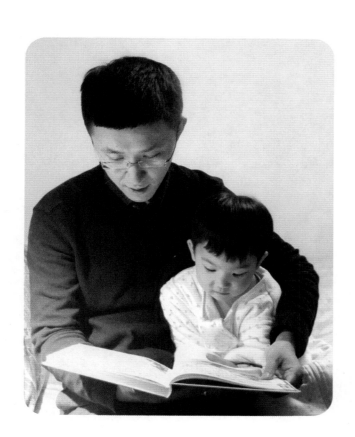

✈ 概述

故事是一种叙述，即讲述特定时间、地点和人物发生的某些事件。故事讲述与语言本身一样古老，反映了人类将经验传达给其他人的需要（Pellowski，1977）。生活中发生的一切都可以存入"故事"的容器——我们脑海中（Barton，1987）。自20世纪头20年以来，讲故事技术一直是重要的临床干预措施。它包括一系列技术：儿童讲故事、相互讲故事和治疗师讲故事。

儿童讲故事

✈ 基本原理

故事可以让孩子们表达自己的想法和感受，从而更深入地了解自己。

✈ 游戏说明

适用年龄

3—12 岁

通过讲故事，孩子们发展出"个性化的声音"，表达他们独特的思考方式和对自己的感受。和其他形式的幻想一样，儿童的故事反映了他们有意识和无意识的经历、情感和渴望。3 岁的孩子可能会尝试使用短语和短句来讲述一个故事框架，但他们只能通过成年人的大量提问和提示来完成它。到 4 岁时，孩子们自然而然地学会了一些常规的讲故事技巧，例如使用"从前"和"最后"，并且能够更加流畅地讲述故事。这个年龄是儿童故事想象力的高峰，很少受到现实的束缚。虽然幼儿的故事情节经常涉及吃饭、睡觉和善良的形象，但暴力仍是主题。通常，他们会讲述有关怪物、死亡、杀戮和崩溃的故事。故事是他们处理恐惧和攻击性情绪的方式。到 3 岁时，讲述自己或他人的故事，成为孩子理解世界的重要途径。到大约 8 岁时，孩子们的思维已经发展到足以让他们将一般原则应用于具体情境——也就是说，人们会通过故事学到的教训，并以"开头、中间和结尾"的结构讲述故事。开头介绍人物和背景，中间描述问题，最后陈述解决方案。

游戏技巧

孩子们是天生的故事讲述者，他们喜欢讲述自己的故事。然而，幼儿经常需要他人的帮助，如通过给予开头、提示和询问的方式。

⊙ 开头：确保孩子讲述原创虚构故事的一种方法是建议故事以"从前"，或"很久很久以前，在一个很远很远的地方"这句话开头。这样的开场白能够立刻引起故事讲述者和听众的期待（Mutchnick & Handler，2002）。

⊙ 提示：当孩子讲故事时，他可能需要被鼓励继续讲。最常见的、开放式的提示是"然后发生了什么？"治疗师提示的语气应该传达出兴趣和真正的好奇心，使孩子对讲故事保持热忱。大多数孩子会自然地结束他们的故事。有些会包含一些结束语，例如"故事讲完了"或"这就是故事的全部了"。

⊙ 询问：故事结束后，治疗师参与讨论、提出问题有助于帮助孩子弄清故事中的模糊元素，并在故事和孩子生活中的问题之间找到相似点。

衍生游戏

基于物品的故事

学龄前儿童（3—5岁）喜欢使用道具来讲故事。例如，对于在学校被排挤的孩子，治疗师可能会提供一组大象形状的小玩具（其中包含一只紫色大象）并要求他使用小玩具讲故事。另一种是使用 Richard Gardner 的"选择-讲述游戏"。它要求孩子从袋子中挑选一个小玩具并讲述它的故事。或者，治疗师可以收集一些小玩具和物品并将它们放入袋子中，供孩子挑选一个来讲故事。这种"物品袋"技术的目的是促进幼儿表达他们内心的感受和顾虑。

"故事主题"或玩偶游戏是另一种基于物品的衍生游戏。对于揭示儿童对家庭关系的看法特别有用（Buchsbaum & Emde，1992；Cassidy，1988；Warren、Oppenheim & Emde，1996）。治疗师或面谈者首先使用微型娃娃屋中的玩偶和家具来向孩子展示一些具有潜在挑战性的家庭情况（例如，娃娃玩偶在玩偶家庭一起用餐时把牛奶溅出来了），然后让孩子讲述接下来将发生什么。

以下是《麦克阿瑟主题故事》（*MacArthur Story Stem Battery*）中补充的故事主题（Warren et al.，1996）。

- ⊙ **可怕的狗**。公园里，孩子脱离家人独自踢球。突然，出现一只吓人的狗在大声吠叫。
- ⊙ **黑暗中的怪物**。夜晚，孩子独自一人。突然，灯熄灭了，孩子觉得他听到了怪物的声音。
- ⊙ **取消拜访**。孩子一直期待去拜访一个朋友，但妈妈告诉孩子，他不能去了。
- ⊙ **与朋友打架**。当孩子正在玩球时，他的朋友突然把球抢走还弄伤了孩子的手。

关于故事主题技术的大量研究成果发现，该游戏为了解3—8岁儿童的家庭关系提供了可靠和有效的窗口（Salmon，2006）。

基于图片的故事

治疗师呈现了一些能够令人产生丰富想象的图片，然后让孩子讲述图片的故事。图片可以来自杂志或者评估工具，如儿童统觉测验（CAT）或主题统觉测验（TAT；Bellak，1954）。

交替故事线

一个孩子开始讲故事，团体中的其他每个人添加一个故事情节。这种群体讲故事的技巧激发了儿童的注意力、工作记忆和自我控制能力。

相互讲故事

儿童精神病学家 Richard Gardner（1971）的相互讲故事技术是一种众所周知的技术，是指儿童和治疗师共同进行故事讲述。相互讲故事技术不需要会讲故事的天赋或任何高度专业化的培训，所需要的只是发挥创造力并在此过程中获得乐趣。

🛩 游戏说明

适用年龄

8—14 岁

游戏技巧

Gardner（1983）建议按如下程序使用该技术。

我会首先询问孩子是否愿意担任一个虚构的电视节目的嘉宾。如果孩子同意（几乎很少有孩子拒绝），那么我就打开录音机，开始播节目："早上好，孩子们、女士们、先生们！我很高兴再次欢迎你来到 Gardner 博士的'编故事电视节目'。我们邀请了孩子们来到节目中，看看他们在编故事方面做得有多棒。所讲的故事不能是任何有关你或你认识的人身上真实发生的事情，也不能是你在电视上看过的、在收音机里听到的或在书本上读到的。当然，故事越冒险越刺激，以后在电视上看到就会越有趣。故事讲完后，你要告诉我们故事的寓意或教训。大家都知道每个好故事都有教训或寓意。"

然后，Gardner 编了一个故事并讲述了故事的教训或寓意。

孩子们讲完故事之后，Gardner 用孩子故事中的角色、故事情节和背景讲述了一个他自己的故事。他的目标是为儿童故事中表达的问题和冲突引入更多适用的解决方案。Gardner 认为，以故事形式提供的见解会绕过有意识的思维，直接被孩子的潜意识所接受。他还认为，当治疗师以孩子自己的语言讲述故事时，孩子更有可能听进去并内化这些信息。

例如，一名 6 岁的男孩讲述了熊妈妈和小熊的故事。它们饿了，所以走进森林寻找食物。它们发现了一个装满蜂蜜的蜂巢，周围没有蜜蜂。熊妈妈把蜂巢从树上敲下来，并开始舔蜂蜜。她太饿了，一直舔一直舔，忘了小熊。最后，当蜂蜜全被吃完时，她把蜂巢递给了坐着哭的小熊。寓意：在这个家庭中，每个人都先为自己着想。

治疗师复述故事的前半部分，然后说："熊妈妈吃了蜂蜜后睡着了。小熊现在真的饿了，于是它穿过森林到了姨妈家，在那里姨妈喂了它牛奶和蜂蜜。寓意：如果孩子持续寻找，他会找到一个成年人来照顾他。"

衍生游戏

交替故事线

治疗师先开始讲故事或提供故事背景，然后治疗师和孩子轮流添加故事情节，直到任何一个人想要结束故事。

治疗师讲故事

从远古时期开始，成年人就用故事（例如神话、传说、寓言）作为强大的教学和治疗工具。故事告诉我们如何生活，如何应对困难的情况，以及如何解决问题。人类天生就会与他人分享经验，每个成年人内心都有一个讲故事的角色等待被唤醒。故事之所以有效，是因为儿童能集中注意力并吸收故事中蕴含的隐喻见解，而如果他们在听成人讲课时收到相同的信息，他们往往会不加理睬（Brandell，2000）。孩子们可以从故事里的人物身上获得帮助他们解决自己问题的洞察力。

为孩子创造一个故事比阅读故事书更有益，因为个性化的故事能捕捉到每个孩子独特的个性和治疗需求。了解孩子的特定兴趣和情况有助于治疗师为其量身定制故事，使孩子感到自己是特别的、被理解以及被养育的。

基本原理

Davis（1989）指出："治疗性故事似乎特别有效，因为它们没有威胁，绕过了儿童对变化的自然抵抗，增强了灵活性，使呈现的想法更令人难忘，并调动了潜意识中解决问题和治疗的资源。"

游戏说明

适用年龄

3—12 岁

游戏技巧

为孩子创造故事的第一步是选择一个与孩子的问题或情况相关的治疗性隐喻和／或道具。例如，可能会给一个悲伤的孩子讲述一只兄弟或父母已经去世了的兔子的故事。可能会给一个离婚的孩子讲述一窝失去母亲的小狗们的故事。隐喻和／或道具有助于扩展和丰富故事，并且通常最好与孩子或情境相关（例如，孩子最喜欢的动物、玩具、超级英雄或卡通人物）。故事情节与积极的解决方案一样重要，因为故事情节有助于构建故事的张力，包含数个转折和过程中的任务。

故事需要与孩子的年龄相适应并能间接教导，而不是说教。例如男孩伤害了他的朋友，男孩的母亲瞪了男孩一眼，并跟他谈话——这就是说教而非故事。Bruno Bettelheim 在其著作《魔法的种种用法》（*The Uses of Enchantment*）（1976）中强调，没有必要为儿童解读故事，相反，应该允许他们得出自己的结论。

第一次讲故事时，成年人会感到不适应并犯错误。然而，通过练习，他们会逐渐发展这种技能，并喜欢上它。William Cook 的著作《讲述故事——解决问题》（*Tell a Story—Solve a Problem*）是一本实用的讲故事指南。

例如，Mills、Crowley 和 O'Ryan（1986）介绍了一名 8 岁女孩讲述"怪物和蛋糕"故事的案例。这个女孩在她的房间里待着，因为害怕怪物而失眠。这个故事叙述了那些没有朋友、不快乐的孩子如何伪装成怪物只为了让其他孩子注意到、并得到他们的关注和喜欢。然而，他们这么做却成功地吓跑了其他孩子。然后孩子们被要求通过观看电影《外星人》（*E.T.*；Spielberg，1982）描述怪物的感受以及男孩 Elliot 是如何给外星人一份礼物从而开启了友谊。治疗师要求孩子回家对她的怪物做同样的事，因此孩子选择了送蛋糕给怪物。持续几周的口头提醒和送蛋糕后，孩子就能够睡好了。

衍生游戏

创造角色

在创造角色技术（Brooks，1993）中，治疗师针对儿童面临的主要情绪问题创造角色（通常是动物），并在治疗中反映核心问题的情境中涉及的这些角色。儿童和治疗师通常会在几个月内详细阐述这些角色及其面临的经历。

实证结论

不同类型的讲故事游戏技法的效用尚待实证研究。

适用范畴

各种形式的讲故事法是适应性非常强的技术，可用于各种童年问题，包括恐惧、焦虑、抑郁、低自尊、攻击性和创伤。对于经历疾病、死亡、离婚、欺凌或其他生活变动或危机的儿童尤为适用。

使用禁忌

某些患有发育障碍的儿童可能不具备这项技能，他们连最基本的、讲故事所需的最低限度的认知资源也没有。

参考文献

Barton, B. (1987). *Tell me another*. Toronto: Nelson Thornes.

Bellak, L. (1954). *The TAT and CAT in clinical use*. New York: Grune & Stratton.

Bettleheim, B. (1976). *The uses of enchantment*. New York: Knoff.

Brandell, J. (2000). *Of mice and metaphor: Therapeutic storytelling with children*. New

York: Basic Books.

Brooks, R. (1993). Creative characters. In C. E. Schaefer & D. Cangelosi (Eds.), *Play therapy techniques* (pp. 211–224). Lanham, MD: Jason Aronson.

Buchsbaum, H., Toth, S., & Emde, R. (1992). The use of narrative story stem technique with maltreated children. *Developmental Psychopathology*, 4, 603–625.

Cassidy, J. (1988). Child–mother attachment and the self in six-year-olds. *Child Development*, 59, 121– 134.

Davis, N. (1989). The use of therapeutic stories in the treatment of abused children. *Journal of Strategic and Systemic Therapies*, 8(4), 18–23.

Gardner, R. (1971). *Therapeutic communication with children: The mutual storytelling technique*. New York: Jason Aronson.

Gardner, R. (1983). Mutual storytelling technique. In C. Schaefer & K. O'Connor (Eds.), *Handbook of play therapy*. New York: Wiley.

Miles, J., Crowley, R., & O'Ryan, M. (1986). *Therapeutic metaphors for children and the child within*. New York: Brunner/Mazel.

Mutchnick, M., & Handler, L. (2002). Once upon a time . . ., therapeutic interactive stories. *Humanist Psychologist*, 30, 75–84.

Pellowski, A. (1977). *The world of storytelling*. New York: Bowler.

Salmon, K. (2006). Toys in clinical interviews with children: Review and implications for practice. *Clinical Psychologist*, 10(20), 54–59.

Spielberg, S. (Director). (1982). E.T.: *The extra-terrestrial* [Motion picture]. United States: Universal City Studios.

Warren, S., Oppenheim, D., & Emde, R. (1996). Can emotions and themes in children's play predict behavioral problems? *Journal of the American Academy of Child and Adolescent Psychiatry*, 35(10), 1331–1337.

17. 外化游戏

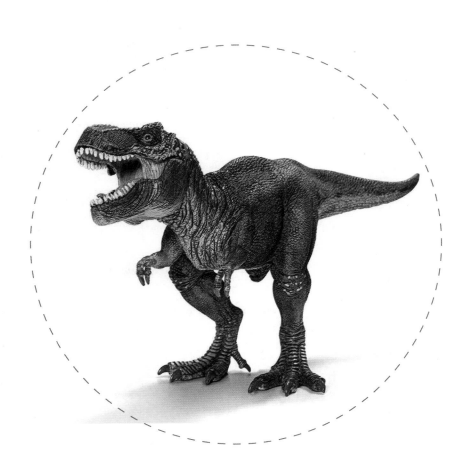

概述

外化是指将某些内在的东西转化为外在的东西，尤其是将人的功能置于人体之外。在弗洛伊德的心理学说中，外化是一种无意识的防御机制，即个体将自己的内在特征"投射"到外部世界，特别是他人身上。因此，一个好辩的来访者可能会认为别人是好辩的，而他认为自己无可指责。与其他防御机制一样，投射是为了防止焦虑，是正常心理功能的一部分。

Winnicott（1971）是指出扮演游戏能让儿童将内在的心理问题投射到游戏对象上并将其外化的首批治疗师之一。被外化的自我对象被视为"他者"，以便儿童可以与其互动并在意象游戏中获得对其的控制。这使得儿童能够改变并自我修复。

基本原理

在外化技术中，治疗师帮助来访者以有意识的、审慎的方式使用外化过程。这种叙事治疗技术（White & Epston，1990）的主要目标是帮助儿童将他们的问题外化，从而将个人与其问题分开。事实上，这项技术的准则是"问题是问题，人不是问题"。当孩子认为问题是其性格的一部分时，就会产生内疚感和羞愧感，也很难调用内部资源进行改变。将问题的焦点转移到孩子之外可以减轻责备和内疚的压力，并使治疗师和来访者能够专注于解决问题。

✈ 游戏说明

适用年龄

4 岁及以上

游戏技巧

治疗师和孩子共同创造一个表现孩子问题的角色。通过呈现问题的绘画、图片或拼贴画将人与问题自然分开。通过艺术手段，问题变得清晰可见。玩具也可以用作隐喻道具来使角色具体化。例如，恐龙小玩具可以代表孩子的脾气或攻击性情绪。

在治疗师和孩子创造出外部角色以代表孩子的问题之后，治疗师要求孩子给它起一个难听的名字（例如"麻烦"）。然后，治疗师会问孩子几个以解决方案为中心的问题。这些"反思性"问题（Tomm，1987）旨在激励和帮助孩子自己做出新的解决问题的行为。引起自我治愈的问题包括"这个问题让你感觉如何？""这个问题让你父母感觉如何？""你被这个问题困扰多久了？"以及"你能说出没有被问题困扰时的情景吗，或者说你曾经是问题的支配者吗？"

衍生游戏

黏土形象

可以把一块黏土塑造成一条龙或怪物，为孩子噩梦中的可怕物体提供一个更可控的外部形象（White & Epston，1990）。

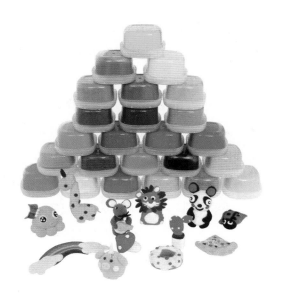

疯狂怪物游戏

在这个游戏中，治疗师要指导孩子们将他们的愤怒与自身分离——例如一个让他们陷入困境的"怪物"。在玩这个游戏时，将问题外化会激励孩子制定计划，实施策略来克服其问题行为。

案例说明

1984年，澳大利亚家庭治疗师 Michael White 有一个简单而重要的发现。在治疗患有大便失禁的儿童时，他观察到，若将儿童的问题与儿童本身分开，临床治疗进展会加快。他发明了"Sneaky Poo"来指代大便失禁，并将其拟人化为儿童外部的实体。例如，对于一个特定的孩子，他在介绍这个概念时会问："你怎么称呼让你陷入麻烦和混乱的东西？'Poo?'"以及"你有没有经历过 Poo 偷偷摸摸地接近你并且不知不觉地控制住你，比如'当你忙着玩的时候突然走进你的裤子里？'"如果孩子的答案是肯定的，那么 White（1984）

会继续询问角色 Sneaky Poo 对孩子造成的不适、挫折、家庭困扰等负面影响。当问题被确定为是 Sneaky Poo 造成的而并非孩子造成的时，孩子被批评、责备和内疚的复杂感情会显著降低。

在第一阶段的询问后，White 提出了另外一些关于 Sneaky Poo 角色对儿童和家庭影响的问题。例如，"有没有什么时候你曾经击败 Sneaky Poo 并让它乖乖听话，而不是被 Sneaky Poo 击败？"然后，让与孩子和家人探索解决这个问题的新想法。例如，反驳"Sneaky Poo"。因此，外化技术有两个组成部分：外化问题和内化个体能动性（反击和解决自身外化问题的能力）。

另一个例子中，一名 8 岁男孩因与同学打架而被学校处理（Butler，Guterman & Rudes，2009）。当治疗师要求选择一个代表他问题的木偶时，这个男孩选择了一个虫子木偶，因为他讨人厌的行为惹恼了他的同学和父母。这个孩子每周都会用木偶来提醒自己，要想办法成为一个能有效控制愤怒的"虫子克星"。8 个疗程后，男孩的愤怒已经消散，不再需要接受治疗。

实证结论

Silver、Williams、Worthington 和 Phillips（1998）治疗了 108 名 3—6 岁有大便失禁问题的儿童。一半的孩子接受了外化干预，一半的孩子在诊所接受了常规治疗。结果表明，与之前关于儿童期大便失禁研究的标准相比，接受外化干预小组的治疗效果更好。儿童的父母们在随访时也认为外化技术更有帮助。

适用范畴

外化游戏已经被广泛用于处理儿童问题，包括遗尿症／大便失禁症、强迫症（March & Benton，2007；March、Mulle & Herbal，1994）、注意力不集中、愤怒控制和选择性缄默症。

使用禁忌

在存在家庭暴力、性虐待和神经性厌食症的情况下，使用外化技术有把严重问题轻微化的风险（Freeman，Epston & Lobovits，1997）。

参考文献

Butler, S. J., Guterman, J., & Rudes, J. (2009). Using puppets with children in narrative therapy to externalize the problem. *Journal of Mental Health Counseling*, 31(3), 225–233.

Freeman, J., Epston, D., & Lobovits, D. (1997). *Playful approaches to serious problems*. New York: Norton.

March, J. S., with Benton, C. M. (2007). *Talking back to OCD: The program that helps kids and teens say "no way"—and parents say "way to go."* New York: Guilford Press.

March, J. S., Mulle, K., & Herbal, B. (1994). Behavioral psychotherapy for children and adolescents with obsessive–compulsive disorder: An open trial of a new protocol-driven treatment package. *Journal of the American Academy of Child and Adolescent Psychiatry*, 33(3), 333–341.

Silver, E., Williams, A., Worthington, F., & Phillips, N. (1998). Family therapy and soiling: An audit of externalizing and other approaches. *Journal of Family Therapy*, 20, 413–422.

Tomm, R. (1987). Interventive interviewing: Part II. Reflexive questioning as a means to enable self- healing. *Family Processing,* 26(2), 167–183.

White, M. (1984). Pseudo-encopresis: From avalanche to victory; from vicious to virtuous cycles. *Family Systems Medicine*, 2(2), 37–45.

White, M., & Epston, D. (1990). *Narrative means to therapeutic ends*. New York: Norton.

Winnicott, D. W. (1971). *Playing and reality*. New York: Basic Books.

18. 阅读游戏

书籍是一种独特的便携式魔法。

——Stephen King

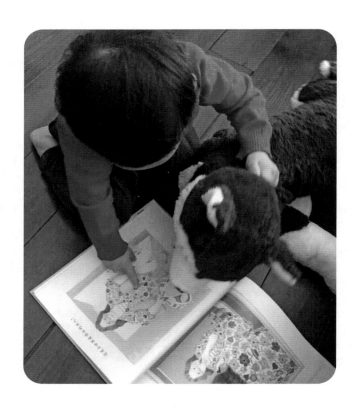

概述

阅读疗法的历史可以追溯到古希腊，它经常被用作治疗精神疾病患者的处方（Bernstein，1983）。Samuel Crothers（1916）是第一个使用"阅读疗法"这一术语，来表示使用书籍以帮助患者更好地理解自身问题的人。直到1936年，阅读疗法才被推荐为一种针对有情绪和/或行为问题的儿童的心理治疗形式（Bradley & Bosquet，1936）。

Carolyn Shrodes（1950）指出，读者可以通过认同故事中的人物来解决他们自己的问题，从而为阅读疗法奠定了理论基础。在阅读疗法中，治疗师选择有跟孩子问题相似的内容的书籍。故事的结尾通常会告诉孩子应如何恰当地应对问题。因此，阅读疗法是指使用故事书帮助读者深入了解和解决个人问题。儿童阅读疗法有两种类型：发展性的阅读疗法旨在帮助儿童应对日常挑战；临床阅读疗法旨在帮助儿童解决更严重的情绪问题，并且通常是综合治疗计划的一部分。

基本原理

阅读疗法中的四种主要治疗媒介如下所示。

- ⊙ 普遍化：孩子认同故事中的角色，并了解其情况或问题不是唯一的，其他人也遇到了同样的困境。
- ⊙ 心理安全：故事创造了安全的心理距离，让儿童和青少年可以间接地面对原本可能太过危险和痛苦而不能直接面对的棘手问题（Corr，2004）。儿童故事的共同特征之一是使用动物角色，以便创造可以观察自己情况的距离。

⊙ 解决问题：故事中的角色在应对类似问题时的解决方案，给儿童提供了解决或处理他们自身困难的方法。

⊙ 心理理论：心理理论指的是将心理状态（例如信仰、意图、欲望、知识）赋予自己和他人，并认识到他人的心理状态不同于自己的一种能力。故事能帮助孩子理解他人的内在心理状态，这种能力可以培养同理心和理解社会的能力。

🛩 游戏说明

适用年龄

3 岁及以上

游戏技巧

第一步是让治疗师选择一个适合儿童发展的故事，以描述具体问题，并阐述一种恰当的处理方法。对于年幼的孩子，治疗师会和孩子一起阅读故事（治疗师阅读，儿童翻页，两人一起谈论图片和故事）。治疗师在阅读期间和之后提出问题，例如"你认为这个角色有什么感受？""你有没有这种感觉？"以及"在那种情况下你会做什么？"（Gladding & Gladding，1991）。如果孩子对书中的信息做出回应，那么与内容相关的后续活动（如画图和玩偶游戏）可以有效地强化信息。

许多带注释的参考书目可以帮助治疗师为儿童和青少年的各种情绪和行为问题选择故事（Ginns-Gruenberg & Zack，1999）。

实证结论

（1）虽然关于阅读疗法的研究还处于起步阶段，但 Heath、Sheen、Leavy、Young 和 Money（2005）已经证明，阅读疗法有助于儿童处理丧失（如亲人死亡、父母分离）、收养、恐惧和焦虑、父母酗酒等问题，并能改善自我概念。

（2）在针对治疗性讲故事的首批实证研究中，Painter、Cook 和 Silverman（1999）发现它对叛逆的学龄前儿童很有效。

（3）Klingman（1988）发现：幼儿园里怕黑的孩子在读完诸如《Lightfoot 叔叔，把灯打开——克服对黑暗的恐惧》（*Uncle Fightfoot, Flip That Switch: Overcoming Fear of the Dark*；Coffman，2012）等故事之后，对黑暗的恐惧显著减少，这些故事中的角色有效处理了同样的困难。对照组中的儿童读的是中性故事，读完后他们的恐惧没有减少。

（4）Santacruz、Mendez 和 Sanchez-Meca（2006）发现：父母在家中使用阅读疗法，能使 4—8 岁儿童的黑暗恐惧症显著改善。

（5）Riordan 和 Wilson（1989）在查阅文献后得出结论：当与其他游戏治疗活动相结合时，阅读疗法的治疗效果有所提高。

（6）Kidd 和 Castano（2013）发现：阅读文学小说可以促进成人的心理理论能力发展。

适用范畴

多年来，阅读疗法已经扩展应用到儿童各种各样的情绪和行为问题。对于那些无法表达自己感受但能识别书中人物的孩子来说，这是一种特别有用的方式。它在个人和团体治疗中都运作良好。阅读疗法通常与治疗计划内的其他技术相结合。

以下是我们针对 3—13 岁儿童的具体问题所推荐的书籍清单[*]。

寄养在外

Wenger C.《行李箱的故事 —— 一种针对寄养儿童的治疗技术》(*The Suitcase Story: A Therapeutic Technique for Children in Out-of-home Placement*,1982),适合年龄:6—12 岁。这个故事与一个行李箱有关,这个行李箱上面贴着贴纸,描绘了孩子们被寄养在外的许多感受。通过行李箱的象征意义,可以帮助孩子表达愤怒的感受和对被遗弃的恐惧,并谈论对稳定的渴望。它还能帮助寄养父母了解孩子的内心世界。

Wilgocki J.《可能的日子——一本给寄养儿童的书》(*Maybe Days: A Book for Children on Foster Care*,2002),适合年龄:4 岁及以上。对于许多寄养儿童来说,他们对许多问题的答案常常是"可能吧"——例如"这将是我永久的家吗?"本书坦诚地看待寄养的意义、孩子们提出的问题以及他们所经历的感受,是儿童寄养的入门书,也以儿童的名义解释了所有参与者的角色和责任——父母、社会工作者、律师和法官。至于儿童,他们的角色只是个孩子。书的后记包含有养父母该如何帮助照顾孩子等宝贵信息。

死亡和悲伤

Schwiebert P.《眼泪汤 —— 丧失的治愈方法》(*Tear Soup: A Recipe for Healing After Loss*,2006),适合年龄:8 岁及以上。这是一本以老奶奶为主角的故事书。老奶奶是一位刚刚失去亲人的智者,她在厨房制作自己独特的

---

[*] 为方便中国读者,附录推荐了中文图书。——译者注

"眼泪汤"，她开始哭了起来，先是默默流泪，接着啜泣，最终恸哭。当老奶奶哭泣时，锅里盛满泪水，泪水中充满了美好的和不美好的回忆。然后她慢慢搅拌着这些珍贵的回忆，直到找到恰当的回忆——这个回忆能带来舒适的感觉。通过制作眼泪汤，强调个人经历丧亲之痛的过程，老奶奶为许多有相似经历的人带来了温暖的感觉。这本书获得了 2001 年 Theologos 图书奖。

Buscaglia L.《一片叶子落下来》（*The Fall of Freddie the Leaf*，1982），适合年龄：4—9 岁。这是一片名叫 Freddie 的叶子的温暖、智慧和简单的故事。这个故事讲述了叶子 Freddie 和同伴们如何随着季节的变化而变化，最后在冬天的雪中落到地上。Freddie 一直问聪明的朋友 Daniel 关于生与死的问题，比如"我们都会死吗？""生命的目的是什么？"以及"死后我们都去哪里？"这是一个鼓舞人心的寓言，阐述了生与死之间的微妙平衡。

愤怒管理

Craver M . M.《放轻松！——学会冷静，放松，并掌控愤怒的 Ernie》（*Chillax!: How Ernie Learns to Chill Out, Relax, and Take Charge of His Anger*，2011），适合年龄：9—13 岁。该书通过易于理解的漫画形式，讲述了一个男孩努力控制自己愤怒情绪的故事。他不只是生气，他气疯了！ Ernie 与学校辅导员讨论了他爆发的愤怒，并发现他有能力控制情绪并让自己平静下来。该书以实证为基础，可供父母和治疗师使用。 2012 年，美国图书馆协会的《选择》（*Choice*）杂志将这本书评为"杰出学术书"。

Verdick E.《如何将 Grrr 从愤怒中解脱出来》（*How to Take the Grrr Out of Anger*，2002），适合年龄：8—13 岁。这本书针对有愤怒控制问题的儿童，并为他们提供可以立即使用的情绪管理策略。它用笑话和有趣的漫画呈现信息和建议，引导孩子理解有愤怒的感受是正常的，并且可以通过多种方式表达愤怒——一些方式是健康的，一些是不健康的。这本书教导他们了解并正确处理自己和他人的愤怒情绪。读者会学到暴力是不可取的，有更好、更恰当的方法来解决冲突。这是一本适合儿童阅读的书籍，且对个人和团体治疗都适用。

Moser A.《周三不要大声叫嚷！——孩子们的愤怒控制书》(*Don't Rant and Rave on Wednesdays!: The Children's Anger-Control Book*，1994)，适合年龄：4岁以上。在这本书中，Moser 解释了愤怒产生的原因，并提供了帮助孩子减轻愤怒的方法。他还提供了帮助幼儿控制行为的有效技巧。

恐惧和恐慌症

Coffman M.《Lightfoot 叔叔，打开灯——克服对黑暗的恐惧》(*Uncle Lightfoot, Flip That Switch: Overcoming Fear of the Dark*，2012)，适合年龄：4—8岁。这本书通过有趣的游戏和虚构的故事，帮助幼儿克服对黑暗的恐惧。研究人员发现，本书有助于减少儿童对黑暗的恐惧。在故事中，Michael 害怕黑暗，他的朋友 Jerome 喊他胆小鬼。Lightfoot 叔叔，一位住在附近农场的退休教授，知道如何通过游戏帮助 Michael 克服恐惧。

Annunziata J.《有时我很害怕》(*Sometimes I'm Scared*，2009)，适合年龄：5岁以上。这本书介绍了一些简单易行的方法，使儿童可以应对日常的恐惧。还向父母提供了有关恐惧起源的信息，以及应该如何帮助孩子理解和克服童年时期常见的恐惧感。

分离 / 分离焦虑

Penn A.《吻之手》(*The Kissing Hand*，1993)，适合年龄：3—8岁。在这部经典作品中，浣熊 Chester 在第一天冒险离家上学时，不断寻求母亲的爱和安慰。母亲亲吻他的手，告诉他，"每当你感到孤独，需要来自家的爱时，你就把手放在脸上想'妈妈爱你，妈妈爱你'。"这本书被辅导员、父母和老师广泛应用于安抚面临短暂分离的孩子，例如进入日托班、上学和去露营时。在 2012 年《学校图书馆》（*School Library*）民意调查中，它被评为有史以来"百强图书"之一。

Karst P.《隐形的线》（*The Invisible String*，2000），适合年龄：4 岁及以上。当孩子意识到，在自己与爱的人之间，有一条爱凝聚的隐形的线将彼此串联在一起时，所有年龄段的孩子都会感到十分舒适，特别是当孩子的家人生活在远方时。这些线永远不会因时间、距离或不良情绪断开。

戏弄 / 欺凌

Doleski T.《伤害》（*The Hurt*，1983），适合年龄：6—8 岁。这是关于一个男孩的故事。当朋友辱骂他时，他感觉很受伤。他把这种受伤的情感憋在心里，但感受越来越强烈，直到他把这件事告诉父亲。通过将问题外化，本书将被伤害的感觉外化为具体的形象，有助于儿童理解、释放它。本书可在治疗环境或家庭阅读中使用。

Burnett K.《西蒙的吊钩——关于戏弄和妥协的故事》（*Simon's Hook: A Story about Teases and Put-Downs*，1999），适合年龄：6 岁及以上。有一天西蒙的发型乱七八糟，这让他心情很不好，这都是因为他妹妹为了去掉粘在他头发上的口香糖，剪掉了他一撮头发。在被同龄人取笑后，他匆匆赶回家，奶奶安慰他，给他讲了一个关于鱼的故事。这个故事告诉西蒙如何避免"上别人的钩"，成为被取笑的对象。

Cohen-Posey K.《如何处理欺凌者、戏弄者和小气鬼——一本从辱骂和其他废话中解脱出来的书》（*How to Handle Bullies, Teasers and Other Meanies: A*

Book That Takes the Nuisance Out of Name Calling and Other Nonsense，1995），适合年龄：6 岁以上。这本书为家长、老师和辅导员提供了一种方法，帮助年轻人在面对烦人的辱骂、恶性偏见、爆发性愤怒和危险情况时进行自助。它包含了 12 种以上处理这些恶劣情形的方法。本书使用了数十个对话和练习来加强学习。

离婚

Masurel C.《两个家》（*Two Homes*，2003），适合年龄：3—5 岁。这本书以简单积极的方式讲述了一个名叫 Alex 的小男孩的故事。他有两套房子，两套东西：卧室、浴室、牙刷、朋友等。无论身在何处，他都知道父母一直爱他。这本书的关注点在于，孩子在父母离异的情形下获得的而不是失去的东西。该书被推荐用于帮助学龄前儿童理解与父母离婚有关的问题。

Brown L. 和 Brown M.《恐龙离婚——关于家庭改变的指南》（*Dinosaurs Divorce: A Guide for Changing Families*，1998），适合年龄：3—6 岁。这本书以易于阅读的漫画形式，描述了恐龙宝宝应对父母离婚所引发的考验和挣扎。它提供了一些建议，诸如如何应对两个不同家庭的生活、在家庭中失去自己位置的感受、父母再婚和重组家庭等。这本书可以帮助幼儿及其家人应对离婚事件中可能出现的混乱、误解和焦虑。

创伤

Holmes M.《一件可怕的事情发生了》（*A Terrible Thing Happened*，2000），适合年龄：3—8 岁。这本书讲述了小浣熊看到一个"可怕事件"的故事。当小浣熊能够在善解人意的游戏治疗师帮助下谈论这件事时，它感觉好多了。可怕的事件没有被明确描述，所以这本书适用于目击或经历过任何形式的暴力或创伤（包括身体虐待、事故和自然灾害）的儿童。它告诉孩子们如果不把自己的情感锁在心里，那么就会有希望，并引导他们找一个有爱心的人倾听他们的故事。

Sheppard C.《勇敢的巴特——受创伤的悲伤的孩子的故事》（*Brave Bart: A Story for Traumatized and Grieving Children*，1998），适合年龄：4—8 岁。巴特是一只黑色的小猫，遇到了"非常糟糕、悲伤、可怕的事"。它很快遇到了聪明的汉娜，一只乐于帮助其他猫咪的小猫——这些小猫也经历了创伤事件，如被虐待或被忽视。汉娜告诉它，这些（创伤的）感觉并不奇怪，很常见且很正常。在汉娜的帮助下，巴特慢慢痊愈了。

不治之症

Raschka C.《紫色气球》（*The Purple Balloon*，2012），适合年龄：3 岁及以上。这本书为面临死亡的孩子、其家人和朋友提供了安慰和支持。在父母直面这种可能性之前，儿童往往会先一步意识到自己即将死亡。如果垂死的孩子有机会画出自己的感受，他往往会画一个向上自由漂浮的蓝色或紫色的气球。这本书告诉我们，谈论死亡很难，面对死亡更难，但生活中有很多人可以给孩子提供帮助。

注意缺陷 / 多动障碍

Nadeau K. 和 Dixon E.《学会慢下来并集中注意力—— 一本写给 ADHD 儿童的书》（*Learning to Slow Down and Pay Attention: A Book for Kids about ADHD*，2004），适合年龄：9 岁及以上。这是一本自助书，特别针对患有注意缺陷 / 多动障碍的年龄较大的儿童。两位临床心理学家在本书中用简单明了的文字，清楚地描述了这些孩子面临的挑战以及应对挑战所采取的措施。书中提供了学习放松、做事条理、保持专注、完成作业、交朋友等的策略。同时，生动的漫画有助于进一步说明方法，强化指导。

偷窃行为

Cook，J.《小偷小摸的 Ricky》（*Ricky Sticky Fingers*，2012），适合年龄：5—10 岁。为解决儿童偷窃问题，该书提供了一种抑制偷窃冲动的策略。在一个轻松幽默的故事中，小男孩 Ricky 亲身体验到了自己的东西被偷走的感觉。这种体验会引发他的同情心，并引导他将偷来的物品归还给他人。

附录：相应中文版图书推荐

寄养在外

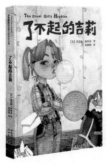

《了不起的吉莉》（*The Great Gilly Hopkins*）

河北教育出版社

凯瑟琳·佩特森【著】

黄静雅【译】

吉莉从小在不同的寄养家庭辗转生活，说话刻薄、浑身是刺，是外人眼中的麻烦精。但在这层叛逆的外壳下，却是一颗因为屡次被抛弃而不敢与人亲近的心。幸运的是，吉莉遇到了治愈她情感创伤的新家人和老师，她也在与其共同生活的日子里，学会了与幸福息息相关的事情——爱与责任。

死亡和悲伤

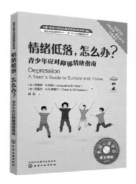

《情绪低落，怎么办？》(*Depression: A Teen's Guide to Survive and Thrive*)

化学工业出版社

杰奎琳·托纳，克莱尔·弗里兰【著】

郭菲【译】

该书是美国心理学会写给青春期孩子的心理自助读物，帮助孩子快速找到提不起兴趣学习、情绪低落、难以入睡、疲乏无力、难以做出决定、食欲减退、注意力无法集中问题的方法。

愤怒管理

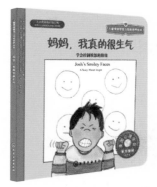

《妈妈，我真的很生气》(*Josh's Smiley Faces: A Story About Anger*)

化学工业出版社

吉娜·迪塔-多纳休，安妮·凯瑟琳·布莱克【著】

赵丹【译】

美国心理学会心理学专家为3—6岁儿童量身打造。简单实用的情绪控制技巧，让孩子不再随便乱发脾气。

恐惧和恐慌症

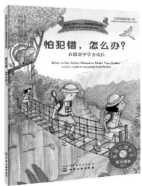

《怕犯错，怎么办？》

（*What to Do When Mistakes Make You Quake: A Kid's Guide to Accepting Imperfection*）

化学工业出版社

克莱尔·弗里兰，杰奎琳·托纳【著】

珍妮特·麦克唐纳【绘】

王尧【译】

美国心理学会知名儿童心理学家写给小学生（7—12岁）的心灵成长书。用科学、实用、有趣的方法，引导孩子积极、自信地面对成长的挫折和困惑。让孩子正确对待错误，在错误中学会成长。

分离 / 分离焦虑

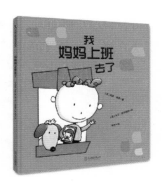

《我妈妈上班去了》（*My Mum Goes to Work*）

北京联合出版社

凯斯·格雷【著】

大卫·米尔格姆【绘】

娟子【译】

本书以简洁、明快、幽默、温馨的文字与图画，帮助孩子们克服分离焦虑。妈妈下班后加倍快乐的亲子时光，让暂时的分离充满着愉快的期待！这本书不仅安抚了孩子们由于父母外出上班而焦虑不安的情绪，也给不得不暂时离开孩子去上班的父母带来慰藉。

戏弄 / 欺凌

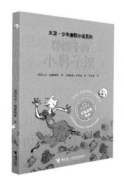

《穿裙子的小男子汉》（*The Boy in the Dress*）
接力出版社
大卫·威廉姆斯【著】
昆廷·布莱克【绘】
马志彦【译】

丹尼斯是个单亲家庭的男孩，他觉得生活特别无聊，爱看女性时尚杂志。有一天，懵懵懂懂的他竟然穿上了女孩的长裙、涂上了口红……刚开始他还觉得这事很好玩很刺激，但是当人们知道他是男扮女装的时候，大家都表示不理解。不过，在踢足球的时候，队友们为了安慰他，居然和他一起穿上了女孩的长裙。丹尼斯是要生活在异样的目光之中？还是要脱下长裙、擦去口红、"变回"男孩？

离婚

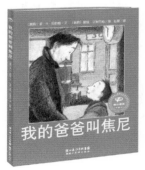

《我的爸爸叫焦尼》（*En dag med Johnny*）
长江少年儿童出版社
波·汉伯格【著】
爱娃·艾瑞克松【绘】
彭懿【译】

　　狄姆是一个离异家庭的孩子，他不能经常见到爸爸焦尼，然而只要能和爸爸在一起，每一分钟都是快乐的。他告诉热狗店的阿姨、电影院的伯伯、比萨饼店的邻居，告诉所有人他身边站的这个人就是他爸爸，他为爸爸自豪。当载着爸爸的电车走远，他期待着下一次和爸爸见面的日子。

创伤

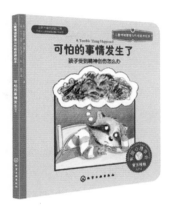

《可怕的事情发生了》（*A Terrible Thing Happened*）

　　机械工业出版社

　　玛格丽特·福尔摩斯【著】

　　卡里·派罗【绘】

　　赵丹【译】

　　谢尔曼·史密斯看到了可怕的事情，他竭力想忘掉这件事。但很快，内心的情绪开始困扰着他。他毫无理由地感到紧张，有时会胃痛、会做噩梦。他还开始容易愤怒并攻击他人，这使他陷入了麻烦。还好他找到了梅普尔女士，她帮助谢尔曼说出了试图忘掉的那件可怕的事情。最终，谢尔曼感觉好多了。

注意缺陷 / 多动障碍

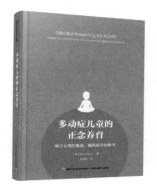

《多动症儿童的正念养育》（*Mindful Parenting for ADHD*）

中国轻工业出版社

马克·伯廷【著】

赵雪莲【译】

本书是一本工具书，用通俗易懂的语言向父母阐述多动症是什么、有什么症状、人们对多动症有什么误解，帮助父母正确、科学地认识多动症。

偷窃行为

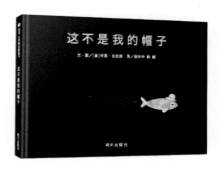

《这不是我的帽子》（*This is Not My Hat*）

明天出版社

乔恩·克拉森【著】

杨玲玲，彭懿【译】

一条小鱼戴着一顶蓝色帽子，它一边游一边自言自语："这不是我的帽子，是我偷来的。"本书巧妙地通过这条小鱼给孩子讲述了"偷"这个概念，没有浅显的说教，只是让孩子通过阅读自己有所发现。

参考文献

Bernstein, J. (1983). *Books to help children cope with separation and loss*. New York: Bowker.

Bradley, C., & Bosquet, E. (1936). Uses of books for psychotherapy with children. *American Journal of Orthopsychiatry*, 6, 23–31.

Corr, C. (2004). Bereavement, grief, and mourning in death-related literature for children. *Omega*, 48(4), 337–363.

Crothers, S. M. (1916). A literary classic. *Atlantic Monthly*, 118, 291–301.

Ginns-Gruenberg, D., & Zack, A. (1999). Bibliotherapy: The use of children's literature as a therapeutic tool. In C. Schaefer (Ed.), *Innovative psychotherapy techniques in child and adolescent psychotherapy* (pp. 454–489). New York: Wiley.

Gladding, S., & Gladding, C. (1991). The ABC's of bibliotherapy for school counselors. *School Counselor*, 39, 7–13.

Heath, M., Sheen, D., Leavy, D., Young, E., & Money, K. (2005). Bibliotherapy: A resource to facilitate emotional healing and growth. *School Psychology International*, 26, 563–580.

Kidd, D., & Castano, E. (2013). Reading literary fiction improves theory of mind. *Science*, 342, 377–380.

Klingman, A. (1988). Biblioguidance with kindergartners: Evaluation of a primary prevention program to reduce fear of the dark. *Journal of Clinical Child Psychology*, 17(3), 237–241.

Painter, L., Cook, J. W., & Silverman, P. (1999). The effects of therapeutic storytelling and behavioral parent training on noncompliant behavior in young boys. *Child and Family Behavior Therapy*, 21(2), 47–66.

Riordan, R., & Wilson, L. (1989). Bibliotherapy: Does it work? *Journal of Counseling and Development*, 61(9), 392–396.

Santacruz, I., Mendez, F., & Sanchez-Meca, J. (2006). Play therapy applied by parents for children with darkness phobias: Comparison of two programmes. *Child and Family Behavior Therapy*, 28(1), 19– 25.

Shrodes, C. (1950). Bibliotherapy: *A theoretical and clinical-experimental study*. Unpublished doctoral dissertation, University of California, Berkeley.

第三部分
角色扮演技术

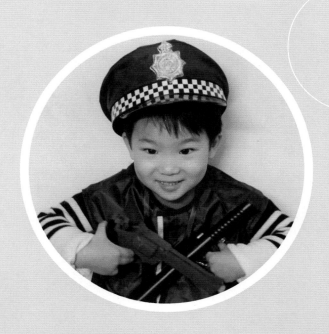

19. 角色扮演游戏

世界是一个舞台。

所有男女都不过是演员：

他们有自己的登场和退场，

并且每个人一生都扮演着许多角色。

——William Shakespeare

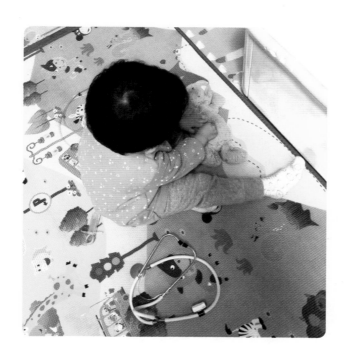

概述

角色扮演是一个术语，用于描述一个人表现得像另一个人/物来进行的一系列活动。角色扮演需要有设身处地为他人着想，从他人的角度看待事物的能力。它可能需要来访者进行公开的、可观察的活动或隐蔽的、富有想象力的活动（Corsini，2010）。

当两个或两个以上的孩子同时扮演不同角色并试图在虚构的情境中重现现实生活时，就会产生社会戏剧游戏。例如，几个孩子可能扮演消防员的角色并与虚构的火作战。社会戏剧游戏已被发现可以显著促进幼儿的认知、情感和社交发展。

基本原理

角色扮演有助于来访者：

⊙ 更好地了解他人的观点，增强共情能力和情商；

⊙ 通过扮演强大的角色，获得力量感和控制感；

⊙ 获得必要的心理距离，使来访者能够揭露苦恼的想法和情感；

⊙ 获得练习的机会，以便在现实生活中以更具适应性的方式行事——我们往往会变成自己扮演的样子。

✈ 游戏说明

适用年龄

4 岁及以上

游戏技巧

标准的角色扮演技术要求治疗师和孩子扮演不同的角色并轮流表演出与孩子问题相关的场景。例如，治疗师可能会要求孩子扮演"入学"的场景，治疗师扮演老师，而孩子则扮演他们自己。目标是通过让孩子熟悉这种情境并提供练习应对技巧的机会来减轻压力。

或者，治疗师可以扮演孩子的母亲，给孩子一个命令，并要求他完全按照母亲的要求去做。这样做的目标是让孩子练习更为恰当的反应。

衍生游戏

由于角色扮演有很多变化，它几乎适合任何治疗情况或需要。以下是心理剧（Karp，Holmes，& Tauwon，2005）的一些例子。

空椅游戏（The Empty Chair）

在 Fritz Perls（Blom，2006；Oaklander，1978）首次提出的这种格式塔治疗技术中，一个学龄儿童或青少年被要求想象其对面的空椅子上坐着某个人，这个人有尚待解决的问题，并要求孩子与想象中的人交谈，假装这个人真的在房间里一样。这个技术鼓励来访者向想象中的人说出他在现实中想说的所有事情。这种技术通常以当下的表演，去解决过去的、未完成的、人际关系的事件。例如，治疗师可能会建议孩子想象其已故的父母坐在空椅子上，以便重新给孩子机会，让孩子能在现实生活中与其父母告别。或者，可能会要求孩子想象母亲坐在空椅子上，并与她谈论他们之间过去未解决的冲突。患有癌症的儿童可能会想象疾病坐在椅子上，并表达他们对疾病的感受。这项技术经常用于引导被压抑的情绪（包括积极的和消极的）的宣泄。有些来访者也会在没有空椅子的情况下参与这种技术。此外，儿童或青少年可能会交换椅子并假装是另一个人来回答问题。

角色反转游戏

138

角色反转是指一个人扮演与这个人相反的角色。

⊙ 要求孩子演出母亲在他淘气时的行为。

⊙ 在孩子接受医疗程序之前，鼓励孩子扮演医生的角色，用实际的医疗设备或医疗玩具假装给治疗师打针。然后治疗师模拟有效的应对技巧，例如深度呼吸或想象技术。

⊙ 成为专家。让一个 8—12 岁的儿童假装成一位其问题领域的专家（Hall、Kaduson & Schaefer，2002）。例如，患有 ADHD 的孩子可能会在广播或电视节目中扮演 ADHD 专家，为寻求应对方式的儿童父母提供建议。

人格化的动漫玩具游戏

当孩子赋予玩具一个身份和声音，并使它们在游戏的神奇世界中活过来时，玩具们自然会变得生机勃勃。这个时候，玩具（如玩偶、卡车和木偶）可以转化为人格化的角色，并可以被儿童用来安全地表达内心需求、问题和冲突。动漫玩具能为孩子提供心理距离和安全的匿名性，是一种促进情绪表达、共享创伤经验和形成安全治疗关系的赋权技术。治疗师经常要求孩子们像他们幻想中戏剧或绘画中的人物、动物或物体那样说话。例如，"如果你就是那条蛇。它会说什么？"通过这种方式，孩子可以更好地理解其游戏中象征的含义。

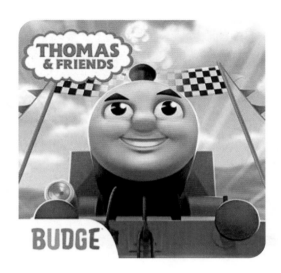

服装道具和面具游戏

服装和面具提供了进一步的心理距离，使来访者能够表达令人不安的想法和感受（参见第 20 章《服装道具游戏》和第 21 章《面具游戏》）。

哑谜游戏

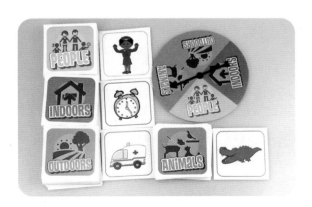

哑谜原本是一种谜语或猜谜游戏，发明于 18 世纪的法国。如今，最流行的游戏形式是行为哑谜。在游戏中玩家不能发出任何声音，只能用行为表演单词，直到对方猜中单词为止。通常情况下，要将双手举到面前，然后放下来，好像窗帘盖在脸上一样。一旦你的手越过下巴，表示这个游戏开始了。在治疗中，治疗师在纸上写下表示感觉的单词。小组成员轮流挑选一张纸，然后只用面部表情和肢体语言演出这个单词。

对于 5—6 岁以下的儿童，治疗师或父母可能需要向孩子朗读这些单词。对于 3—6 岁的幼儿来说，这些词语很简单，如快乐、悲伤、疯狂、脾气暴躁、困倦和害怕。表达积极和消极情绪的单词数量应该相同。7 岁及以上的儿童可以使用更复杂的感受词，例如焦虑、沮丧、尴尬、自豪和内疚。这种技术对于难以读懂表情的儿童很有帮助，特别是那些患有孤独症谱系障碍的儿童。

实证结论

（1）Roberts 和 Strayer（1996）发现：5—13 岁男孩的角色扮演能力是其共情能力的强预测因素，而共情能力又是亲社会行为的强预测因素。

（2）Iannotti（1978）发现：角色扮演经历能增加 6 岁和 9 岁男孩的利他主义行为。

适用范畴

角色扮演技术已被应用于存在各种问题的儿童，以帮助他们更好地发展应对技巧，以应对诸如被戏弄等挑战／压力情况，还能培养对他人的共情／慈悲。

参考文献

Blom, R. (2006). *The handbook of Gestalt play therapy*. London: Jessica Kingsley.

Corsini, R. (2010). *Role playing in psychotherapy*. New York: Transaction.

Hall, T., Kaduson, H., & Schaefer, C. (2002). Fifteen effective play therapy techniques. *Professional Psychology*, 33(6), 515–522.

Iannotti, R. J. (1978). Effect of role-taking experiences on role taking, empathy, altruism, and aggression. *Developmental Psychology*, 14(2), 119–124.

Karp, M., Holmes, P., & Tauwon, K. (Eds.). (2005). *The handbook of psychodrama*. London: Routledge.

Oaklander, V. (1978). *Windows to our children: A Gestalt approach to children and adolescents.* Moab, UT: Real People Press.

Roberts, W., & Strayer, J. (1996). Empathy, emotional expressiveness, and prosocial behavior. *Child Development*, 67, 449–470.

20. 服装道具游戏

服装是在演员张嘴之前你对这个角色的第一印象——它的确界定了角色。

——Colleen Atwood

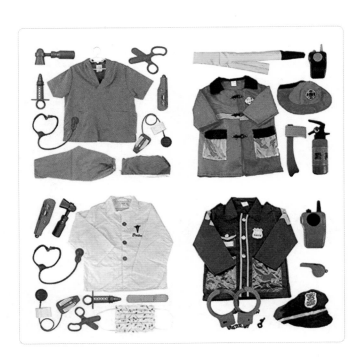

概述

服装道具游戏涉及使用衣服、织物、帽子和其他装饰来扮演一个角色或某类角色。各个年龄段的人都时不时会在某些场合使用服装道具，因此在游戏治疗时，年龄较大的儿童也不会认为这个游戏太幼稚。历史学家认为，服装道具起源于希腊戏剧。从那时起，服装道具已成为节日的重要组成部分；此外，在体育赛事中，也会用各种动物形象的服装扮演赛事吉祥物。

近年来，起源于日本的"Cosplay*"已经成为一种流行的艺术形式，其中成人参与者用服装道具打扮自己以代表特定的角色或概念。科幻小说、奇幻小说、动漫、漫画书和其他书籍的粉丝都会参加角色扮演的盛会。角色扮演为参与者提供了表达对角色喜爱的创意渠道。他们受到观众和同伴的积极关注，且有机会逃离日常生活，成为亚文化的一部分。

服装道具还为儿童提供了尝试新角色、行为和习惯的机会。通过这种方式，孩子们可以成为任何他们想成为的人：公主、海盗、护士、教师、牛仔、警察、动物或超级英雄。服装道具可以隐藏常规的自我，解放个性，去尝试不同的角色和行为。

基本原理

古往今来，在不同的文化背景中，服装道具被人们用来满足各种心理需求。服装游戏的治疗力量包括以下方面。

---

* 是英文 Costum Play 的简写，指用服装、饰品、道具以及化妆来扮演角色。——译者注

⊙ 自我表达：服装为孩子们提供了匿名感和心理距离，使他们能够更自由地说话，展现通常隐藏的部分自我。通过装扮成另一个人，他们可以自由、自发地分享情感、冲动、需求和幻想。

⊙ 自我意识：服装让孩子们有机会尝试新的角色，并使他们接触到自己个性中可能被压抑的部分。这有利于培养自我意识以及整合能力。

⊙ 积极认同：通过穿衣打扮和行为表现得像一个受人尊敬的人，孩子们形成了认同感，从而增强了自己的优点。以下节选摘录自 Rosenberg 和 Letamendi（2013），展现了诸如独立、自主以及外向等特质是如何激发角色扮演者装扮成神奇女侠的。

这是我一直喜爱并激励着我的角色。神奇女侠是一位美丽的公主，坚强且独立。她照顾自己，也照顾所有她关心的人，她不需要王子来拯救。我成长于全是女性成员的家庭，就像天堂岛上的亚马孙人一样，神奇女侠的品质对我来说非常重要。在神奇女侠中，我看到了我母亲最好的品质，以及我希望自己和我妹妹成为的女性类型。我从小就崇拜她，长大后也想"成为"她。

⊙ 掌控：根据穿衣认知的概念，穿戴会影响我们的想法和感受。在服装道具游戏中，儿童有机会改变自己，尝试补偿行为，掌控焦虑和恐惧。

⊙ 共情：服装道具隐藏了儿童的常规自我，使他们能够尝试不同的角色和行为。扮演另一个角色可以培养孩子从另一个角度看待世界、对他人思想和感受产生共情。此外，这一过程可以促进社会意识并提高社交技能。

⊙ 积极情绪：服装道具游戏是愉快的，增强了创造力、想象力和自尊。它增强了自我，带来了幸福感。在与他人一起玩时，服装道具游戏也会培养社交技巧。

📎 游戏说明

适用年龄

4—12 岁

材料准备

装有衣服、帽子、钱包、珠宝、鞋子等各种道具的变装盒，以及不同尺寸和颜色的大块布料，便于投射游戏和角色表演。

游戏技巧

根据孩子的需要，服装道具游戏可以被用作游戏治疗中的指导或非指导技术。对于学龄前儿童来说，装扮游戏是一种理想的干预方式。此外，8—12岁的学龄儿童喜欢用服装道具参与角色扮演（Marcus，1993）。孩子们特别喜欢穿着特定的服装来扮演警察、消防员、超级英雄、公主、老师和成人等角色。

衍生游戏

认同角色扮演

这种技术可以帮助儿童认同和内化受人尊敬的个人或角色的品质。治疗师和父母可以使用该技术帮助孩子克服不安全感、恐惧感和焦虑感。例如，治疗师可能会建议父母在睡前帮害怕黑暗的孩子穿上超级英雄睡衣，来使用认同角色扮演技术。此外，治疗师也可以提供各种服装道具来帮助孩子获得赋权感。Taylor、Carlson 和 Maring（2004）描述了一个 5 岁男孩在经历了可怕的雷暴之后参与变装游戏的案例。当这个男孩戴着斗篷和面具扮演他称之为"超级闪电 Bolt Adam"的角色时，他充满了自信和力量。

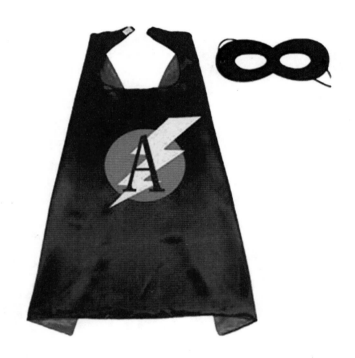

皇冠游戏：成为国王和王后

Gold（2003）将这种技术作为一种投射工具来获得儿童的思想、感受和价值观等信息。首先请孩子进行情境想象，治疗师说："我们在皇家宫廷的客厅里聚集，正在为下一任女王 / 国王加冕。到处都是身着精美礼服的少女，所有骑士都穿着他们的铠甲。"然后给孩子一顶王冠，让他戴在头上，并告诉他："你现在是国王 / 王后。殿下，什么最能取悦您？"

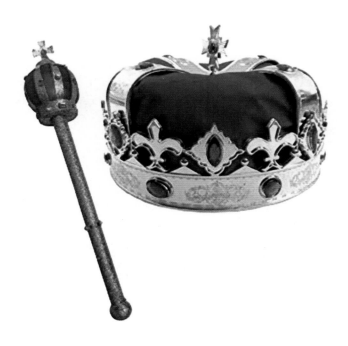

✈ **实证结论**

（1）Karniol、Galili 和 Shtilerman（2011）研究了影响学龄前儿童延迟满足能力的因素。研究人员发现，相较于不穿披风的学龄前儿童，身披披风的孩子在被告知穿着披风的超人有延迟满足的能力后，更能延迟满足。在另一项研究中，同一群研究人员发现，比仅观看超人视频，装扮成超人学龄前儿童能更长时间地延迟满足。

（2）Adam 和 Galinsky（2012）研究了"穿衣认知"的概念，发现穿着实验服的年轻人在持续注意力任务上的表现要好于仅仅看见实验服的人。其他研究发现，穿着黑色制服的足球队比穿着浅色制服的队伍更具进攻性。

适用范畴

　　服装游戏可以帮助沉默寡言的孩子在游戏治疗中变得更具表现力。它还可以帮助儿童克服焦虑和恐惧。例如，超级英雄服装可能会鼓励有选择性缄默症的孩子说话。

参考文献

Adam, H., & Galinsky, A. (2012). Enclothed cognition. *Journal of Experimental Social Psychology*, 48(4), 918–925.

Gold, D. C. (2003). The crown game: On being kings and queens. In H. G. Kaduson & C. E. Schaefer (Eds.), *101 favorite play therapy techniques* (Vol. 3, pp. 349–351). Lanham, MD: Jason Aronson.

Karniol, R., Galili, L., & Shtilerman, D. (2011). Why superman can wait: Cognitive self-transformation in the delay of gratification paradigm. *Journal of Clinical Child and Adolescent Psychology*, 40(2), 307–317.

Marcus, I. (1993). Costume play therapy. In C. Schaefer & D. Cangelosi (Eds.), *Play therapy techniques* (pp. 91–100). Northvale, NJ: Jason Aronson.

Rosenberg, R. S., & Letamendi, A. M. (2013). Expressions of fandom: Findings from a psychological survey of cosplay and costume wear. *Intensities: The Journal of Cult Media*, pp. 9–18.

Taylor, M., Carlson, S., & Maring, B. (2004). The characteristics and correlates of fantasy in school-age children: Imaginary companions, impersonation, and social understanding. *Developmental Psychology*, 40(6), 1173–1187.

21. 面具游戏

当一个人以自己的身份说话时，就越不是自己。

给他一个面具，他才会吐真言。

——Oscar Wilde

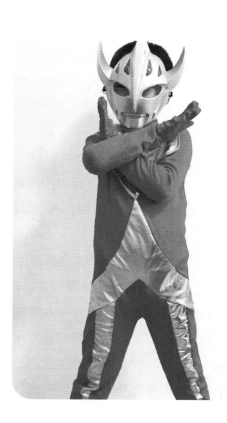

概述

面具是指因仪式练习、娱乐、伪装、假扮或保护等原因遮盖面部的任何物体。面具最早可以追溯到公元前 7000 年，历史上世界各地的文化中都使用过面具。非洲部落在仪式中通过使用面具与祖先和动物的灵魂交流，吓唬敌人，并作为各种属性的象征。美国的因纽特人部落通过戴上面具和祖先一起驱除邪恶的灵魂，以祛除疾病。古埃及人使用死亡面具，以便灵魂能够认出身体然后得以返回。

自古以来，面具就被用作一种改变身份和呈现新形象的方式。在中世纪的威尼斯，它们被用作一种伪装形式。在当代社会中，面具被用于节日，如狂欢节和新年庆祝活动。它们还被用于保护焊工、消防员和医疗专业人员等。

基本原理

在治疗中，面具通常被用作投射工具和自我表达的方式。Landy（1986）提出，面具可以用来代表冲突或问题的两个方面，表达群体中一个人的身份，探索梦想和想象，以及塑造社会角色。

面具的制作通常包含荣格学派的人格面具及阴影理论。荣格认为人格面具是我们为了适应社会需求而向世界呈现的外表。它包括社会角色、习惯、我们选择穿的衣服等。人格面具使一个人能够对他人施加印象，同时隐藏真实的本性。荣格写道："可以毫不夸张地说，人格面具实际上是假的，但自己和他人认为是真的"（Storr，1983）。根据荣格的理论，阴影是我们没有向世界展示的人格的负面部分，因为它包含与社会需求不相容的品质。荣格认为，阴影是我们拒绝承认的所有事物的缩影，但直接或间接地影响着我们。荣格认为"每个人都有阴影，在个体有意识的生活中体现得越少，它就越黑、越密"（Storr，1983）。

荣格还认为，获取自我知识，就要理解真实自我与人格面具之间的关系。在荣格理论中，治疗的一个主要目标是将人格面具与真实自我融为一体，并将阴影带入意识。面具是实现这些目的的理想选择，因为它允许个人将自己的一部分外化。Landy（1985）写道：

在治疗性面具游戏中，面具被用作一种投射技术，将自我的一部分从另一部分中分离出来。蒙面部分和人格面具被程式化和戏剧化，给来访者提供了一段心理距离。通过人格面具，人们可以更清楚地看到自己的困境。治疗性面具或面具戏剧旨在通过掩饰被来访者压抑的／看不清的自我的一部分来揭露自我。

面具游戏的其他治疗益处包括以下方面。

⊙ 自我表达：面具是一个让孩子们能匿名说话的伪装道具。这使他们能够以伪装的方式来坦率自由地表达感情、需求和经历。

⊙ 安全：面具为佩戴者提供即时的心理距离和安全感。Gallo-Lopez 和 Schaefer（2005）指出，即使是简单的遮盖物，如太阳镜，也是具有转换性的，为儿童提供了现成的伪装和安全感。

⊙ 治疗联合：面具制作是一项人们熟悉的且引人入胜、广受欢迎的活动。它可以在治疗的早期阶段用于破冰，以增强孩子的舒适感并与治疗师建立信任关系。

⊙ 创造性思维：面具制作需要规划、组织和创造力。让儿童自己决定他们想要制作的面具类型，面具所要传达的东西以及制作它的材料。这个过程涉及问题解决并促进灵活思考。此外，创造一个独一无二的面具可以培养自豪感和自尊心。

⊙ 投射游戏：有了面具和其他面部遮盖物，孩子可以成为他们想要成为的任何人。这使他们能够公开表达回忆、恐惧、渴望、需求和幻想。例如，戴上太阳镜，儿童可以假装成为著名的演员或想要成为的强盗。

✈ 游戏说明

适用年龄

4 岁及以上

材料准备

根据孩子的年龄和发育水平，治疗师可以选择在商店购买的面具或自制的面具。非常年幼的孩子可以用商店买的空白面具、纸盘或带有眼孔的椭圆形美术纸制作简单的面具。年龄较大的儿童、青少年和成年人可以用纸板、巴黎石膏、纸塑或硬质裹布制作更复杂的面具。重要的是，治疗师要提供多样化的装饰选择和充足的时间，以增强创造力和自我表达。装饰材料包括各种油漆、标记、羽毛、丝带、珠子、珠宝和贴纸。

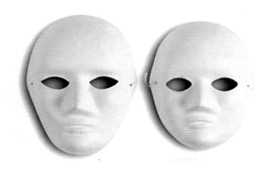

游戏技巧

内外面具（Kurczek，2001）

在这种技术中，孩子们在面具的外面制作一个拼贴画，使用杂志上剪切的图片和文字来表示外面的世界是如何看待他们的。然后，在面具内侧制作第二个拼贴画，使用剪切的图片和文字表达他们的内在想法。内部面具帮助来访者发现他们的人格面具（或阴暗的自我）与自身核心之间的差异。

悲伤面具

在经历丧失后，孩子们经常会伪装出一副勇敢的样子，隐藏自己的真实感受。悲伤面具是一种帮助他们表达感受的工具。6 岁及以上的儿童用黏土或纸塑从头开始塑造面具，做成任何他们想要的形状。然后，用颜色和装饰材料来装饰面具的外部，这些颜色和装饰代表了他们真正的感受。治疗师提供诸如油漆、丝带、泡沫、标记、羽毛、宝石和闪光的材料以增强情绪的表达（Grief Masks & Sculpture；Imhoff，Vance & Quackenbush）。这种技术还有一种变体，即儿童装饰面具的内部表达儿童的内在感受，面具的外部则传达儿童向世界展示的东西。

可能的自我面具

这种技术的想法来自 Markus 和 Nurius（1986）提出的"可能的自我"的概念。在这一技巧中，青少年制作出三个面具分别代表过去的自我、现在的自我以及未来的自我（想成为的人）。这项活动（Brumleve，2010）允许青少年探索身份问题，并让他们有机会尝试一个或多个潜在的未来自我，展望未来、促进目标设定、自我提升、可塑性和自我成长（Oyserman，Bybee & Terry，2006）。

家庭角色扮演面具

在家庭治疗中，治疗师要求一个家庭成员戴上画有另一个家庭成员面部的面具（例如，孩子戴着"父亲面具"），然后进行角色扮演，表现其对特定家庭事件的反应（例如，兄弟姐妹的战斗；Baptiste，1989）。或者，为了激发家庭讨论，治疗师可以要求每个家庭成员选择一个面具来代表自身个性的黑暗面或更喜欢的品质／特征。

实证结论

（1）Pollaczek 和 Homefield（1954）提出，对于具有负面自我形象的儿童和成人来说，用面具进行角色扮演是一种有用的技术。在进行儿童治疗时，他们发现面具可以减少孩子口吃并增加非语言表达。

（2）Zhong、Bohns 和 Gino（2010）发现，人们戴上太阳镜会改变匿名感的强度。也就是说，戴太阳镜的人比那些戴着透明眼镜的人更容易感到自己是匿名的。

（3）Miller 和 Rowold（1979）发现戴着面具的孩子比不戴面具的孩子更容易违规。在这项研究中，58 名儿童先被告知可以从碗中取出两颗糖果，然后把他们单独留下。结果显示，62％的戴面具儿童打破了两颗糖果的限制，而不戴面具的孩子打破限制的概率为 37％。研究人员提出，面具可以引起匿名状态，从而降低对行为的限制。

适用范畴

面具是促进儿童自我表达的有价值的治疗技术。因为它们允许个体外化并远离问题，所以它们特别有助于治疗情绪表达困难的焦虑和抑郁儿童，有丧失、分离和创伤史的个人，以及在自我认同上挣扎的青少年。Baptise（1989）

指出，面具也有助于治疗高冲突家庭，面具使家庭成员能够以新的方式看到彼此，并纠正扭曲和僵硬的看法。他写道：

通过参与这种技术，家庭成员们学会了幽默地、创造性地玩"揭开面具"游戏，并通过制作并佩戴的用于防御的面具来面对彼此。

参考文献

Baptise, D. A. (1989). Using masks as therapeutic aids in family therapy. *Journal of Family Therapy*, 11, 45–58.

Brumleve, E. (2010). Expressive mask making for teens: Beginning insights. Alexandria, VA: American Art Therapy Association.

Gallo-Lopez, L., & Schaefer, C. E. (2005). *Play therapy with adolescents*. Northvale, NJ: Jason Aronson.

Grief Masks & Sculpture. (n.d.). Connect with your soul.

Imhoff, B. A., Vance, K. V., & Quackenbush, A. (n.d.). Helping bereaved children: 20 activities for processing grief.

Kurczek, T. A. (2001). Inside–outside masks. In H. G. Kaduson & C. E. Schaefer (Eds.), *101 more favorite play therapy techniques* (pp. 70–74). Northvale, NJ: Jason Aronson.

Landy, R. J. (1985). The image of the mask: Implications for theatre and therapy. *Journal of Mental Imagery*, 9(4), 43–56.

Landy, R. J. (1986). *Drama therapy: Concepts and practices*. Springfield, IL: Charles Thomas.

Markus, H., & Nurius, P. (1986). Possible selves. American *Psychologist*, 41(9), 954–969.

Miller, F. G., & Rowold, K. L. (1979). Halloween masks and deindividuation. *Psychological Reports*, 44(2), 422.

Oyserman, D., Bybee, D., & Terry, K. (2006). Possible selves and academic outcomes: How and when possible selves impel action. *Journal of Personality and Social Psychology*, 91(1), 188–204.

Pollaczek, P. P., & Homefield, H. D. (1954). The use of masks as an adjunct to role playing. *Mental Hygiene*, 38, 299–304.

Storr, A. (1983). *The essential Jung*. Princeton, NJ: Princeton University Press.

Zhong, C.-B., Bohns, V. K., & Gino, F. (2010). Good lamps are the best police: Darkness increases dishonesty and self-interested behavior. *Psychological Science*, 21(3), 311–314.

22. 超级英雄游戏

孩子们穿着蜘蛛侠 T 恤，在巴斯光年枕上睡觉，

并服用最新的超级英雄维生素，所有这些都是为了获得力量。

——Patty Scanlon

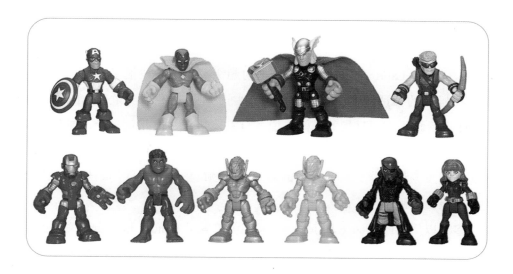

概述

美国的漫画书起源于 1933 年，随着 1938 年《超人》（*Super Man*）的推出成为最受欢迎的娱乐方式。在推出超人这个角色后的一年内，有了一本以此命名的漫画书，每期销量超过一百万册。1939 年，其他超级英雄（霹雳火、海王、闪电侠和神奇女侠）加入了超人的队伍。在那个年代，超级英雄对十几岁的男孩特别有吸引力。凭借智慧、善良、力量以及纠正错误、阻止灾难的价值观，他们代表了男子气概的理想化榜样。许多早期的漫画作家都是年轻的犹太男人，他们意识到自己在美国局外人的地位。他们创造的大多数超级英雄都是具有特殊能力的局外人，经常对抗超能力，这一主题在青少年中引起了共鸣。

Bender 和 Laurie（1941）对孩子们对超级英雄的热情很感兴趣，并认为超级英雄们的神话特性可以帮助孩子解决心理困难和现实危险。Bender 和 Laurie 将漫画比作"时代的民间传说，自发地给予并被儿童接受，同时服务于帮助儿童解决生活中的个人和社会问题"。Bender 和 Laurie 治疗的孩子们受到超人启发，将之作为自我理想的对象和问题的解决者，使用幻想游戏来处理个人保护问题。

多年以后，Lawrence 和 Jewett（2002）扩展了 Bender 和 Laurie 关于超级英雄的理念，并强调了他们的关键特征。他们指出，超级英雄起源于他们必须拯救的社区或社会之外，具有秘密或双重身份，他们往往是无私和理想主义的孤独者，重视正义，对复仇表现出克制，并且在道德上无懈可击。超级英雄也有超人的力量，却不会对其他人造成过度伤害，甚至是对敌人。"超级英雄的目标是万无一失，他的拳头无人能敌，他的身体无法承受致命的伤害"。

基本原理

Rubin（2007）认为，超级英雄的核心问题与儿童和青少年的体验有关，并为超级英雄治疗游戏构建了一个框架。这些主题与起源故事、转型、恶棍、双重或秘密身份、家庭动态、超级大国和致命缺陷、科学和魔术以及服装等相关。与超级英雄有起源故事一样，孩子们也试图了解自己的起源。正如超级英雄被他们无法控制的情况所改变，儿童也会因虐待、丧失和创伤而改变。和超级英雄一样，孩子们也有他们必须面对的敌人和必须克服的斗争。类似于超级英雄有双重身份的挑战，儿童也有要努力解决的内部冲突。无论是通过科学还是魔法进行改造，超级英雄都很难融入社会。同样，儿童也会遇到认同和归属问题（Rubin，2007）。这些相似之处使超级英雄成为陪伴儿童和青少年治疗的理想角色，提供了许多治疗益处。

⊙ 力量：幼儿的脆弱导致了他们对超级力量的渴望。认同超级英雄的优势和力量可以带来转变，可以给他们灌输克服恐惧、面对挑战和掌握问题的勇气。

⊙ 自我认同：认同超级英雄神话可以帮助儿童将超级英雄的特征融入他们的个性和生活中。

⊙ 克服阻抗：超级英雄游戏是吸引儿童接受治疗的好方法。孩子们天生喜欢扮演超级英雄、讨论电影、讲故事、模仿人物动作以及用黏土或其他艺术材料创造超级英雄。幼儿也喜欢穿着超级英雄的衣服，并使用微型玩偶来扮演英雄进行冒险。此外，超级英雄的历史、挑战和个性会与青少年产生共鸣，并为他们解决自身问题提供方法。

159

⊙ 想象力：通过超级英雄幻想游戏，孩子们尝试新角色，探索应对困难的新方法。这提高了他们的想象力和创造性解决问题的能力。

游戏说明

适用年龄

4—12 岁

超级英雄游戏在个人和团体治疗中都很有用，并且可以根据孩子的年龄、需求和兴趣以多种方式实施，包括装扮 / 幻想游戏、绘画、写传单、艺术活动、漫画书 / 电影讨论、角色扮演、讲故事、沙盘游戏和计算机 / 电话应用程序。超级英雄游戏也可用于环境治疗（Robertie、Weidenbrenner、Barrett & Poole，2007）和催眠治疗干预，如呼吸练习、瑜伽和诵经（Burte，2007）。

游戏技巧

压力消除

为孩子提供一套他最喜欢或熟悉的超级英雄的服装，以及在治疗和 / 或家中进行超级英雄游戏的机会。提醒孩子超级英雄的个人品质，如勇气、力量和复原力。在玩超级英雄游戏时，一些孩子可能会过度兴奋，需要明确的限制并强烈制止攻击性 / 破坏性行为。当孩子因扮演超级英雄的角色而变得充满信心时，鼓励孩子在焦虑时穿上他的超级英雄服装，比如睡觉时穿上服装以克服对黑暗的恐惧。

衍生游戏

Shazam（雷霆队长，美国 DC 漫画旗下的超级英雄）

Cangelosi（2001）的这项技术对所有年龄段的儿童都有用。孩子使用他选择的黏土或艺术材料来创造一个"信使"（动物、外星人、卡通人物等），帮助他解决问题。当孩子创造信使时，会讨论它将如何帮助解决的问题。当制作完信使后，治疗师会要求孩子闭上眼睛并想象它。然后，治疗师解释说 Shazam（或孩子为信使选择的任何名字）只有这个孩子能看见，其他人都是看不见的。Shazam 会一直陪伴在孩子身边，提醒他处理所讨论问题的各种方法。

超级英雄绘画

首先询问孩子如果他可以拥有超级英雄的能力，这个能力会是什么？然后建议将这些能力画入自画像。然后讨论这些能力是什么以及孩子如何在现实生活中使用它们，指出孩子的自然能力像超级能力一样有效。

能力动物：内化积极的力量象征

Hickey（2001）引入的这种技术适用于所有年龄段的儿童。治疗师向儿童展示了各种动物的照片，并要求孩子选择一个吸引他的动物。然后治疗师要求孩子用黏土制作所选动物或制作带有动物脸的面具。治疗师根据孩子的节奏推进游戏。最终，治疗师要求孩子想象动物在某些情况下可能会做些什么，以及它如何解决特定问题。通过定期用动物进行治疗，治疗师将帮助孩子把投射到动物身上的力量和属性更深入地内化。这种技术对于低自尊、问题解决和社交能力困难的儿童很有用。

超我

Nickerson（2001）为 4—9 岁的儿童开发了这种讲故事技巧，以促进疗程的结束。首先孩子描述他将赋予超级英雄的品质，并用艺术材料制作一个超级英雄，给它服装、武器和名字。然后治疗师会讲述一个关于孩子和超级英雄一起解决问题的故事，目标是让孩子内化超级英雄的力量。孩子将上一个疗程制作的超级英雄带回家，以提醒他在治疗方面的优势和成就。

漫画书制作工具包

多美玩具（Tomy Toys，为1955年创建于日本的玩具公司）为6岁及以上的儿童制作了这款Mighty Men 和 Monster Maker 套装。套装包含表示腿、躯干和头部的模型块，可以混合和匹配以制作超级英雄。孩子在模型块上放置一张纸，将纸张固定到位，然后用蜡笔在模型块上涂画以制成超级英雄或反派。Crayola 故事工作室漫画制作者（Crayola Story Studio Comic Maker）适用于6岁及以上的儿童，它可以

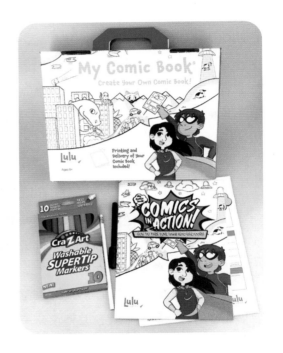

让儿童在网络上将自己的照片变成蜘蛛侠的样子并将其插入冒险漫画中。此外，治疗师可以制作有6~8个空白网格的手稿，供孩子绘制超级英雄故事的场景。

超级英雄父母

孩子的父母偶尔穿着超级英雄斗篷或服装，并且在紧张的生活事件（例如面临医疗程序）中做出勇敢和坚强的示范。

实证结论

（1）Chung 和 Silva（2013）发现：通过扮演游戏带来的自我转化影响了学龄前儿童的执行功能。32 名学龄前儿童分为 2 组参加了其研究，自我转化组中的儿童被给予了据说有特殊权力的斗篷，能使穿戴者更好地玩游戏。对照组的儿童被给予了相同的斗篷，但被告知这是游戏的一部分。然后孩子们参加了 3 个不同的执行功能任务：两个反应抑制任务和一个注意力转移任务。自我转化组中儿童的综合反应抑制评分显著高于对照组儿童，并且在需要转移注意力的任务上得分也较高。

（2）Parsons 和 Howe（2013）发现：参加 2 个超级英雄游戏疗程的学龄前男孩（与使用模仿玩具的男孩相比）表现出更多的亲社会行为，而在通用玩具疗程中，他们表现出更多的破坏性行为。

（3）Elizabeth Robinson（2014）在她的博士论文中发现：超级英雄知识了解程度与 5 年级男生的道德判断显著正相关。数据显示，男孩们能够看到暴力和战斗之外的积极结果，看到超级英雄帮助人们、打击犯罪、做正确的事情。

（4）Karniol 及其同事（2011 年）要求一群披着超人披风的学龄前儿童和一群没有披风的学龄前儿童进行延迟满足感的实验。披着超人披风的孩子坚持了更长时间，尤其是在他们被告知超人有与延迟满足相关的品质时。

适用范畴

超级英雄游戏是适合所有年龄段和诊断类别的儿童接受治疗的理想方法。对于有恐惧、恐慌症、创伤、收养和依恋问题的儿童尤其有用。此外，超级英雄游戏是教导同情、善良、正义、"走正途"和社交技巧的好工具。

使用禁忌

这种技术不适合对现实把握感较弱的孩子，他们可能会因为在游戏中扮演超级英雄角色而失去自我感。

参考文献

Bender, L., & Laurie, R. (1941). The effect of comic books on the ideology of children. *American Journal of Orthopsychiatry*, 11(3), 540–550.

Burte, J. M. (2007). Hypnosis and superheroes. In L. Rubin (Ed.), *Using superheroes in counseling and play therapy* (pp. 271–292). New York: Springer.

Cangelosi, D. (2001). Shazam. In H. G. Kaduson & C. E. Schaefer (Eds.), *101 more favorite play therapy techniques* (pp. 455–457). Northvale, NJ: Jason Aronson.

Chung, K. K., & de Silva, A. D. (2013). Effects of a pretend play intervention on executive functioning tasks. Wellesley College Digital Scholarship and Archive Student Library Research Awards Archives.

Hickey, D. A. (2001). The power animal technique: Internalizing a positive symbol of strength. In H. G. Kaduson & C. E. Schaefer (Eds.), *101 more favorite play therapy techniques* (pp. 451–454). Northvale, NJ: Jason Aronson.

Karniol, R., Galili, L., Shtilerman, D., Naim, K., Manjoch, H., & Silverman, R. (2011). Why Superman can wait: Cognitive self-transformation in the delay of gratification paradigm. *Journal of Clinical Child and Adolescent Psychology*, 40(2), 307–317.

Lawrence, J. S., & Jewett, R. (2002). *The myth of the American superhero*. Cambridge, UK: Erdmans.

Nickerson, E. (2001). Super me! In H. G. Kaduson & C. E. Schaefer (Eds.), *101 more favorite play therapy techniques* (pp. 25–28). Northvale, NJ: Jason Aronson.

Parsons, A., & Howe, N. (2013). "This is Siderman's mask." "No, it's Green Goblin's": Shared meanings during boys' pretend play with superhero and generic toys. *Journal of Research in Childhood Education*, 27(2), 190–207.

Robertie, K., Weidenbrenner, R., Barrett, L., & Poole, R. (2007). A super milieu: Using superheroes in the residential treatment of adolescents with sexual behavior problems. In L. C. Rubin (Ed.), *Using superheroes in counseling and play therapy* (pp. 143–168). New York: Springer.

Robinson, E. (2014). *The influence of superhero characters on moral judgment in school-age children*. Doctoral dissertation, Alfred University, New York.

Rubin, L. C. (2007). Introduction: Look, up in the sky! An introduction to the use of superheroes in psychotherapy. In L. C. Rubin (Ed.), *Using superheroes in counseling and play therapy* (pp. 143– 168). New York: Springer.

23. 木偶游戏

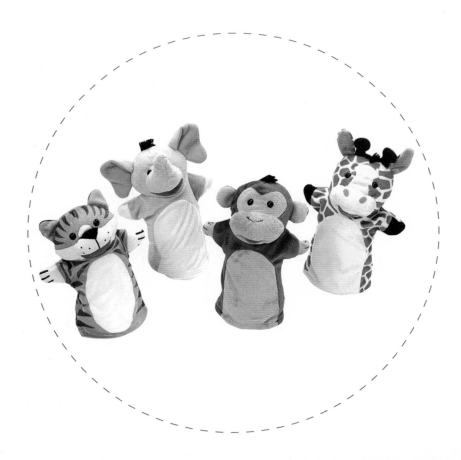

概述

木偶游戏是一种流行的游戏技巧，可以帮助孩子表达情感，重演焦虑事件，尝试新的、更具适应性的行为，并能减少压抑。从人类早期发展到今天，木偶游戏经久不衰，说明其具有天生的优势和广泛的吸引力。木偶比玩偶更生动、更活泼、更有趣，并且不需要太多练习就可以操控。

Bender 和 Woltmann（1936 年）在纽约贝尔维尤医院的儿童精神病病房中首次使用木偶进行心理治疗。成年木偶戏演员通过表演，帮助孩子们识别问题并将他们的问题投射到木偶身上。布袋木偶立体的头部连在布袋上，"它们在行动中更直接，在动作上更有说服力，并且比提线木偶更具冲击力"（Bender & Woltmann，1936，p.343）。

基本原理

木偶戏的各种治疗益处涵盖许多理论方向，包括以下方面。

⊙ 投射：孩子们认同木偶。木偶戏使他们能够投射出不能或不愿用语言表达的想法、感受和需求（Jenkins & Beckh，1942）。孩子们更容易通过"第三人"——木偶——来揭示他们的内心世界（Cassell，1965）。如果木偶说或做错了什么，错的是木偶，而不是孩子。因此，木偶为孩子提供安全的心理距离来表达困扰的经历、想法和感受。例如，孩子可以使用木偶来表现在家中看到或经历过的场景，例如虐待儿童或配偶（Bromfield，1995）。

⊙ 替代：孩子可以安全地用木偶表达对父母的敌意，而不会有遭受报复的风险。

⊙ 自我提升：通过对木偶的完全控制，孩子获得了掌握感并扩展了自我。

⊙ 增加学习兴趣：由于木偶戏使孩子们的学习变得有趣，可以促进儿童学习新技能，如解决问题和社交技巧。

⊙ 反应性愈合：在木偶戏中可以重现紧张的生活经历，以便让孩子能够释放感情，并培养对压力事件的掌控感（Waelder，1933）。

游戏说明

使用年龄

5—11 岁

材料准备

15 ~ 20 个柔软的布袋木偶，用于个人治疗；25 ~ 30 个柔软的布袋木偶，用于团体或家庭治疗。布袋木偶应包括野生和家养动物、人物和象征性角色（如龙、魔鬼和仙女）。

各种木偶游戏技术已被证明有助于儿童的评估和治疗。下面是一系列受欢迎的游戏技巧。

游戏技巧

儿童结构性访谈（Irwin，1993）

步骤 1：向孩子展示 15 ~ 20 个易于操作的布袋木偶，这些布袋木偶代表了广泛的心理和社会特征（例如攻击性、养育性、胆怯性）。

步骤 2：作为热身，请孩子介绍所选木偶的名字、年龄和性别。一个核心假设是，孩子们倾向于选择对他们有重要意义的木偶。木偶通常代表他们个性的一部分（例如代表他们内心胆怯的小鼠木偶）或者他们周围人的性格（例如巫婆木偶代表母亲的形象）。

步骤 3：让孩子在木偶舞台或桌子后面用木偶讲述一个虚构的故事。

步骤 4：当木偶戏结束时，治疗师会先采访木偶角色，然后采访孩子，以获取有关角色的更多信息以及其行为的目的。在儿童的虚构故事中，当孩子将自己的生活故事投射到木偶上时，可能会出现某些主题。这个后期讨论有助于治疗师更全面地了解木偶戏的个性化意义。

家庭木偶访谈（Irwin & Malloy，1975）

在这种方法中，治疗师向家庭成员展示 25～30 个木偶的组合。家庭成员被要求选择 1 或 2 个木偶来讲述一个故事，全家人共同决定选择讲什么故事，其中每个木偶都要有相应的角色。这个故事应该包含开头、中间部分和结尾。许多家庭决定讲述一个所有家庭成员都知道的童话故事。然后，这个家庭将治疗师当作观众来展示他们创作的故事。故事结束后，治疗师会采访每个木偶角色，了解他们在故事中的角色和动机。最后，治疗师会鼓励家庭成员讨论木偶戏，包括他们对角色的想法和感受，以及任何与现实生活中的相似之处。由 Bratton 和 Ray（1999）开发的"团体木偶访谈"将这种技术应用于儿童团体治疗。

Wittenborn、Faber、Harvey 和 Thomas（2006）使用家庭木偶采访了一个由妈妈、爸爸和 8 岁的女儿组成的家庭。妈妈选择了一只猫木偶，女孩选择了一只小狗木偶，而爸爸选择了一只看起来很冷酷的大猩猩木偶。在他们的故事中，大猩猩告诉猫和小狗该怎么做，试图控制局势。小狗逃跑了，猫不知道该怎么办。

这只是一则案例，展现家庭木偶游戏如何提供有价值的家庭动态信息

（Gil，2015；Gil，Sobol & Bailey，2005）。

⊙ 家庭展示的合作、参与和组织水平以及他们在完成此任务时所扮演的角色。

⊙ 家庭就故事及其完成方式达成一致的能力。

⊙ 参与此任务所表现出的愉悦程度。

⊙ 洞察力水平——例如，将游戏视为对自己现实的隐喻。

伯克利木偶访谈（Measelle、Ablow、Cowan & Cowan，1998）

170 　　这是针对幼童（4—8 岁）对家庭环境、学校表现、同伴关系和总体症状的看法的结构化访谈技术。治疗师对两个小狗木偶 Iggy 和 Ziggy 进行采访，要求孩子指出 2 种相反的陈述中哪一种与他的情况最接近。这两种陈述反映了 2 种不同行为或属性的正和负极端（例如，"我取笑其他孩子"和"我不会取笑其他孩子"；"我妈妈对我大吼大叫"和"我妈妈不会对我大吼大叫"；"我爸爸心情不好"和"我爸爸没有心情不好"；"我喜欢阅读"和"我不喜欢阅读"）。这种评估工具特别适合不喜欢说话、害羞和选择性缄默的孩子，因为他们可以通过指导做出非言语反应，或者通过使用木偶来回答访谈者的问题。

木偶治疗技术

使用木偶创造象征性的来访者

　　可以把木偶假装成一位需要帮助的、与孩子类似问题的来访者（例如被欺负、感到悲伤或害怕；Narcavage，1997）。这允许孩子将自己从情况中分离出来并更客观地看待它，帮助孩子找到解决问题的方法。比如，治疗师向一个 4—8 岁的孩子展示一个有类似问题的木偶，并鼓励他帮助安慰木偶，然后（在治疗师的指导下）给予木偶关于如何解决问题（例如，在受到嘲笑时忽略或保持冷静）的建议。通过将注意力转移到木偶上，孩子从问题中获得心理距离，这增加了孩子解决问题的参与度。

例如，一个 3 岁男孩经常咬人，并有被日托班开除的危险。治疗师将这个男孩介绍给一个大嘴巴的鳄鱼木偶利奥，并告诉男孩利奥有一个很大的问题，总是会这样咬人，这很疼，让人讨厌，利奥也感觉非常糟糕。在孩子专注地听完之后，治疗师抓住了鳄鱼木偶利奥让其咬住自己的手臂并大喊"哎哟！"当孩子被问及是否有任何办法帮助利奥停止咬人时，男孩跑去拿玩具电话并打电话给利奥。他对利奥说："现在马上回家！"当利奥到家时，男孩告诉他，他不能咬人，但他可以咬玩具。治疗师提到利奥在咬伤人后哭了，因为他第一次咬人时很内疚，他伤害了别人，人们对他很生气。在整个谈话期间，这个男孩一直让利奥待在他身边。

另一个例子，如果孩子第一次进入游戏室时非常害怕，治疗师会介绍一位"熊先生"木偶，木偶因为害怕而捂住眼睛。然后治疗师安抚"熊先生"，说知道跟着一个不认识的成年人来到一个陌生的地方是件多么令人害怕的事。她向熊先生保证，他在一个安全的地方和一个安全的人在一起，保证不会让任何不好的事情发生在他身上。

治疗师的木偶朋友

在治疗师治疗具有攻击性的孩子时，选择一个木偶作为朋友。当孩子表现刻薄时，木偶会做出这样的支持性陈述："哇，这是一件不好的事情！"和"我不认为像那样和成年人交谈是合适的。"对孩子来说，木偶的间接反馈比治疗师的直接反馈更容易接受。

外化儿童的问题

外化是一种具体化的叙事治疗技术，有时，以木偶的形式将儿童正在经历的问题拟人化。目的是让来访者将自己与问题分离（参见第 17 章）。Butler、Guterman 和 Rudes（2009）描述了一个经常在教室里打架的 8 岁男孩的案例。当男孩被要求选择一个与他招惹别人的问题最接近的木偶，他选择了一只虫子木偶，因为他的打架行为令他人烦恼。

木偶压力免疫

在木偶示范技术（Shapiro，1995）中，治疗师会介绍一个经历了与孩子将要面临的压力相同的木偶，例如开学、接受医疗程序或对黑暗的恐惧。该技术的目标是减少未知的部分压力源并展示有用的应对技巧。在解释木偶刚刚经历了与孩子相同的压力之后，治疗师进行木偶表演并告诉孩子经历压力事件时可以采取的应对策略（例如积极联想、深呼吸）。鼓励孩子向木偶询问想要知道的任何问题。

团体吉祥物

在游戏治疗团体第一阶段，Pedro-Carroll 和 Jones（2005）发现治疗师有必要介绍一个"害羞"的木偶（可能隐藏在一个袋子里），这个木偶对团体的期望感到焦虑。然后，治疗师要求团体成员帮助木偶在团队中感到被接受和舒适。他们发现小组成员通常会提供有用的建议，例如"让我们告诉他我们的名字以及我们将在小组中做些什么"。这通常会让小组讨论共同兴趣、喜欢的食物等等。木偶也会分享它的个人兴趣／问题，并担任团体吉祥物的角色。

交互木偶戏

首先，孩子和治疗师各选择 1 或 2 个木偶。然后，请孩子开始表演木偶戏，由孩子和治疗师轮流讲述木偶的故事。治疗师利用他的方式为故事提供更具适应性的解决方案，或者对儿童木偶角色的动机或行为进行积极的重建（Hawkey，1951）。

团体木偶猜谜

团体中的每个孩子都被赋予特定的情绪或情境，以便在不说话的情况下与木偶一起表演。随后让其他团体成员猜测表演的是什么情绪或情境。

自由木偶戏

孩子可以如他所希望的那样自由选择、指挥一两个木偶的行为。治疗师作为观众，要求孩子在故事演出之前介绍这些木偶。治疗师稍后可以采访木偶角色或孩子，以进一步弄清木偶故事的含义。

木偶"脱口秀"

这项技术的目标是让儿童游戏治疗组的成员更好地相互了解，建立联系。每个孩子都被要求从桌面或地板上的众多真实和虚拟木偶中选择一个木偶。然后使用"脱口秀"的形式对每个孩子的木偶进行访谈。治疗师是"脱口秀主持人"，其他孩子是观众，轮流向每个孩子的木偶提出一些私人的问题，例如"你最喜欢的食物是什么？"或"是什么让你如此生气？"每个小组成员都让选定的木偶代表自己或创造一个回答问题的虚构角色。木偶为孩子提供心理距离，以揭露他们的内心世界（如思想、情感和渴望）。

木偶故事人物

使用木偶代表治疗师来讲述的治疗故事中的角色，有助于将故事变为现实。孩子可以向木偶询问接下来会发生什么，并给予木偶应该处理的建议。

实证结论

（1）Carter 和 Mason（1998）发现：为儿童提供 15～20 个木偶是最有益的。太少的木偶无法投射内心体验，而太多的木偶可能会让孩子不知所措。

（2）Cassell（1965）对正在进行心脏导管插入术的住院儿童的研究发现，他们能够通过木偶表达对手术过程的感受。因此，他们在手术过程中不易情绪低落，更愿意返回医院接受进一步治疗。

（3）Gronna、Serna、Kennedy 和 Prater（1999）使用木偶脚本训练给存在视觉障碍的学龄前儿童教授问候、发起/回应对话的社交技巧。这个单一案例研究使用多基线型设计，证明孩子学到了目标技能并能将其用于与同伴一起进行游戏活动。

✈ 使用禁忌

非常不安的或精神病性的孩子通常抵触木偶戏，因为这威胁到了他们试图保持的对现实的控制（Woltman，1940）。

✈ 适用范畴

木偶戏已被有效地用于各种问题儿童的评估和治疗。

参考文献

Bender, L., & Woltman, A. (1936). The use of puppet shows as a therapeutic method for problem behaviors in children. *American Journal of Orthopsychiatry*, 6, 342–354.

Bratton, B., & Ray, D. (1999). Group puppetry. In D. Sweeney & L. Homeyer (Eds.), *The handbook of group play therapy* (pp. 267–277). San Francisco: Jossey-Bass.

Bromfield, R. (1995). The use of puppets in play therapy. *Child and Adolescent Social Work Journal*, 12(6), 435–444.

Butler, S., Guterman, J., & Rudes, J. (2009). Using puppets with children in narrative therapy to externalize the problem. *Journal of Mental Health Counseling*, 31(3), 225–233.

Carter, R., & Mason, P. (1998). The selection and use of puppets in counseling. *Professional School Counseling*, 1(5), 1–13.

Cassell, S. (1965). Effect of brief puppet therapy upon emotional responses of children undergoing cardiac catheterization. *Journal of Consulting Psychology*, 29(1), 1–8.

Gil, E. (2015). *Play in family therapy* (2nd ed.). New York: Guilford Press.

Gil, E., Sobol, B., & Bailey, C. (2005). *Children in family therapy: Using the family as a resource*. New York: Norton.

Gronna, S., Serna, L., Kennedy, C., & Prater, M. (1999). Promoting generalized social interactions using puppets and script training in an integrated preschool. *Behavior Modification*, 23(3), 419–440.

Hawkey, L. (1951). The use of puppets in child psychotherapy. *British Journal of Medical Psychology*, 24, 206–214.

Irwin, E. (1993). Using puppets for assessment. In C. E. Schaefer & D. Cangelosi (Eds.), *Play therapy techniques* (pp. 69–87). Northvale, NJ: Jason Aronson.

Irwin, E., & Malloy, E. (1975). Family puppet interviews. *Family Process*, 14, 179–191.

Jenkins, R., & Beckh, E. (1942). Finger puppets and mask making as media for work with children. *American Journal of Orthopsychiatry*, 12(2), 294–300.

Measelle, J. R., Ablow, J., Cowan, P., & Cowan, C. P. (1998). Assessing young children's views of their academic, social, and emotional lives: An evaluation of the self-perception scales of the Berkeley Puppet Interview. *Child Development*, 69(6), 1556–1576.

Narcavage, C. (1997). Using a puppet to create a symbolic client. In H. G. Kaduson & C. E. Schaefer (Eds.), *101 favorite play therapy techniques* (pp. 199–203). Northvale, NJ: Jason Aronson.

Pedro-Carroll, J., & Jones, S. (2005). A preventive play intervention to foster children's resilience in the aftermath of divorce. In L. Reddy, T. Files-Hall, & C. E. Schaefer (Eds.), *Empirically based play interventions for children* (pp. 51–75). Washington, DC: American Psychological Association.

Shapiro, D. (1995). Puppet modeling technique for children undergoing stressful medical procedures: Tips for clinicians. *International Journal of Play Therapy*, 4(2), 31–40.

Waelder, A. C. (1933). The psychoanalytic theory of play. *Psychoanalytic Quarterly*, 2, 208–224.

Wittenborn, A., Faber, A., Harvey, A., & Thomas, V. (2006). Emotionally focused family therapy and play therapy techniques. *American Journal of Family Therapy*, 34, 333–342.

Woltman, A. C. (1940). The use of puppets in understanding children. *Mental Hygiene*, 24(1), 445–458.

第四部分
创意艺术技术

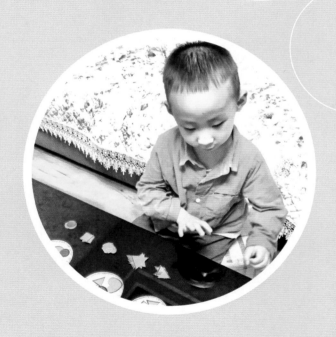

24. 彩绘生活游戏

艺术只是游戏的一种形式。

——Herbert Spencer

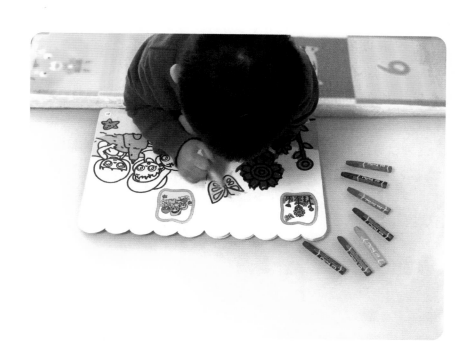

概述

Kevin O'Connor（1983）在对一组患有慢性哮喘的儿科住院患者的研究中开发了"彩绘你的生活"技术。这项引人入胜的活动的目标是教会孩子们各种感觉状态，促进他们表达自己的感受，并将感受与在生活中经历的特定事件联系起来。对于接受治疗的儿童来说，培养管理情绪的技能并以适当的方式表达自己的感受至关重要。

基本原理

这项技术可以帮助学龄儿童意识到并表达个人感受，这些感受往往难以用语言表达。它还有助于儿童从用行动表现自己的感受转变为使用更具适应性的语言表达形式（Raynor & Manderino，1989）。使用绘画、玩具和其他道具来帮助儿童识别和表达他们的情绪已经成为游戏治疗领域中非常流行的技术。这种以情感为中心的技术有众多衍生游戏，有"情感之袋""情感宾果""情感字谜""情感图表""情感面孔"和"情感文字游戏"。

游戏说明

适用年龄

6—12 岁

材料准备

一盒蜡笔和一张白纸（A4 大小）

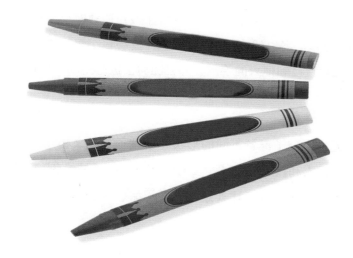

游戏技巧

首先，治疗师要求孩子用特定的蜡笔颜色匹配 4 ~ 8 种感觉，来对常见感觉进行颜色编码（例如，蓝色与悲伤、红色与愤怒、黄色与快乐、黑色与害怕、绿色与嫉妒、橙色与兴奋、紫色与暴怒、灰色与寂寞），研究表明儿童最常将以上颜色与感受相联系（Ammen、Semrad、Soria、Limberg & Peterson，1996）。在该技术的衍生游戏中，可以要求儿童创建个性化的颜色代码。

然后根据以下说明给孩子一张白纸。

假设这张纸展示了你从出生到现在的整个人生。用蜡笔为你一生中的所有感受着色。如果你在生活中有一半的时间感到幸福，那么一半的纸应该是黄色的。如果你一生都很幸福，没有其他感受，那么你应该将整张纸涂成黄色，你可以按照自己喜欢的方式填满这张纸（O'Connor，1983，）。

孩子可以用他选择的任何方式完成绘画，例如使用正方形、圆形、图案、饼图等。一旦孩子完成绘画，治疗师就会提出问题以弄清孩子的想法，例如"我想知道你现在是否有这种感觉？""当你感到孤独时会发生什么？"以及"告诉我你感到非常害怕的情境。"如果这种技巧在小组当中使用，孩子们通常会自然地比较自己和他人的绘画，并且随后会进行生动的讨论。

衍生游戏

治疗师通过为孩子准备不同的形状并让孩子着色来构建任务，例如大圆圈、心形、姜饼人和孩子的身体（在有特定感觉的区域涂色，例如愤怒）。治疗师还可以改变绘画指令，比如建议孩子用涂色来表达与特定时间、地点或人物相关的感受。例如，

"为你现在的生活着色。"

"为你的房子着色。"

"为你的家人着色。"

"为你的学校生活着色。"

"为自父亲去世以来的感受着色。"

"为你对弟弟的感情着色。"

"为你最近一周的感受着色。"

治疗师要求孩子记住在过去一周内的感受以及每种感受的颜色。这种活动通常持续进行，以监测进展。例如，在"情感图表"技术（Bongiovani，2003）中，治疗师给孩子一张纸，分成 8 个垂直列，每一列的底部写着表示感觉的词汇如快乐、悲伤、愤怒、害怕、骄傲、孤独等。然后孩子选择一种

颜色来代表每种感觉。让孩子自己决定他正在经历的每种感觉和每列中相应的颜色。最后治疗师和孩子讨论可能导致感觉的因素。

🛩 实证结论

在一项对 5 岁和 6 岁儿童的情感与色彩联系的研究中，Boyatzis 和 Varghase（1994）发现儿童对鲜艳的颜色（粉红色、蓝色、红色）有积极的反应，对深色（棕色、黑色、灰色）有消极反应。女孩们特别喜欢鲜艳的色彩，不喜欢黑色。

🛩 适用范畴

"彩绘你的生活"被广泛用于存在各种问题的儿童身上。基本要求是孩子们要能够识别并命名颜色以及各种情感状态。该技术对于不爱说话的孩子尤其有用，可以通过绘画更好地表达感受。它已经成功地被应用于 4—6 岁的学龄前儿童，他们能够意识到疯狂、高兴、悲伤和害怕 4 种基本情绪。该技术可以以个人或团体形式使用。作为监测工具，为了观察情感变化，在整个治疗过程中的几个不同的时间点使用该技术是有帮助的。

参考文献

Ammen, S., Semrad, J., Soria, S., Limberg, E., & Peterson, C. (1996). The development of tools to research the color-your-life technique. *International Journal of Play Therapy*, 5(2), 21–39.

Bongiovani, M. (2003). The feelings chart. In H. G. Kaduson & C. E. Schaefer (Eds.), *101 favorite play therapy techniques* (Vol. 3, pp. 84–87). Northvale, NJ: Jason Aronson.

Boyatzis, C., & Varghase, R. (1994). Children's emotional associations with colors. *Journal of Genetic Psychology*, 155, 77–85.

O'Connor, K. (1983). The color-your-life technique. In C. E. Schaefer & K. J. O'Connor (Eds.), *Handbook of play therapy* (pp. 251–288). New York: Wiley.

Raynor, C., & Manderino, M. (1998). "Color your life": An assessment and treatment strategy for children. *Journal of Child and Adolescent Psychiatric and Mental Health Nursing*, 2(2), 28–51.

25. 黏土游戏

传说，人是用泥土制成的……

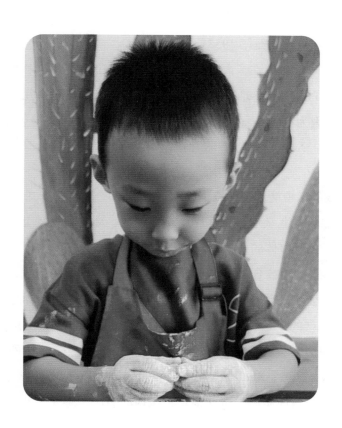

概述

黏土、沙子、泥土和水是地球的基本元素，是古代儿童游戏的基础。黏土游戏是指处理、操作和雕刻黏土的过程，以及这些活动的产物（Sholt & Gavron，2006）。在治疗中使用黏土可以获得最基本的人类体验：触觉。你只需要很少的技巧就可以玩黏土或橡皮泥，几乎不会失败。虽然孩子们总是玩黏土，但最近它已经成为游戏治疗师的一项宝贵技术，因为孩子们天生有动力玩黏土游戏（Moustakas，1953）。

橡皮泥一词指的是许多天然的／人造的黏土和面团。如果要用于治疗幼童，我们推荐 Play-Doh（培乐多，孩之宝旗下一家专业出售儿童彩泥的玩具公司）品牌，因为它的儿童产品更具熟悉感和一致性，并且易于操作和清理。

基本原理

黏土游戏的治愈能力包括以下方面。

⊙ 感官愉悦：儿童通过处理黏土获得触觉、动觉和视觉上的愉悦感，这有助于提升整体的幸福感。

⊙ 自我表达：黏土游戏通常会使孩子们表达深层次的问题，因为感官体验似乎会"松动"他们的舌头。当孩子们手里握着令人放松的东西时，谈论困难的事情会变得更容易（Oaklander，1988）。文献中有许多关于如何通过创作黏土人物使来访者表达不易触碰的强烈情感的例子（Henly，2002；Sholt & Gavron，2006）。除了有意识的自我表达之外，黏土的原始性质可以帮助孩子将压抑的想法、感受、冲动和记忆带入有意识的觉察中（Betensky，1995）。

⊙ 自我提升：黏土游戏有助于提高儿童的成就感和控制感，因为他们很容易地就能将黏土捏成球或者条状物。在现实生活中，许多孩子很少或根本无法控制他们的世界中正在发生的事情。

⊙ 放松：触摸和操作黏土或橡皮泥对孩子来说是一种舒缓平静的体验。

⊙ 宣泄：捣碎黏土是让孩子以非语言的方式表达和释放愤怒情绪的一种简单但有效的方法，例如粉碎、撕裂、穿孔、投掷黏土。

⊙ 积极情绪：一个人感到焦虑、无聊或悲伤时，玩黏土可以改善心情。

⊙ 具体化：具体化是指将内在思想、情感、幻想和冲突体现在具体的外部对象上，从而使儿童更容易理解的过程（Sholt & Gavron，2006）。

⊙ 揭示潜意识：黏土作品可以唤起潜意识的直接表达，而不会被来访者的思想过滤掉（Anderson, 1955）。黏土的原始性质可以将压抑的想法、感受和记忆带入有意识的知觉中（Betensky，1995；Winship & Haigh，1998）。

游戏说明

适用年龄

3 岁及以上

材料准备

游戏所需的材料包括一罐易于使用的橡皮泥和一些简单的工具，如在黏土上戳孔的铅笔，以及用于切割黏土的冰棍棒。此外，还需要光滑的桌面，用于玩黏土的乙烯基垫，以及用于清洁双手的湿布或海绵。

6—12 岁的儿童倾向使用常规的自硬黏土来玩黏土游戏。这种造型黏土非常适合制作不同的形状和物体，例如动物和人物，但它需要额外软化后才能被使用。

游戏技巧

自由黏土游戏

在这种非指导性方法中，3 岁及以上的儿童可以使用平托盘，并可以自由使用一块橡皮泥（棒球大小或更大）或黏土制作他所希望的任何东西（例如将其卷入管中，把它做成球，把它压成薄饼，或者用它制作一个数字）。有时，自发的黏土游戏纯粹是感官体验（例如，挤压和塑型）。这种令人愉悦的感官体验往往会使来访者更易表达困扰的思想和情感（对于任何年龄的来访者来说都是如此，包括青少年和成年人）。

如果孩子不愿意使用黏土，治疗师可能会示范使用黏土制作孩子喜欢的东西。例如制作孩子最喜欢的动物。更常见的用法是，治疗师具体地指导孩子如何使用橡皮泥或黏土，包括以下结构化技术。

宣泄黏土游戏

橡皮泥和黏土是帮助孩子表达愤怒的绝佳材料。这个游戏可以通过一个橡皮泥 / 黏土球来完成，或者孩子可以先制作一个人或怪物。治疗师只要求孩子用他的拳头击打或砸碎黏土团，这是释放愤怒的安全方式。使用这种技术的一种方法是让孩子在打碎黏土球之前想一想令他生气的事情，然后治疗师转而做同样的事情（例如，"当我看到有人被欺负时，我会生气"）。最后，治疗师与孩子讨论了击打黏土和击打其他人之间的区别。

压力缓解黏土游戏

玩橡皮泥或黏土就像玩压力球或解压玩具一样，能有效地实现放松。一些大学教授会在学期最紧张的时候分发一些橡皮泥，以帮助学生迅速放松并集中注意力。

自我形象游戏

要求孩子用橡皮泥捏出自己的样子——这是"33.家庭绘画游戏"的衍生游戏。这种技术的目标是通过观察自我形象——是否看起来很有能力、友善、快乐等——让治疗师深入了解孩子的自我概念。

团体黏土游戏

首先，治疗师给同龄组中的每个孩子一团相当大的橡皮泥（至少是一个棒球大小）和一个光滑的工作台面。告知组中的成员将用黏土做一些活动，然后让每个小组成员把他们的橡皮泥恢复成原始形状。治疗师要求成员创造他们想做的任何东西，同时澄清它不必是真实的或具有代表性的，唯一的要求是在原始形状的基础上添加一些东西。先用黏土塑造一些相当不起眼的东西，然后把它交给你旁边的一个小组成员，每个孩子都会在这个基础上添加一些东西并将其传递给坐在他旁边的孩子。治疗师要保持活动的基调轻松有趣，并确保黏土快速传递以保持团体的兴趣。在完成任务之后进行小组讨论。此游戏的目标是促进团队成员的合作、沟通、联系和创造积极影响。

家庭黏土游戏

治疗师要求一个家庭共同使用橡皮泥创作角色，然后讲述他们的故事。目标是让治疗师深入了解家庭成员的感受、问题和互动方式。

黏土隐喻游戏

治疗师要求孩子用橡皮泥制作一个立体的物体，以表达使人苦恼的感觉、思想或行为（例如，让你害怕或快乐的事物）；或者会要求孩子制作代表自己或他母亲的人物，比如儿童可能会用蛇或天使代表他母亲的形象；或者会要求孩子制作一个代表并外化个人让人苦恼行为的东西，如粪便。

黏土游戏指导

小学生可以学习如何制作黏土物体，如狗和恐龙。例如，他们可能会被教导使用铅笔在黏土球上戳一个洞，然后用拇指和食指捏住它，在洞中插入黏土制作的手臂或腿。或者如果要制作一个手捏陶罐，你要用拇指在黏土球上推一个洞，然后通过捏黏土和转动陶罐形成陶罐的基本外壁。最后将陶罐推到平坦的表面上以形成基底（White，2006）。创造这些简单的物体可以增强孩子的自我和自信心。

实证结论

（1）Sholt 和 Gavron（2006）的一项调查发现，99% 的游戏治疗师认为黏土游戏具有治疗性，但只有 25% 的人报告他们在实践中使用了它。显然，黏土游戏需要被纳入临床医生的游戏治疗工具箱。

（2）Feldman、Villanueva 和 Devroede（1993）使用造型黏土作为粪便的隐喻治疗 6 名患有难治的大便失禁症的学龄儿童。黏土游戏使儿童能够表达厌恶和攻击感，这使得 6 个孩子中有 4 人的症状得到显著改善。

（3）在针对大学生的随机对照试验中，Kimport 和 Robbins（2012）发现，捏黏土 5 分钟的学生的负面情绪减弱程度比玩压缩球 5 分钟的学生高。而比起自由黏土游戏，结构化的黏土游戏（例如制作一个手捏陶罐）使学生的负面情绪有更大程度的减少。

（4）Rahman 和 Moheb（2010）发现，让 6 岁儿童玩黏土游戏能使他们的焦虑显著减少。

（5）Bell 和 Robbins（2007）在一项随机对照试验中发现，创造艺术作品（如黏土人物）的简单行为大大减少了年轻人的负面情绪和焦虑。

适用范畴

黏土游戏已被广泛用于促进儿童有意识和无意识的自我表达，也有助于克服紧张、焦虑和消极情绪。

参考文献

Anderson, F. E. (1955). Catharsis and empowerment through group claywork with incest survivors. *Arts in Psychotherapy*, 22(5), 413–427.

Bell, C., & Robbins, S. (2007). Effect of art production on negative mood: A randomized, controlled trial. *Art Therapy: Journal of the American Art Therapy Association*, 24(2), 71–75.

Betensky, M. (1995). *What do you see?: Phenomenology of therapeutic art expression*. London: Jessica Kingsley.

Feldman, P., Villanueva, S., & Devroede, G. (1993). Use of play with clay to treat children with intractable encopresis. *Journal of Pediatrics*, 122(3), 483–488.

Henley, D. (2002). *Claywork in art therapy*. London: Jessica Kingsley.

Kimport, E., & Robbins, S. (2012). Efficacy of creative clay work for reducing negative mood: A randomized controlled trial. *Art Therapy: Journal of the American Art Therapy Association*, 29(2), 74–79.

Moustakas, C. (1953). *Children in play therapy*. New York: McGraw-Hill.

Oaklander, V. (1988). *Windows to our children: A Gestalt therapy approach to children and adolescents*. Gouldsbora, ME: Gestalt Journal Press.

Rahman, P., & Moheb, N. (2010). The effectiveness of clay therapy and narrative therapy on anxiety of pre-school children: A comparative study. *Procedia Social and Behavioral Sciences*, 5, 23–27.

Sholt, M., & Gavron, T. (2006). Therapeutic qualities of clay-work in art therapy and psychotherapy: A review. *Art Therapy: Journal of the American Art Therapy Association*, 23(2), 66–72.

White, P. R. (2006). CLAYtherapy: The clinical application of clay with children. In C. E.

Schaefer & H. G. Kaduson (Eds.), *Contemporary play therapy: Theory, research, and practice* (pp. 270–292). New York: Guilford Press.

Winship, G., & Haigh, R. (1998). The formation of objects in the group matrix: Reflections on creative therapy with clay. *Group Analysis*, 31(1), 71–81.

26. 自由绘画游戏

每个孩子都是艺术家，问题是如何在长大后仍然保持这种天赋。

——毕加索

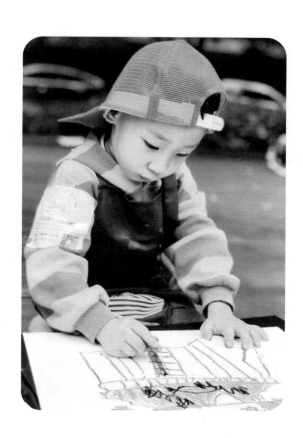

概述

儿童绘画是用蜡笔、记号笔或铅笔表达的视觉表征，他们认为这些表征是无威胁和愉快的。绘画通常被称为儿童的通用语言（Rubin，1984），它使儿童能够自然、自发地表达自己。几十年来，治疗师一直用它来评估儿童的智力和情感发展，并用于治疗目的（Golomb，1992）。7岁以下的儿童很少不愿意参加绘画活动。

基本原理

儿童绘画的治疗益处包括以下方面。

⊙ 联合治疗：自由绘画为治疗师提供了一种与孩子建立快速、轻松、愉快的关系的方法。

⊙ 积极情绪：自由绘画为孩子们带来愉悦并充满成就感的体验。

⊙ 自我表达：对于词汇量有限或语言表达困难的儿童来说，自由绘画是一种很好的媒介。

⊙ 理解：自由绘图是治疗师更好地了解孩子内心世界和困扰的好方法。通过绘画行为，孩子们可以安全地表达他们对自己和家人的内心想法和感受，以及他们当前和过去的经历和困难。

⊙ 情绪表达和口头交流：在治疗师面前画画的行为，似乎有助于情绪表达和言语交流，从而发展孩子的自我概念（Allan，1978）。

⊙ 表达潜意识的困惑：自发的绘画通常可以表达潜意识的困惑，因为与言语表达相比，图像投射更容易避开大脑的"审查"。

⊙ 掌控：孩子们通过图形的方式表达内心思想和感受，后者暴露出来后可以让孩子更好地面对并学会控制它们。

🛩 游戏说明

适用年龄

3—12 岁

材料准备

白纸和铅笔、蜡笔或水彩笔。

游戏技巧

自由绘画中主题的选择完全取决于孩子。在这种简单、非指导性、历史悠久的技术中，孩子们可以用纸和绘图工具绘制任何他们想画的东西。在绘图过程中，治疗师不发表评论、提出问题或以其他方式打断或打扰孩子。绘图完成后，治疗师会提出开放式问题，鼓励孩子解释图画（例如，"跟我聊聊你画的画吧"）。或者，治疗师可能会要求孩子编造一个关于画作的故事。儿童的自发绘画是一种投射技术，治疗师可以从中获取有关儿童内心思想、情感、冲突和希望的重要信息。根据 Oaklander（1978）的观点："没有任何治疗师干预的绘画行为，是一种强有力的自我表达，有助于建立自我认同，并提供一种表达情感的方式"。

衍生游戏

连续绘画技术

每个 6 ~ 10 周的疗程，治疗师只要求孩子画出孩子想画的任何图片。

蜡笔画

历史上，古代的人们用蜂蜡、木炭和颜料在石头上做标记，但是这些工具不方便也不易使用。因此，在 19 世纪，教师给儿童板岩和用石板或粉笔制成的铅笔来画画和写字。众所周知，蜡笔发明于 20 世纪早期，是专为儿童设计的安全、廉价、彩色的标记工具。第一盒蜡笔于 1903 年上市。每盒售价 5 角，里面有 8 支不同颜色的蜡笔。蜡笔通常是孩子们最先尝试的绘画工具，大约 3 岁时，孩子们能够用蜡笔画出代表真实事物的图画。蜡笔画可以培养幼儿的情感表达能力。

6—12 岁儿童选择的蜡笔颜色往往反映出他们的情绪状态。儿童绘画中如果经常选择黑色或红色对治疗师来说可能是一个危险信号，黑色可能是抑郁或绝望的信号，红色可能反映出愤怒。研究人员发现，近期遭受地震等创伤的儿童往往比其他儿童更容易选择红色和黑色（Cotton，1985；Gregorian，Azarian，DeMaria & McDonald，1996）。另一方面，蓝色和绿色通常代表着平静，而黄色和橙色通常被用来表达欢快。

动态家庭绘画

自由绘画的另一种选择是让孩子画出他的家人一起做某事的场景来构建任务。

解决方案绘画

另一种指令型绘图技术是解决方案绘画。在 1955 年出版的 Crockett

Johnson 所著的《阿罗有支彩色笔》（*Harold and the Purple Crayon*）*中，4 岁的小男孩用一支紫色的蜡笔画出了他所需要的任意东西，为他的世界增添色彩。在故事中，当阿罗发现自己陷入困境时，他通过绘画摆脱困境。这本书展示了用充满创造性的想象力问题解决的力量。

因此，5 岁及以上的儿童可以首先阅读《阿罗有支彩色笔》，然后使用紫色蜡笔来解决治疗师呈现给他们的一系列奇妙的问题，帮助他们提高解决问题的能力（例如，"你看到一只巨大的棕熊在街上闲逛，它正朝你走来。想办法解决这个问题"或"画出一种打发你无聊的时光的方法"）。

解决方案绘画旨在帮助那些难以找到问题解决方案的儿童，尤其是那些患有"问题解决障碍症"的儿童（Levin，2007）。

自画像

治疗师要求孩子使用铅笔、蜡笔或水彩笔为自己画自画像（Berryman，1959）。治疗师指导孩子说："画一张自画像，并尝试画出你的全身像。"这种技巧可以帮助揭示孩子自我概念的隐藏面。

噩梦绘画

为了帮助一个学龄儿童克服噩梦，Hunyady（1984）让孩子画一幅噩梦的图画。他告诉孩子："古代人通过绘制野生动物来帮助自己克服对它们的恐惧。因此，你应该把在梦中吓到你的东西画出来，如果你成功了，那么你已经征服了它。"他发现孩子们经常会嘲笑他们画出的怪物。

把自己画成动物

治疗师要求孩子"如果你可以变成任何动物，画出你会选择的动物。"随

---

*《阿罗有支彩色笔》里有一个小朋友叫阿罗，在他天马行空的世界里，他凭借着一支彩色笔，画出了自己的各种梦想，他画出了自由想象的历程，随心所欲，心想事成。——译者注

后治疗师和孩子讨论选择此种动物的原因。

涂鸦

让孩子闭上眼睛，用铅笔在一张纸上乱涂乱画。完成后，让孩子看看涂鸦画，并尝试在涂鸦中找出可识别的物体。前提是孩子们能通过这种方法从潜意识中投射出某些方面。

实证结论

（1）基于整合分析，Driessnack（2005）称，在面谈时提供画画的机会将增加儿童陈述的口头信息量。

（2）Woolford、Patterson、Macleod、Hobbs 和 Hayne（2015）发现，被要求画画并讲述他们的问题的学龄儿童提供的语言信息是仅仅要求口述其问题的儿童的两倍。

（3）Patterson 和 Hayne（2011）以及 Wesson 和 Salmon（2001）称，被要求一边画画一边讲述他们所经历的情绪事件的5—12岁儿童，展现出的信息多于比仅仅要求讲述事件的儿童。

（4）Gross 和 Hayne（1998）发现，3—6岁的儿童有机会画出并讲述他们的情绪体验，这些儿童传达出的信息量比仅仅被要求讲述的儿童的信息量高出两倍多。

适用范畴

绘画活动可以应用于大多数儿童，以促进有意识和无意识的自我表达。绘画技巧特别适合害羞、焦虑、有语言障碍（比如选择性缄默症）或者与治疗师语种不同的孩子。

参考文献

Allan, J. (1978). Serial drawing: A therapeutic approach with young children. *Canadian Counsellor*, 12, 223–228.

Berryman, E. (1959). The self-portrait: A suggested extension of the H.T.P. *Perceptual and Motor Skills*, 9, 411–414.

Cotton, M. (1985). Creative art expression from a leukemic child. *Art Therapy,* 2, 55–65.

Driessnack, M. (2005). Children's drawings as facilitators of communication: A meta-analysis. *Journal of Pediatric Nursing*, 20(6), 415–423.

Golomb, C. (1992). *The child's creation of a pictorial world*. Berkeley: University of California Press.

Gregorian, V., Azarian, A., DeMaria, M., & McDonald, L. (1996). Color of disaster: The psychology of the "black sun." *Arts in Psychotherapy*, 23, 1–14.

Gross, J., & Hayne, H. (1998). Drawing facilitates children's verbal reports of emotionally laden events. *Journal of Experimental Psychology: Applied*, 4(2), 163–179.

Hunyady, H. (1984). A report on a drawing therapy for children's nightmares. *Journal of Evolutionary Psychology*, 5, 129–130.

Johnson, C. (1955). *Harold and the purple crayon*. New York: HarperCollins.

Levin, D. (2007). Problem solving deficit disorder. In E. Goodenough (Ed.), *Where do the children play?* (pp. 264–285). Detroit: Michigan Television.

Oaklander, V. (1978). *Windows to our children*. Moab, VT: Real People Press.

Patterson, T., & Hayne, H. (2011). Does drawing facilitate older children's reports of emotionally laden events? *Applied Cognitive Psychology*, 25(1), 119–126.

Rubin, J. (1984). *Child art therapy: Understanding and helping children grow through art* (2nd ed.). New York: Van Nostrand Reinhold.

Wesson, M., & Salmon, K. (2001). Drawing and showing: Helping children to report emotionally laden events. *Applied Cognitive Psychology*, 15, 302–320.

Woolford, J., Patterson, T., Macleod, E., Hobbs, L., & Hayne, H. (2015). Drawing helps children to talk about their presenting problem during a mental health assessment. *Clinical Child Psychology and Psychiatry*, 20(1), 68–83.

199

27. 创伤绘画游戏

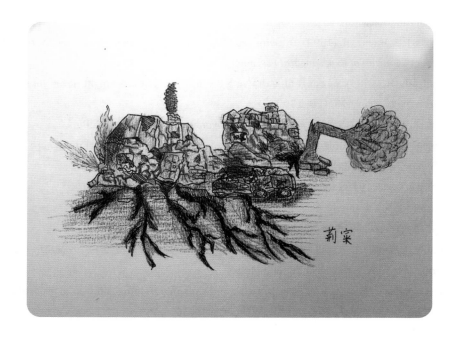

概述

绘画是孩子们自然、愉快的交流方式，它提供了一种表达思想和感受的方式，这种方式比单纯的语言更温和。Pynoos 和 Eth（1986）观察到，早在第一次世界大战时，绘画就被用来帮助人们回忆创伤场景的压抑记忆。辅导员和心理治疗师经常要求儿童画出创伤事件，因为他们通常缺乏沟通技巧，难以解释目睹或直接经历的事情。此外，孩子们可以通过绘画来感受与事件的心理距离，就好像他们正在讨论书中或电视上的事件一样。

基本原理

已有证据表明：表达和揭露先前经历过的创伤事件与更好的身心健康有关（Smyth & Helm，2003）。对于经历过单次创伤事件的孩子来说，把创伤事件画出来，可以帮助孩子表达痛苦的想法和感受而免于直接谈论。多年来，人们一直认为不应该要求儿童谈论这些创伤性记忆，害怕他们再一次受到伤害。然而，现在已知的是，对于康复过程而言，为儿童提供表达恐惧和担忧的途径以及提供便于接近他们感受的感官体验是更重要的。

创伤记忆存储在大脑的两个半球中，但主要存储在右脑。创伤阻碍了理性思考、言语和逻辑，因此，最有效的疗法是通过右脑的非语言活动，如绘画或重演游戏，来激活儿童的创伤记忆。这样，孩子将能够通过语言和逻辑分析（左脑功能）更好地理解和吸收经验。因此，最好是双方大脑共同工作，处理和消化心理创伤事件。

创伤主要由身心以感官方式编码，这一观点现已被那些接触过创伤应激反应来访者的专业人士广泛接受。根据 van der Kolk（1994）的观点，创伤记忆需要通过感官记忆（如绘画）初步处理，以便将其转化为口头叙述。他相信只有这样来访者才能说出当时发生了什么。通过在儿童认为安全的方式中反复将创伤体验进行视觉性的再曝光——绘画——有助于减少儿童对创伤记忆的焦虑反应（Malchiodi，1998）。

游戏说明

适用年龄

3—12 岁

游戏技巧

绘画并讲述创伤

当孩子经历创伤时，画出"发生的事情"已经被发现非常有治疗作用。Pynoo 和 Eth（1986）发现，为了成功地解决和掌控创伤事件，孩子们需要机会详细地重建体验。为了促进儿童在创伤后的康复过程，他们设计了一个结构化的访谈，其中包括请孩子画出创伤。虽然在纸上重建创伤事件的图像是一项艰巨的任务，但大多数孩子最终在被要求描述发生的创伤事件时会感到宽慰。

Pynoos 和 Eth（1986）在对最近受过创伤的孩子的初次治疗访谈上，建议治疗师帮助学龄儿童通过自由绘画表达创伤对个人的影响，然后讲述画面相关的故事。动作（绘画）和语言（讲述它的故事）有助于使孩子从被动、无力的创伤状态转为主动控制这段经历。第一步，给孩子一支铅笔和一张 A4 纸并要求他们"画任何喜欢的东西，但要讲一个关于这件东西的故事"。然后治疗师鼓励孩子进一步详细描述图画和故事（例如，"接下来发生了什么？"）。自由绘画的关键前提是创伤事件仍然影响孩子的思维，并可能会被投射到绘画或故事的某个地方。治疗师的任务是识别创伤，它可能是显而易见的，也可能是微妙的。

第二步是让治疗师将绘画和故事的某些方面与创伤事件联系起来（例如，"我相信你希望你的父亲还在这里保护你"）。第三步是鼓励孩子重建创伤事件（例如，"现在是告诉我发生了什么和看到了什么的好时机"）。孩子可能首先选择重新体验绘画或游戏中的创伤，但治疗师必须帮助孩子将游戏动作或图画转换成描述感官体验的词汇（例如，"孩子，你一定满身是血！"）。在此过程中，治疗师的作用是提供安全和受保护的环境，以便孩子能够掌控创伤体验。最后一步是通过回顾和总结会话来结束，并向孩子保证在事件发生时感到无助和害怕是正常的，在事件发生之后感到悲伤或愤怒也是被允许的。

衍生游戏

情绪掌控（Shelby，1997；Shelby & Tredinick，1995）

首先，鼓励 3—8 岁的儿童把创伤事件期间发生的事情（例如地震、飓风、被狗袭击）画出来。其次，要求他们表达对绘画的感受（例如，"我不喜欢你，因为你吓到我了！"）。最后，他们被告知可以对绘画做任何他们想做的事情，以表达负面情绪并获得对情绪的掌控感（例如，撕毁这幅画、在上面涂鸦或将其揉成一个球并扔到墙上）。

实证结论

（1）Gross 和 Haynes（1998）进行了一系列研究，探讨绘画能否以及如何引导 3—6 岁儿童的口头讲述。研究结果证明，绘画确实可以增强儿童对感情和感知的交流。第一次实验他们比较了两组儿童：一组被要求在画画时讲述他们的经历，另一组则简单地被要求讲述他们的经历。结果显示，在儿童谈论他们的经历时，有机会画画的孩子呈现的信息确实比仅被要求讲述的孩子更多。第二次实验（Patterson & Hayne，2009）比较了接受两种不同治疗程序的年龄较大的 5—12 岁儿童。结果显示，被要求绘画并讲述令他们情绪激动的经历的儿童，表达的信息是仅要求讲述儿童的 2～3 倍。研究者认为，绘画有助于记忆检索，因为创伤和绘画在很大程度上都是感官体验。

（2）Woolford（2011）发现，被要求绘画并讲述其问题的学龄儿童提供的信息是仅被要求讲述的儿童的 2 倍，这个结果支持了 Hayne 及其同事早些时候的研究结果。此外，Driessnack（2005）的整合分析研究发现，在临床访谈期间给予儿童绘画的机会后所获得的信息远远多于仅仅讲述的访谈。该策略带来的总体统计效应量为 0.95。

适用范畴

由于绘画是一种解决创伤所固有的感官体验方式，因此它是受创儿童进行事后回顾、解决和治疗的有效工具。

参考文献

Driessnack, M. (2005). Children's drawings as facilitators of communication: A meta-analysis. *Journal of Pediatric Nursing*, 20(6), 415–423.

Gross, J., & Haynes, H. (1998). Drawing facilitates children's verbal reports of emotionally laden events. *Journal of Experimental Psychology*, 4, 163–179.

Malchiodi, C. A. (1998). *Understanding children's drawings*. New York: Guilford Press.

Patterson, T., & Hayne, H. (2009). Does drawing facilitate older children's reports of emotionally laden events? *Applied Cognitive Psychology*, 25(1), 119–126.

Pynoos, R., & Eth, S. (1986). Witness to violence: The Child Interview. *Journal of the American Academy of Child Psychiatry*, 25(3), 306–319.

Shelby, J. (1997). Rubble, disruption, and tears: Helping young survivors of natural disaster. In H. G. Kaduson, D. Cangelosi, & C. Schaefer (Eds.), *The playing cure* (pp. 143–169). Northvale, NJ: Jason Aronson.

Shelby, J., & Tredinick, M (1995). Crisis intervention with survivors of natural disaster: Lessons from Hurricane Andrew. *Journal of Counseling and Development*, 73(5), 491–497.

Smyth, J., & Helm, R. (2003). Focused expressive writing as self-help for stress and trauma. *Journal of Clinical Psychology*, 59, 227–235.

Van der Kolk, S. (1994). The body keeps the score: Memory and the evolving psychobiology of posttraumatic stress. *Harvard Review of Psychiatry*, 1(5), 253–265.

Woolford, J. (2010). *Clinical assessment of the child: Does drawing help children talk about their presenting problems?* Master's thesis, University of Otago, New Zealand.

28. 曼荼罗绘画游戏

当我意识到用曼荼罗进行自我表达，

我知道我已经获得了对我来说最终的东西。

也许别人知道更多，但那不是我。

——荣格

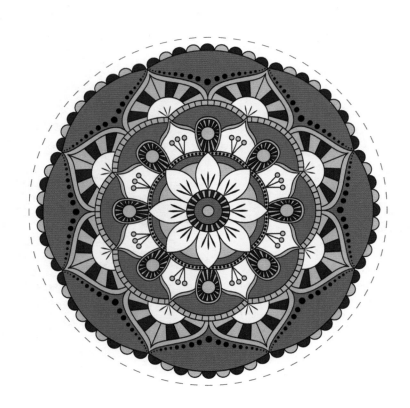

✈ 概述

曼荼罗历史悠久，以其在许多文化中的精神意义而闻名。曼荼罗在梵语中意为"圆"，大多数曼荼罗的传统形状是一个正方形，有 4 个门，各包含一个带有中心点的圆，也有许多曼荼罗是外部没有正方形的简单圆圈。曼荼罗经常被用来表示平衡。在宗教活动中，它们被用作代表冥想、保护和治疗的符号和工具。它们经常出现在印度教和佛教的传统宗教艺术中，也出现在洞穴绘画、沙画和哥特式玫瑰窗中。

在藏传佛教中，用细沙创造曼荼罗是一种神圣的冥想仪式。僧人仔细地排列彩色沙子来重现复杂的符号，这个艰苦的过程可能需要数天甚至数周的时间。当"彩沙曼荼罗"绘画完成后，将举行闭幕式然后毁去绘画。沙子被清扫出来，少量被给予参加仪式的人，剩下的则被抛入水中，以传播其精神能量并保佑世界。曼荼罗仪式传达的基本信息是，没有什么东西是永恒的——这是佛教教义的核心（Chittister，2011）。

纳瓦霍印第安人（Navajo Indians）制作沙曼荼罗作为他们治疗仪式的一部分。他们创造的曼荼罗也要求非常精确并且要包含耶伊（Yei，纳瓦霍神灵，传说可以被召唤来治愈疾病和恢复和谐）的形象。同样，药轮或神圣的圆环也长期被美洲原住民部落用于治疗。药轮可以是土地上的一件艺术品或实物建筑。

在基督教中类似曼荼罗的形式也很常见。其中包括凯尔特十字架（由在中央交叉处连接一个圆环的十字组成），经常出现在哥特式建筑中的圆形玫瑰窗以及念珠十字架。许多人还注意到曼荼罗（中心有一个圆圈）的图案存在于生物学（例如细胞的形式）、植物学（例如花的形式）和化学（例如原子的形式）中。

生活在文艺复兴时期的意大利人 Giordano Bruno 提出了使用曼荼罗作为治疗工具的想法。他认为，使用可视化练习和记忆曼荼罗图像将引起个体的转变，并带来和谐和积极的变化。

荣格（1973，1989）首次将曼荼罗用于治疗。荣格（1989）绘制了曼荼罗作为他个人分析的一部分，并发现绘制的曼荼罗与他每天的内部体验和精神变化相对应。他发现绘制曼荼罗不仅具有镇静作用，还是自我追求融合、整体性和个性化的象征。荣格写道：

当我开始绘制曼荼罗时，我看到一切——我一直遵循的所有路径，我所采取的所有步骤——都指向了一个点，即中点。我越来越清楚曼荼罗是中心。它是所有路径的指示，它是通往中心、走向个性化的道路。

📝 基本原理

曼荼罗是获得洞察力和理解力的象征工具，它具有多种治疗益处。

- ⊙ 沟通：曼荼罗为儿童提供了一种绘制潜意识图像、隐喻和符号的方法，这些图像、隐喻和符号能提供有关其个性和内心冲突的有价值信息。曼荼罗的形状和颜色通常能反映个体的内部体验和情绪，是可用于连接潜意识的素材。

- ⊙ 洞察：曼荼罗可以被视为创作者心灵或内心世界的表达或快照。荣格学派游戏治疗师不直接分析儿童创作的曼荼罗，而是帮助孩子去从他们的内在经验中解释和分析曼荼罗的意义。

- ⊙ 精神治疗：荣格认为曼荼罗的圆形图像可以帮助个人在混乱或迷失方向的情况下综合信息和经验。他写道：

这种圆形图像所施加的重要图示弥补了精神状态的混乱和困惑，即通过构建一个一切与之相关的中心点，或通过将无序的多重性以及矛盾的、不可调和的元素进行同心排列。

⊙ 放松：研究表明，绘制或着色曼托罗这项活动会将大脑转变为以平静和放松为特征的冥想/α 波状态（Beaucaire，2012；Green，2013）。

⊙ 注意力和自我调节：Green（2013）指出，创造曼荼罗是一种基于认知的、有意图的过程，其特点是自我调节和将注意力集中于此时此刻。

⊙ 获取潜意识：曼荼罗的投射属性使它们成为理解儿童内心世界的有力工具。

⊙ 具体化：曼荼罗为孩子提供了一个表达其心理、尝试实现平衡感和决心的具体画面。

⊙ 愉悦感：创造、着色和绘画曼荼罗是一个愉快且充实的过程。此外，完成的曼荼罗作品具有整体性、疗愈性，这能带来幸福感。

✎ 游戏说明

适用年龄

4 岁及以上

材料准备

对儿童着色曼荼罗的要求不应该太复杂，需要一盒蜡笔和一张设计有圆形曼荼罗的白纸。曼荼罗应该包含儿童可以着色的简单形状，例如心形和花朵。有些孩子可能更喜欢简单的抽象形状。或者给孩子一张纸，上面画一个大圆圈，让孩子按照他的意愿画画和着色。

从简单到复杂的曼荼罗模板都可从网络上免费获得。此外，互联网上还有需对针对幼儿的曼荼罗着色书和游戏，例如《我的第一本曼荼罗着色书》（*My First Mandalas Coloring Book*）（Pomaska，2008）和《儿童的第一个曼荼罗》（*Kid's First Mandalas*）（Verlag，2005）都包含着许多儿童喜欢的图像，如心形、圆圈、花和昆虫。还有曼荼罗工具包比如曼荼罗设计师（一款玩具，适合6岁及以上孩子）和小曼荼罗设计师（一款游戏，适合4岁及以上孩子），里面含有模板、彩笔和绘图板。

游戏技巧

曼荼罗对任何会涂色的孩子都有帮助。根据孩子的美术技巧和发展阶段，曼荼罗可以从头开始创建，或者更常见的是可以使用预先绘制的曼荼罗图像。荣格学派游戏治疗师经常建议，在孩子们创造属于自己的曼荼罗之前，使用预先绘制好的曼荼罗。它通过媒介提供了具体的体验，这对幼儿尤为重要（Green，Drewes & Kominski，2013）。

曼荼罗经常和旨在鼓励放松和创造力的指导性图像练习一起被应用。然而，这不是必需的，而且大多数治疗师更喜欢简单地要求儿童在没有任何练习的情况下为预先绘制好的曼荼罗上色。

衍生游戏

创伤曼荼罗

Henderson、Rosen 和 Mascaro（2007）要求患有创伤后应激障碍的大学生在一张纸上画一个大圆圈，然后使用符号、设计填充圆圈来表达与创伤相关的感觉或情绪，使用感觉合适的颜色（颜色没有文字提示）来着色。在一个月后的随访中，与对照组相比，被要求画曼荼罗的实验组成员的创伤症状显著减轻。

🛩 实证结论

（1）Curry 和 Kasser（2005）研究了不同类型的着色活动对减少焦虑的有效性。84 名经历了短暂焦虑感的本科生被随机分发三种样式的纸，分别是曼荼罗图案纸、格子图案纸和空白纸（对照组），并被要求给它着色。该实验的结果显示，曼荼罗和格子图案纸着色组的焦虑水平比对照组降低得更多。这些研究结果表明，复杂几何图案的着色可能会使人放松，使患有焦虑症的人受益。着色疗法结合了艺术疗法（着色形式）和冥想的各方面（深度集中于舒缓的体验）。

（2）Van der Vennet 和 Serice（2012）复制了 Curry 和 Kasser（2005）的研究，研究者在进行诱导焦虑的写作活动之后使用状态焦虑量表（State Anxiety Inventory）测量焦虑程度，然后在对曼荼罗图案纸、格子图案纸或空白纸进行着色活动之后，再次使用状态焦虑量表测量。这个实验表明，对曼荼罗着色比在格子图案或白纸上着色更能显著降低焦虑。

（3）Green 及其同事（2013 年）将曼荼罗应用于被诊断患有注意缺陷 / 多动障碍的青少年们。对其中一位男孩的分析显示，曼荼罗着色降低了男孩的压力，帮助他将外在和内在的斗争相连，提高了他对个人力量的认知。同样值得注意的是 Smitheman-Brown 和 Church（1996）的研究结果——在诊断为注意缺陷障碍或注意缺陷 / 多动障碍的 10—13 岁儿童中，曼荼罗提高了他们的注意力，减少了冲动行为。

✈ **适用范畴**

曼荼罗可以应用于儿童、青少年和成年人，是放松、压力管理、自我调节和自我反思的绝佳工具。曼荼罗着色特别适用于治疗与焦虑相关的障碍、创伤后应激障碍、注意缺陷 / 多动障碍以及那些能够从自我反思和以洞察力为导向的治疗中受益的个体。

参考文献

Beaucare, M. (2012). *The art of mandala meditation.* Avon, MA: Adams Media.

Chittister, J. (2011, November 20). The mandala: Why do monks destroy it?

Curry, N. A., & Kasser, T. (2005). Can coloring mandalas reduce anxiety? *Art Therapy: Journal of the American Art Therapy Association*, 22, 81–85.

Green, E. J. (2013). *Mandalas and meaning: A coloring workbook for adolescents*. Dallas, TX: Author.

Green, E. J., Drewes, A. A., & Kominski, J. M. (2013). Use of mandalas in Jungian play therapy with adolescents diagnosed with ADHD. *International Journal of Play Therapy*, 22(3), 159–172.

Jung, C. (1973). *Mandala symbolism* (R. F. C. Hull, Trans.). Princeton, NJ: Princeton University Press. (Original work published 1959)

Jung, C. G. (1983). Integration, wholeness, and the self. In A. Storr (Ed.), *The essential Jung* (pp. 227– 238). Princeton, NJ: Princeton University Press.

Jung, C. G. (1989). Confrontation with the unconscious. In A. Jaffe (Ed.), *Memories, dreams, reflections* (pp. 170–199) (C. Winston & R. Winston, Trans.). New York: Vintage Books.

Pomaska, A. (2008). *My first mandalas coloring book*. Mineola, NY: Dover Coloring Books.

Smitheman-Brown, V., & Church, R. (1996). Mandala drawing: Facilitating creative growth in children with ADD or ADHD. *Art Therapy: Journal of the American Art Therapy As-*

sociation, 13(4), 252– 262.

Van der Vennet, R., & Serice, S. (2012). Can coloring mandalas reduce anxiety?: A replication study. *Art Therapy: Journal of the American Art Therapy Association*, 29, 87–92.

Verlag, A. (2005). *Kids' first mandalas*. New York: Sterling.

29. 连续绘画游戏

通常，双手会解开智力无法解开的谜团。

——荣格

214

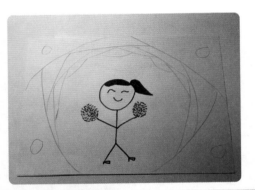

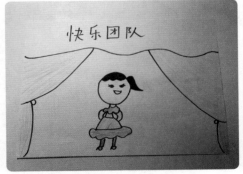

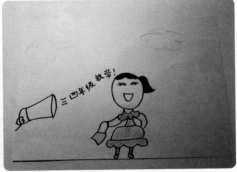

概述

荣格游戏治疗师 John Allan（1978）首次使用连续绘画技术，该技术要求孩子随着时间的推移重复"绘制一幅画"。在每次治疗所完成的绘画中，孩子可以绘制他想画的任何东西，治疗师尽量少给予或不给予任何指导。这种绘画活动的连续性（定期见面）以及孩子与善解人意的治疗师分享绘画的经验能共同治愈孩子（Allan，1988）。这种方法基于荣格的理念，即随着时间推移，将象征性表达的想象和作品作为一个整体来研究，可以更全面地理解个体潜意识中的内心世界。它根植于荣格对心灵自我修复能力的理念，该理念重点关注潜意识导向何处以及怎样演变。在一个或两个游戏治疗中发生的事情没有太大意义，因为它们并不会像图像、幻想或行为等形式，会随着时间的推移而变化（Allan & Levin，1993）。对于中度精神障碍的儿童，在大约 10 个疗程的连续绘画后就可以看到显著的治疗变化（Allan，1977）。

连续绘画的主题通常分为三个阶段，分别是初始阶段、中间阶段和终止阶段（Allan，1977，1978）。在初始阶段（第 1～3 次），绘画通常反映了儿童内心世界的观点、困难对儿童的影响以及儿童的无助感。此外，绘画还是孩子与治疗师建立关系的工具。在中期阶段（第 4～7 次），绘画反映了孩子把痛苦的感受和其他感受分开，与治疗师的更深层关系，以及关于孩子问题的更多沟通。最后，在终止阶段（第 8～10 次），绘画显示出掌控感、自我控制和价值、积极的意象、幽默和对治疗师依赖的移除。

基本原理

连续绘图技术的连续性以及孩子与共情能力强的治疗师分享其画作的经历，能够带来许多治疗益处。

⊙ 克服阻抗：绘画是一项深受儿童喜爱的、没有危险的活动，可减轻儿童的不适和阻抗。当孩子不能或不愿讨论困难或被迫接受治疗时，这一点尤为重要。此外，儿童可以选择他们想要使用的媒介——例如铅笔、蜡笔、颜料、黏土或讲故事，这使得连续绘画成为一种特别有趣的活动（Allan，1978）。

⊙ 沟通：连续绘画本质上是投射的，因为它们允许儿童创造任何想要的图像。提供了有关儿童内在经历、感知、斗争和资源以及潜意识的重要信息。

⊙ 创造性思维：通过连续绘画表达冲突，可以促进解决问题、创新思维、灵活性和情感发展。这个过程可以帮助孩子找到过去冲突的象征性解决方案。

⊙ 掌控：连续绘画挖掘了心灵的治愈潜力，帮助孩子掌控丧失和创伤的经历（Allan，1978）。绘画的过程或行为为儿童提供了承载无意识冲动的容器，使他们能够获得个人控制感。这带来了幸福感并提高了心理功能。

⊙ 增强关系：荣格认为治疗变化的关键因素源于儿童与治疗师之间的依恋。

在治疗后的绘画过程中，善解人意的、非介入的治疗师会增强孩子的本我并治愈心理创伤。Allan（1978）写到，治疗关系会"激活或重新激活孩子内心被爱和关心的感受。在整个治疗期间，这种外部关系慢慢内化。即使不在治疗期间，被爱的感觉也开始出现在孩子身上"。

游戏说明

适用年龄

5 岁及以上

材料准备

A4 纸，铅笔或蜡笔

游戏设置

该技术要求定期与孩子进行单独治疗，每次至少 15 ~ 20 分钟。如果可能，治疗应在每周同一时间同一地点进行。找到孩子喜欢的创意媒介非常重要，此外，在使用连续绘画技术之前，儿童和治疗师之间建立信任关系也很重要。

游戏技巧

按照非指导性疗法，治疗师要求孩子"画一幅画，画任何你想画的东西"。当孩子画画时，治疗师不会提出问题，但如果孩子提问，他会进行简短的回答。当绘画完成后，治疗师可以提出几个问题帮助孩子分析绘画，例如"你是否可以告诉我这张画中发生了什么？"以及"这张图画是在讲一个故事吗？"期间，治疗师不记笔记，以确保孩子体验当下并参与该过程。Allan（1978）强调，单独绘画的过程并不能使孩子康复。相反，治疗关系激活了自愈原型。

衍生游戏

在指导性疗法中，治疗师会给孩子提供与其创伤相关的特定图像。在半指导性的疗法中，治疗师则要求孩子重画一个已经制作好的特定符号，以便审视其意义和可能的治愈力。

实证结论

Shedler（2010）发现连续绘画技术不仅可以减轻症状和痛苦，还可以开发内在资源、增强应对技能，从而带来更充实的生活。他的研究结果是对心理动力学和精神分析疗法的支持。他强调说，这些方法可以促进有意义的关系，抚平童年时期的情感创伤，并提高心理韧性和自我价值。

适用范畴

连续绘画技术是一种不具威胁性的方法，它提供有关无意识过程的信息，并为儿童克服它们提供了方法。该技术能帮助儿童接受治疗，进行非语言交流，帮助儿童解决、掌控和治愈与虐待、创伤、灾难等其他重大丧失相关的体验。此外，该技术能使有依恋问题的儿童通过治疗关系（该技术的关键元素）重新解决发展性挑战。

参考文献

Allan, J. (1978). Serial drawing: A therapeutic approach with young children. *Canadian Counsellor*, 12(4), 223–228.

Allan, J. (1988). *Inscapes of the child's world: Jungian counseling in schools and clinics.* Dallas, TX: Spring.

Allan, J., & Levin, S. (1993). Born on my bum: Jungian play therapy. In T. Kottman & C.

Schaefer (Eds.), *Play therapy: A casebook for practitioners* (pp. 209–243). Northvale, NJ: Jason Aronson.

Allan, J. B. (1977). *Serial drawing: A therapeutic approach with young children.* Paper presented at the annual meeting of World Federation for Mental Health Congress, Vancouver, BC.

Shedler, J. (2010). The efficacy of psychodynamic psychotherapy. *American Psychologist,* 65(2) 98–109.

30. 拼贴画游戏

拼贴画是 20 世纪最伟大的创新。

——Robert Motherwell

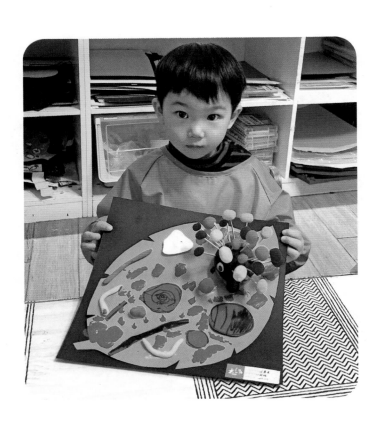

概述

拼贴是指将材料或物件排列组合，并粘贴在平面上以创建某个主题的行为。自中国于公元前 200 年前后发明了纸张，拼贴画就出现了，但当时它并不被认为是一种艺术形式，直到 20 世纪初立体主义运动兴起。Pablo Picasso 以及 Georges Braque 从法语动词 Coller（词义为"粘贴"）衍生创造出了 Collage（拼贴）一词。他们用该词来描述粘贴报纸、布料、绳子、彩色纸和其他类似物于平面之上的艺术作品。在那时，拼贴艺术风靡全欧洲。

达达运动创始人之一的 Jean（Hans）Arp 创造了"随机拼贴"——站立于一大张纸上，在纸上撒下彩色纸，并在彩色纸落下的位置用胶水将其粘贴固定。这一创作过程释放了 Arp 的艺术表达。另一位达达主义艺术家——Kurt Schwitters 则将纸片、报纸、杂志以及废料组成三维拼贴画，他把这类拼贴画称为集合艺术。Schwitters 证明了任何事物都能构成美。另外，Max Ernst 与达达主义和超现实主义运动紧密相关，他亦是首位将弗洛伊德理论运用于创造性表达的艺术家。Ernst 为了从潜意识中进行创作，使用了自己的梦境。他的早期经历以及原始情感成为其"拼贴画小说"的主题，这些"小说"由期刊、小说插图以及目录制作而成。多年之后，（20 世纪 70 年代）拼贴画被正式引入治疗中，成为辅助个体治疗的游戏方法。

基本原理

制作拼贴画是一项趣味十足、互动性很强的活动，适合各个年龄段的儿童。此外，它无需艺术能力，这使缺乏艺术天赋或自信的孩子更容易参与。

拼贴画游戏带来的治疗益处包括：

⊙ 自我表达：制作拼贴画是促进潜意识思维与情感交流的一种投射技术。通过拼贴画上的素材选择，孩子们将获得探索记忆、需求、愿望和期待的机会。这一过程能够增强孩子们口头交流的能力，并传授其理解力与洞察力。

⊙ 令人愉悦：儿童乐于裁剪、粘贴和创作。通过这些行为，能够增加他们平静和开放的状态。创造力也与幸福感以及自尊紧密相关。

⊙ 心理外化：拼贴画为儿童提供其内在体验、情感和关系的视觉图像。这给予了他们必要的距离，得以清楚明确地看待所遇到的困难，找到解决困难的方法。

⊙ 成就感：拼贴画创作过程中，剪切和粘贴图形与素材能够带来自豪感和胜任感，孩子们可以从成品中获得自尊。这可以通过追踪每一节游戏课程的主题、变化和进度进行检测。

游戏说明

适用年龄

4 岁及以上

游戏技巧

拼贴画游戏的方法非常简单，只包含 4 个基础步骤：

（1）决定在何种材质的表面制作拼贴画。大张的卡片纸、纸板、纸袋和鞋盒是比较常用的材料。

（2）准备剪刀、胶带、胶水或胶棒、蜡笔、马克笔、颜料以及其他各式材料以鼓励自我表达。物料可以包括彩色硬纸、纸巾、报纸、杂志图片、文字、墙纸、贴纸、照片、明信片、纱线、丝带、各种纹理的布、蕾丝以及来自大自然的物品（如：树叶、花瓣和贝壳）等。

（3）给予指引。治疗师推荐一个特定主题或请孩子们直接创作他们自己选好的拼贴画。拼贴画主题常常包括价值观念、诗歌、梦想、目标、优势、回忆等。

（4）在制作过程中提供帮助。询问孩子们选择了哪些材料来制作拼贴画，他们从拼贴画中看到了什么以及相关感受。

衍生游戏

记忆盒

使用拼贴画装饰记忆盒是一种非常有效的方法，用以帮助儿童进行自由联想，处理关于丧失的感受。使用杂志图片、照片、文字、绘画、卡片以及工艺品等来制作记忆盒子，能够给予 5 岁及以上的儿童具体的提示，帮助他们想起所爱的人。当然，这也是一种有效的帮助他们保留美好回忆的方式。

智慧锦囊

Cangelosi 于 1997 年提出在治疗的最终阶段使用智慧锦囊来帮助 5 岁及以上的儿童。在该游戏中，给予孩子们一个棕色纸袋，并让他们用杂志图片、绘画以及工艺品来装饰 / 拼贴纸袋表面。接着孩子们在袋子中装入杂志剪片、绘画或者文字，来描绘他们在治疗过程中学到的技巧或应对方法。袋子提醒孩子们，他们拥有外在的独创性以及内部的资源，并能够有效激发他们的成就感。

剪贴簿

这是一种充满趣味且毫无危险性的活动，适合 5 岁及以上的儿童。孩子们在书本上进行拼贴创作，自由探索他们的关系和内在世界的方方面面。剪贴簿可以在特定人群中使用（Williams & Lent，2008）或作为一种通用的自我探索工具。

梦魇盒

Hickey 于 2001 年开发出梦魇盒游戏来帮助 6—12 岁的儿童克服噩梦以及对睡眠的恐惧和担忧。在游戏中，孩子们在盒子内外制作拼贴画，用拼贴画来代表他们的噩梦。之后，孩子们通过跟盒子玩耍或者改动盒子使其变得不那么可怕来克服噩梦及担忧。

家庭拼贴画

在该游戏中，准备各种颜色的彩色硬纸和胶棒给 4 岁及以上的孩子。他们被要求选择一种颜色作为拼贴画背景来代表所处的家庭氛围。接着，让他们把彩色纸撕成各种形状来代表他们自己和每一位家庭成员。之后，将这些形状粘贴到选好的背景上。虽然治疗师不对孩子们的创作进行解读，但从作品中传递出来的信息，如家庭的背景色、家庭成员的存在或缺失以及粘贴位置，均能提供非常有价值的临床信息（Shepard，2003）。

实证结论

Meguro、Ishizaki 和 Meguro（2009）发现：拼贴画游戏是一种很有前景的治疗技术，能够帮助我们接触失智症患者的个人世界。通过对患者拼贴作品的分析，可以展现患者早期阶段的精神意象和痴呆晚期阶段的家庭面貌。

适用范畴

拼贴画是一种毫无危险性的治疗方法，可以用来帮助不同年龄段的、患有多种病症的人群。心理投射的特性使拼贴画游戏成为一项特别有用的治疗技术，尤其是语言表达障碍的儿童。拼贴画能够帮助解决抑郁、焦虑相关的问题，并且可以帮助缓解由丧失、分离和转变等引发的心理问题。此外，它还能帮助儿童控制情感而不是简单地将其发泄出来。拼贴画游戏对个人、团体以及家庭均适用。

参考文献

Cangelosi, D. (1997). *Saying goodbye in child psychotherapy: Planned, unplanned and premature endings*. Northvale, NJ: Jason Aronson.

Hickey, D. A. (2001). The nightmare box: Empowering children through dreamwork. In H. G. Kaduson & C. E. Schaefer (Eds.), *101 more favorite play therapy techniques* (pp. 141–145). Northvale, NJ: Jason Aronson.

Meguro, M., Ishizaki, J., & Meguro, K. (2009). Collage technique may provide new perspectives for Alzheimer patients by exploring messages from their inner world. *Dementia Neuropsychology*, 3(4), 299–302.

Shepard, J. S. (2003). The family collage. In H. G. Kaduson & C. E. Schaefer (Eds.), *101 favorite play therapy techniques* (Vol. 3, pp. 3–6). Lanham, MD: Jason Aronson.

Williams, K., & Lent, J. (2008). Scrapbooking as an intervention for grief recovery. *Journal of Creativity in Mental Health,* 3(4), 455–467.

31. 绘画游戏

绘画是自我发现，每一位优秀的画家都能画出自己的样子。

——Jackson Pollock

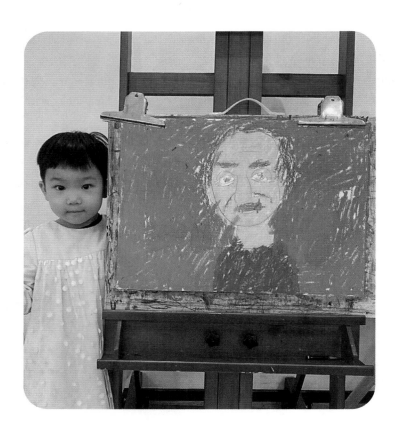

概述

人类史上的第一幅画由穴居人绘制，可以追溯至公元前 3 万年至 1 万年间。史前艺术家最初用手指作画，后来才使用颜料蜡笔和由动物毛发制成的刷子。那时，他们也使用芦苇或空心骨头把颜料吹到墙面上。各种材料被加以不同的组合，以制成有色颜料——例如，黏土赭石被用于制成红色、黄色以及棕色颜料，而锰或木炭则被用于制成黑色颜料。颜料被研磨成细粉，与水、动物脂肪、蔬菜汁、血液或尿液混合，使之能够粘在岩石表面。

石器时代的画作常常描绘狩猎场景、动物（如野牛、马、驯鹿和长毛象）或抽象符号（如点、线、Z 字形等），而人类本身则很少被作为绘画内容。目前，创作洞穴画的目的仍不得而知。一些史学家坚信这些画作纯粹是为了装饰，其他人则认为是一种沟通方式。另外，仍有人认为是萨满绘制了洞穴画，主要出于仪式的目的，如社会、超自然或宗教等仪式。

此外，绘画在古埃及也很常见。那时，人们在墓室墙上作画，使用的是水彩颜料，或在墙面上刻出轮廓并用水洗的方法画出设计细节。画作常用来记录逝者生命中的大事件。

公元首个世纪，随着基督教的兴起，艺术成为教会传授教义的重要媒介。教会领袖委托艺术家用壁画、马赛克和面板画来装饰教堂墙壁，以传达基督教教义。这令绘画成为广受欢迎的媒介、受人尊敬的事业，以及一种重要的沟通方式。

从史前时代起，孩子们就已经喜欢绘画了。研究人员发现早在一万三千年前就有 2 岁的幼童用手指作画来装饰洞穴墙壁，画面由简单的线条以及象征性的符号组成。在一个洞穴中保存着许多孩子留下的手指凹槽，研究人员称之为史前儿童娱乐或举行仪式的"游戏围栏"。然而，直到1938年，R.F.Shaw博士才观察到手指绘画在帮助儿童克服压抑和表达想象方面的功效。从那时起，绘画被认为是最有效的临床儿童游戏方法之一。

基本原理

绘画游戏是一项互动性很强的活动，能够带来的治疗益处不胜枚举。

- 自我表达：作为一种心理投射技术，相较于文字，绘画可以帮助儿童更深入地表达意识感觉和情感体验。它能够提供无意识想象和自我探索的途径。

- 克服阻抗：绘画是放松心理防御的绝佳工具，能够帮助儿童克服压抑感并在治疗过程中参与互动。此外，给予孩子们使用颜料的机会也能传达信任，并且向他们表明治疗师对认识、理解他非常感兴趣。这为建立相互间的信任关系打下了坚实的基础。

- 创造性思维：绘画能够帮助儿童用全新的、创造性的视角来看待问题。促使他们就颜色使用、笔触运用、布局定位和内容等部分做出决定。这能够帮助他们探索个人偏好，并培养个性化的自我表达方式。

- 想象力：绘画游戏允许儿童创造和把玩图像。在这个过程中，孩子们可以自由创作人物、地点和事件，为他们提供了一种弥补现实生活中的困境的方法，这无疑能够提升掌控感和赋权感。

- 自我评价：通过学习绘画，儿童能够拥有自豪感与成就感。此外，别人对他们作品的反应能够增强他们的自信和自尊。由于在艺术领域并无对错好坏之分，孩子们能从其独一无二的艺术风格中获得满足感。这对完美主义以及对艺术能力缺乏信心的孩子尤其有效。

⊙ 缓解压力：绘画给儿童提供了舒适区并且让他们远离压力，给予了他们暂时远离困难的缓冲时间，能够帮助他们恢复状态以应对难题。Hutchinson（2012）描述旋转艺术时曾写道："在艺术创作中，我注意到来访者都放松且平静，并且能够保持注意力集中。观察画面的旋转和变化竟然有些催眠作用。"

游戏说明

适用年龄

绘画游戏适宜在 2 岁及以上的儿童中开展，唯一的要求是颜料不入嘴。总的来说，幼童更适合使用大纸张和宽画笔；另外，画架对他们来说也有帮助。而 6—12 岁的孩子对水彩画的兴趣减弱，随着年龄的增长，他们对毡头笔、彩铅以及水彩越来越感兴趣。

材料准备

颜料、纸、画笔、罩衫。

游戏技巧

手指画

Arlow 和 Kadis（1993）尝试将手指画游戏融入治疗过程中，将它作为想象和自由联想的源泉。治疗师提供手指颜料和画纸，孩子们被充分赋予自由，画他想画的任何东西。或者，治疗师给予孩子们绘画的方向，如"对你而言重要的事物，或你的梦想"。当画作完成后，首先请孩子讲述这幅画的故事，然后一起讨论画作里是否有任何东西使他联想起现实生活。Arlow 和 Kadis 强调了仔细观察孩子如何进行手指画游戏的重要性，尤其是他作画的速度和节奏、使用的颜色、线条的类型等。

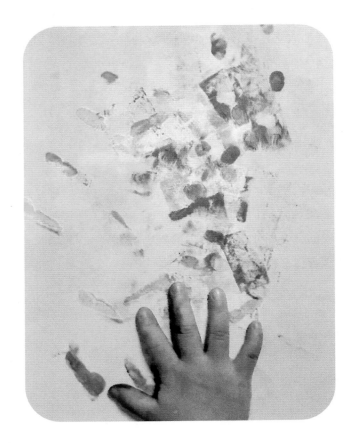

旋转画

Hutchinson（2012）提出：对任何年龄段的儿童来说，旋转画都是非常好的治疗工具。孩子使用电池驱动旋转艺术机器、卡片纸和可水洗颜料，把他想要的颜色放到纸上，看着它们旋转出独特的艺术作品。Hutchinson 也指出旋转艺术可以作为指令游戏：在活动中，治疗师为每一种颜料颜色赋予不同的感觉，并鼓励孩子在每使用一种颜色时，讨论其情绪感受。另外，请孩子分享上一节游戏中发生的事情，来对应每种颜色的使用。该种技巧也能调整运用到家庭游戏中，如要求每位家庭成员在创作过程中轮流添加颜料颜色，并讨论每个人如何为家庭做出贡献。

弹珠画

该游戏技术适用于所有年龄段的儿童，需要用到纸、颜料和一些弹珠。首先，将一张画纸放在托盘上或放在纸盒的底部；将几种不同颜色的颜料轻拍在纸上；最后，把弹珠放在纸上，并使托盘或盒子倾斜，这样弹珠就能四处滚动并在画面上留下轨迹。

实证结论

Bar-Sela、Atid、Danos、Gabay 和 Epelbaum（2007）研究了水彩画对癌症化疗患者抑郁、焦虑和疲劳水平的影响。60 位癌症患者参与了每周一次的艺术疗愈课程（用水性颜料作画），19 位患者参加了超过 4 节课（干预组），另外 41 位患者则参加了少于 2 节课（参与组）。每次课程前，都要完成医院焦虑和抑郁量表（HADS）和疲乏简易量表（BFI），并与前一周的测试情况进行对比。研究结果显示，干预组的疲乏简易量表（BFI）分值低于控制组。在干预组中，起初医院焦虑和抑郁量表（HADS）对抑郁的中位分值为 9 分，4 次课程后，该分值下降至 7，这无疑显示了绘画游戏的显著治疗效果。

适用范畴

绘画是一种多功能游戏技术，适用于面临各种问题的各年龄段儿童和青少年。由于它是一种心理投射工具，对以下人群尤其有帮助：害羞、焦虑、抑郁或抑制型的儿童、情感表达有困难的个体，以及希望通过绘画远离烦恼、从中受益的人们。绘画是开启治疗的绝佳方法，它不仅能让参与者卸下防御，还能为治疗师提供丰富的诊断信息。

参考文献

Arlow, J. A., & Kadis, A. (1993). Finger painting. In C. E. Schaefer & D. M. Cangelosi (Eds.), *Play therapy techniques* (pp. 161–175). Northvale, NJ: Jason Aronson.

Bar-Sela, G., Atid, L., Danos, S., Gabay, N., & Epelbaum, R. (2007). Art therapy improved depression and influenced fatigue levels in cancer patients on chemotherapy. *Psycho-Oncology*, 16(11), 980– 984.

Encyclopedia of Stone Age Art. (n.d.). Stone Age cave painting prehistoric characteristics, origins, history, ideas.

Hutchinson, L. (2012). Using spin art in play therapy.

Shaw, R. F. (1938). *Finger painting.* Boston: Little, Brown.

32. 舞动游戏

运动是我们生活的媒介。

——Marian Chace

也许 Hokey Pokey 韵律舞的确意义非凡。

——无名

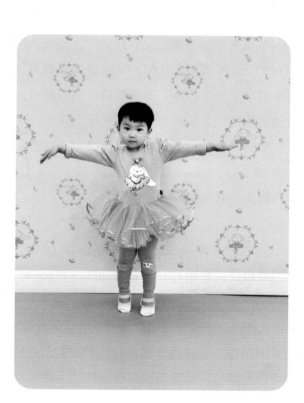

概述

舞动疗法（Dance/Movement Therapy，DMT）的理念是人的身体、心灵和精神是相互关联的。1966 年成立的美国舞蹈治疗协会（The American Dance Therapy Association，ADTA）把舞动疗法定义为"运动的心理治疗作用是进一步促进个人情感、认知、身体素质以及社会关系整合的过程"。长期以来，舞蹈已成为一种疗愈仪式。它被用于提高生育能力、治愈疾病以及哀悼逝者，此外，它还是世界各地文化中娱乐的来源。

19 世纪后期，欧美人意识到舞蹈会对舞者产生影响，能够带来情绪和情感的变化。Marian Chace 常被称为 DMT 的奠基人，她首次提出了 DMT 的概念。当意识到她的学生对在舞蹈中表达情感更感兴趣时，她开始使用舞蹈进行自我表达。这也使她成为华盛顿圣伊丽莎白医院的一员，在那里，她主导了"沟通之舞"项目，这标志着一项全新心理健康专业——DMT 的开启。1966 年，当 ADTA 成立时，Chace 是协会的第一任主席。自那时起，在医院、学校和私人诊所，舞蹈与其他运动技术就已经在各个年龄段的受众中被广泛使用。

舞动游戏疗法（Dance/Movement Play Therapy，DMPT）是一种综合的治疗方法，它将游戏治疗的理论与方法和舞动疗法相融合。这种治疗方法在 DMT 中增加了游戏治疗的独特性，例如：自发性、创造力、道具、想象、游戏、荒诞、欢乐和欢笑等，这些都对治疗有增强的效果（Teichart，2013）。它通过身体的运动来幽默地、隐喻地表达自我。DMPT 是一种综合的游戏治疗模式，它由多种理论支撑，在全球范围内受到广泛运用（Drewes、Bratton &

Schaefer，2011）。

基本原理

舞动游戏疗法能够带来许多益处。

⊙ 提供诊断性理解：充满乐趣的运动能够帮助治疗师增强对儿童的理解，例如：他们的压抑点，他们如何并从何处控制压力，以及社交 / 情感问题对他们有何种生理影响。

⊙ 自我表达：它提供了用比喻以及戏剧化的方式表达想法和情感的机会，这些想法和情感往往难以通过口头沟通。

⊙ 克服阻抗：儿童本性比成年人更活泼，他们喜欢蹦蹦跳跳、舞动以及参加其他好玩的活动，这能让他们放下防御，帮助他们与治疗师建立紧密的联系，并积极参与治疗。

⊙ 心理宣泄：趣味运动能够帮助儿童释放负面情绪，诸如：丧失、不公平感、分离和过度焦虑等，减轻焦虑和抑郁，让孩子们更无忧无虑地生活。这也能帮助他们更好地面对挫折，因为他们不再压抑令人心烦意乱的情绪。

⊙ 积极情绪：趣味运动带来欢笑和快乐，能促进释放让大脑感觉良好的神经递质——内啡肽。能够增强积极能量和乐观精神，缓解紧张，并且帮助人们在面临压力的情况下保持冷静。

⊙ 自我评价：趣味运动能够增强自信并且减少与抑郁和焦虑相关的症状。此外，它还能提高睡眠质量，缓解压力，让孩子们对自己的身体和生活都有掌控感。

⊙ 游戏玩法：许多游戏如《龙卷风和红灯》（ *Twister and Red Light* ）、《绿灯》（ *Green Light* ）中都使用了运动元素。这些游戏有助于增强孩子们的社交技能，例如：轮流依次游戏、公平游戏以及平和地对待输赢等。通过它们，孩子们学习到相互协作，既玩得更开心又培育了友谊。

游戏说明

舞蹈和运动可以以非结构化、自发的方式融入游戏治疗中，或者通过引入特定的游戏技术来满足儿童的临床需求。

适用年龄

3 岁及以上

游戏技巧

舞蹈绘画

Lite 和 Segal（2010）为减少 2 岁及以上儿童的焦虑引入了这一游戏。所需材料包括壁纸或工艺纸、可水洗颜料、盘子以及胶带。首先治疗师让孩子选择他喜欢的颜色，然后用颜料在其脚底着色，播放音乐，让孩子伴随音乐在纸上自由、快乐地跳舞。根据孩子的需求，治疗师可以选择播放舒缓或者动感的音乐。

踩脚丫和挤泡泡

Wunderlich（1997）为幼童引入了这一游戏，作为表达愤怒和挫折的工具。孩子的脚底被涂上颜色，让其在白纸上踩脚。接着，治疗师和孩子展开讨论：关于发泄愤怒的重要性，以及如何通过画踩脚画来发泄愤怒。此外，治疗师向孩子解释，当他感觉好了一些并且脚丫发热了，就意味着愤怒被发泄出来了。当他完成踩脚后，治疗师帮助孩子理顺他的情绪变化，并让他在脚尖上方画上愤怒的脸，而在脚底画上笑脸。

Wunderlich 也使用气泡包装纸来帮助儿童远离愤怒的情绪。他发现在挤破 10 个气泡后，大多数儿童都没那么生气了。此外，我们也发现把气泡包装纸贴在地板上，让孩子们兴高采烈地踩踏来发泄他们的愤怒，直至气泡全部被踩破，是一种有效的游戏方式。

围巾故事（Kaduson 和 Schaefer，1997）

在此游戏中，团队合力拉起一条大围巾，孩子们依次、自发地从围巾下方通过。治疗师讲述一个人参与各种运动的故事，在故事的不同节点，围巾被拎起，在围巾下方的孩子模仿并做出故事中人物的滑稽动作，治疗师为这些动作配上旁白。之后，孩子描述在运动过程中故事人物的情感和想法。

呼啦圈

1000 年前，希腊的儿童用棍子在地上滚竹圈，或套在腰上快速转圈。如今，在儿童个体和团体治疗中，治疗师使用呼啦圈作为舞蹈和运动的趣味形式。这一游戏侧重于改善孩子的精神面貌、帮助强身健体并提高专注力。

跟随游戏

Harvey（1990）开发了一个动态游戏治疗模型，融合了舞蹈、运动、游戏以及其他表达性艺术，其中之一就是跟随游戏。父母和孩子轮流跟随对方做出相应动作，包括跳跃、爬行、在地上打滚、翻越枕头堆等。这些及其他有趣的体能互动可以帮助建立孩子对父母的依恋。

定格游戏

在这个游戏中，孩子们在小组治疗中跟随音乐跳舞。当治疗师暂停音乐，所有人原地不动。孩子们根据音乐的节奏调整舞蹈节奏。

古怪舞蹈游戏

在团体治疗中，治疗师播放欢快的音乐并开始跳舞，所有团体成员必须严格模仿治疗师的舞蹈动作，不论这些动作有多古怪。30 秒后，治疗师点出其中一名孩子的名字，请他做出自己的舞蹈动作，其他成员进行相应模仿。

情感动作游戏

让孩子做出一个动作（或姿势）来表现一种情感，例如生气或害怕。

实证结论

该游戏技术尚待实证研究。

238

适用范畴

以有趣的方式运动和舞蹈，对儿童来说是一种有益的、愉悦的和促进发展的活动。由于它的趣味性和安全性，它能够帮助放松防御，并让儿童积极参与治疗。同时，它能帮助提升内啡肽水平，从而缓解抑郁。此外，作为发泄方式，它能够减轻焦虑，并帮助害羞和压抑的儿童表达自我。

多动症和行为困难的儿童常常会觉得坐立不安，也很难直接跟治疗师对话。但是，他们喜爱体能活动，身处其中能消耗能量并降低身体的兴奋程度。

参考文献

Drewes, A., Bratton, S., & Schaefer, C. E. (Eds.). (2011). *Integrative play therapy. Hoboken,* NJ: Wiley.

Harvey, S. (1990). Dynamic play therapy: An integrated expressive art approach to the family therapy of young children. *Arts in Psychotherapy,* 17, 239–246.

Kaduson, H. G., & Schaefer, C. E. (Eds.). (1997). *101 favorite play therapy techniques. Northvale,* NJ: Jason Aronson.

Lite, L., & Segal, S. (2010, September 10). Dance painting reduces stress and eases anxiety in preschoolers.

Teichart, A. (2013). *The phenomenon of play within a dance/movement setting with adults.* Unpublished master's thesis, Columbia College, Chicago.

Wunderlich, C. (1997). Stomping feet and bubble popping. In H. G. Kaduson & C. E. Schaefer (Eds.),*101 favorite play therapy techniques* (pp. 283–285). Northvale, NJ: Jason Aronson.

33. 家庭绘画游戏

当儿童能够在脑海中捕捉画面，并把它转绘至纸上，它就成了一个行为对象。

——Nancy Boyd Webb

概述

Goodenough（1926）引入了利用人物画像来评估成长成熟度的概念。自那时起，出于评估和治疗目的，治疗师们开发了各种绘画技术。通常，儿童能够在绘画中表达他们用语言或写作无法表达的想法和情感。Hulse（1951，1952）首次提出使用儿童绘画作为手段，从儿童的视角来探究他的家庭关系。对大部分儿童来说，在制定有效的治疗计划前，充分了解他们的家庭动力至关重要。

基本原理

家庭绘画技术具有投射和疗愈的特性，能使儿童在诸多方面受益。

- 工作联盟：绘画活动能够帮助那些内心阻抗以及情感表达困难的儿童。此外，家庭绘画技术具有心理投射的特性，能够给治疗师提供儿童关系的概貌，帮助他们更好地理解儿童的认知和需求。这一临床洞察能够帮助治疗师协调并回应孩子，形成相互信任的关系。
- 积极情绪：各个年龄段的儿童都认为绘画是令人愉悦且放松的。此外，绘画能短期改善情绪（Drake & Winner，2013）。
- 沟通：家庭绘画技术为儿童提供了一种非语言的方式，传达对家庭成员的情感、认知、态度和需求。这些信息在画作尺寸、风格、画中人物面部及身体特征、画面位置等指标中都能显露端倪。

✈ **游戏说明**

适用年龄

6—12 岁

材料准备

铅笔和一张空白纸。

242

游戏技巧

首先，治疗师给出一个简单的指令："画一张你的全家福吧，包括你自己哟。"然后，请孩子指出画面中的人物，并让他谈一谈任何有关这幅画的内容。记录的角度诸如人物的相对大小、人物间的距离、人物在画面的分布。此外，画下每一位家庭成员的顺序、铅笔笔画力度、阴影和颜色，以及家庭成员（包括孩子）是否被遗漏或者夸大都值得注意（Klepsch & Logie，1982）。

衍生游戏

儿童与家长的家庭绘画

Shearn 和 Russel（1970）扩展了家庭绘画技术，从儿童及其一位或多位家长那里获得他们分别所作的家庭绘画。通过对比孩子跟家长的画作，能够更有针对性地了解家庭成员的情感、认知、角色、动态以及家庭的总体氛围。

家庭绘画 / 讲故事

在这一技术（Roosa，1981）中，首先请孩子画出他的家庭绘画。接着，请孩子进行故事描述："在画面中，你的家人在做什么？另外，说说看在这之前发生了什么？每个人分别有什么感受？故事的结局是什么？"

家庭绘画访谈

对于特别沉默寡言或口头表达能力受限的儿童，Grunes（1979）建议治疗师就孩子的家庭绘画进行一系列的提问，例如："谁是最强壮的？谁最爱爸爸？"如有需要，孩子可以在他的画上指出相应的人物。

动态家庭绘画

Burns 和 Kaufman（1970）提出了家庭绘画技术的一项变体，称之为动态家庭绘画（Kinetic Family Drawing，KFD）。它已成为广泛使用的诊断工具，适用于 6—16 岁的儿童。不同于更侧重于静止人物的家庭绘画技术，KFD 的指引和分析都强调行为以及家庭的运作方式。给孩子的指引为："画出你家中的每一位成员——包括你自己——正在做的某件事。尝试画出整个人物，不要用卡通或者棍子人的形式。记住，让画面中的每个人都是在做些什么的"（Burns & Kaufman，2013）。当画作完成，请孩子指出每一个人物以及他正在做什么。这能够提供更多有关孩子所感知的家庭动态、互动以及情感关系的信息。

KFD 有一个综合评分系统，涉及 4 大类：行为、身体特征、距离、界限与位置，以及表现形式。行为指的是画作的内容或主题（例如：合作、养育以及紧张冲突等）。身体特征指面部表情、身体组成部分、人物的大小等。距离、界限与位置包括人物的朝向以及他们之间的距离。最后，表现形式是指儿童在纸上组织人物的方式。

感官/动态的手掌家庭画（Filley，2003）

该技术需要纸张、记号笔、蜡笔或其他书写材料。首先，治疗师或父母/照料者在纸上描绘出孩子的手掌，由孩子指定每一根手指所对应的家庭成员并画上相应的人物，可以用符号来代表所画人物或写下他的名字。在手腕部分，孩子可以写下或画出他人生中其他重要的人或者将家人连接在一起的东西（如运动、音乐和争吵等）。在掌中的位置，孩子可以画出符号、家人一起做的事情等。当该游戏由家庭成员或父母儿童一起参与时，每位家庭成员单独完成他自己的手掌画。可以使用颜料、布或黏土来增强感官体验。

制作家庭画

Kaduson（2003）针对精细动作完成困难、完美主义以及由于认为自己不是好画家而不愿意作画的儿童创建了这一游戏，非常适合缺乏绘画技巧的幼童。在作画之前，治疗师剪切好孩子在家庭画中通常会画的部件，包括脸部、衬衫、裤子、短裙、连衣裙、鞋子、桌椅、球等。这一步骤的重点是给孩子提供多种表达和风格，让他们自由选择，按照自己想要的方式去呈现。将剪好的图形放入盒子，这样孩子能从盒子中看到大部分的图形。准备一张纸以及一支胶棒，指引孩子们创建一张他的家庭照。该游戏只需有足够的部件，适用于团体和家庭。

家庭互动图

Truax（2003）为6—12岁的儿童创造了这项游戏技术。给孩子绘图纸和彩色记号笔、铅笔或蜡笔，指引他画出每位家庭成员并在下方标注每个人的名字。生活在一个以上家庭的儿童被要求把这张纸对折，并在折好的独立纸张区域中画出每个家庭组。之后，孩子选择一种颜色代表大家相处得很融洽，并用线条连接所有相处良好的人物。此外，用不同的颜色用来表示相处不好、常常争吵打架的人物等。这项技术对于寄养、离婚以及家庭状况复杂的儿童尤其有效。

群组画像测试

类似家庭绘画的评估工具已被用于评估和理解儿童与家庭之外个人的主

要关系。Hare 和 Hare（1956）提出了群组画像测验，以评估儿童友谊的作用和动力。在该技巧中，孩子画出他喜欢与之一起玩耍的同龄人，以及喜欢与他们一起进行的活动。

Kutnick（1978）提出了一个相似的工具——教室画像技术，以评估和理解儿童对学校的看法和体验。在该技术中，孩子需要绘制一张教室里有人的画。对画作的讨论和分析侧重于人们及其行为、教室和内含的物件，以及对教师的描绘（Klepsch & Logie，1982）。

实证结论

（1）Daren（1975）对比了 239 名非裔美国、波多黎各和高加索家庭成员提交给一家精神疾病诊所的家庭绘画。研究员对画作大小、细节和家庭成员数量进行了评分。结果显示各组人群间存在显著的画作大小差异。尤其是相较其他群组，非裔美国人的画作中母亲的画像更大。在所有群体中，儿童往往画出了相比实际生活中更大的家庭。

（2）Piperno、Di Biasi 和 Levi（2007）发现：5—10 岁、受到身体和 / 或性虐待的儿童，很可能会把他们的主要照顾者排除在家庭绘画之外。

（3）Gardano（1988）将拥有酗酒的父亲的儿童的家庭绘画与对照组的画作进行了对比。有酗酒的父亲的孩子将家庭成员画成相似的大小，但成员间的距离更大，而对照组中的孩子通常将家庭成员画成不同的大小但相互间的距离更近。实验组中母亲和父亲之间的距离有很大的差异，他们的绘画表现出一种普遍的脱离意识。此外，对照组画作中母亲的尺寸更大。

（4）Gross 和 Hayne（1998）测试了绘画对幼童使用语言反应情感体验的影响。孩子们被要求作画，然后讲述让他们觉得快乐、忧伤、害怕或愤怒的情境。相较于不给画画机会的孩子，被给予绘画和诉说机会的孩子给出了更多情感体验的信息。研究表明，绘画往往能够增强幼儿表达丰富情感体验的能力。

适用范畴

　　家庭绘画游戏技术适用于所有存在表达问题的儿童。作为一种投射工具，这一技术使孩子们能够传达他们可能没意识到的或是无法用语言表达的感觉、情感和感知。这对于那些不说话、害羞或压抑的孩子，以及隐藏感情的儿童非常有帮助。

　　家庭绘画游戏技术也是一种有用的诊断工具，尤其在治疗的介入或开始阶段。观察儿童对这项任务的态度并注意家庭绘画的内容，能让治疗师更好地了解儿童的需求和面临的困境。这些信息对于发展信任关系和制定治疗规划非常有用。例如：如果孩子在画中传达出父母是专横的（这一信息在历史和 / 或临床观察中得到了支持），那么以来访者为中心的治疗方法可能更有益处。反之，如果儿童表达了对结构和指引的需要，则表明需要一种更具指导意义的结构化治疗方法。

参考文献

Burns, R. C., & Kaufman, S. H. (1970). *Kinetic family drawings (K-F-D)*. New York: Brunner/Mazel.

Burns, R. C., & Kaufman, S. H. (2013). *Actions, styles, and symbols in kinetic family drawings (K-F-D): An interpretive manual.* New York: Brunner/Mazel.

Daren, S. (1975). An empirical evaluation of the validity of the draw-a-family test. *Journal of Clinical Psychology,* 31, 542–546.

Drake, J. E., & Winner, E. (2013). How children use drawing to regulate their emotions. *Cognition and Emotion*, 27(3), 512–520.

Filley, D. K. (2003). Sensory/kinetic hand family drawing. In H. G. Kaduson & C. E. Schaefer, *101 favorite play therapy techniques* (Vol. 3, pp. 42–45). Northvale, NJ: Jason Aronson.

Gardano, A. (1988). *A revised scoring method for kinetic family drawings and its implication to the evaluation of family structure with an emphasis on children from alcoholic families.* Unpublished doctoral dissertation, George Washington University.

Goodenough, F. L. (1926). *Measurement of intelligence by drawings.* New York: Harcourt, Brace & World.

Gross, J., & Hayne, H. (1998). Drawing facilitates children's verbal reports of emotionally laden events. *Journal of Experimental Psychology: Applied, 4,* 163–179.

Grunes, W. (1979). The Grunes' "which one" interview procedure. *Journal of Learning Disabilities,* 12, 146–149.

Hare, A. P., & Hare, R. T. (1956). The draw-a-group test. *Journal of Genetic Psychology, 89,* 51–59.

Hulse, W. (1952). Childhood conflict expressed through family drawings. *Journal of Projective Techniques,* 16(1), 66–79.

Hulse, W. C. (1951). The emotionally disturbed child draws his family. *Quarterly Journal of Child Behavior,* 3, 152–174.

Kaduson, H. G. (2003). Make a family drawing. In H. G. Kaduson & C. E. Schaefer (Eds.), *101 favorite play therapy techniques* (Vol. 3, pp. 93–95). Northvale, NJ: Jason Aronson.

Klepsch, M., & Logie, L. (1982). *Children draw and tell: An introduction to the projective uses of children's human figure drawings.* New York: Brunner/Mazel.

Kutnick, P. (1978). Children's drawings of their classrooms: Development and social maturity. *Child Study Journal,* 8, 175–185.

Piperno, F., Di Biasi, G., & Levi, G. (2007). Evaluation of family drawings of physically and sexually abused children. *European Child and Adolescent Psychiatry*, 16, 389–397.

Roosa, L. (1981). The family drawing/storytelling technique: An approach to assessment of family dynamics. *Elementary School Guidance and Counseling*, 15, 269–272.

Shearn, C. R., & Russel, K. R. (1970). Use of the family drawing technique for studying parent–child interaction. *Journal of Projective Techniques and Personality Assessment*, 33(1),

35–44.

Truax, K. (2003). Family interaction diagram. In H. G. Kaduson & C. E. Schaefer (Eds.), *101 favorite play therapy techniques* (Vol. 3, pp. 93–95). Northvale, NJ: Jason Aronson.

34. 家庭雕塑游戏

　　父母的每一句话、面部表情、手势或动作都会传递给孩子一些关于自我价值的信息。遗憾的是，很多父母并没有意识到他们传递给孩子的是何种信息。

——Virginia Satir

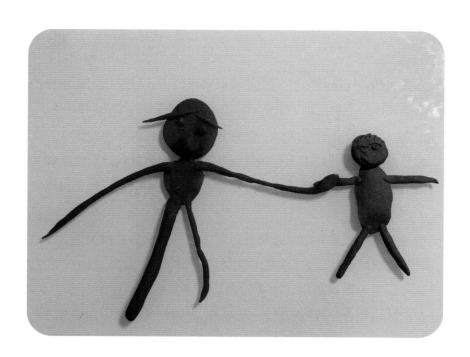

概述

家庭雕塑是一种家庭治疗技术，广泛运用于家庭动力的评估。它的来源可以追溯到 Minuchin（1974）提出的观察和控制家庭成员之间空间亲密度和距离的重要性。它可以提供对家庭结构问题的洞察，包括边界、凝聚力、联盟、层级和疏远。作为游戏疗法的工具，家庭雕塑能够帮助儿童将难以表达的感情和感觉转化到外在的简图或雕塑中（Simon，1972）。

基本原理

家庭雕塑是强大的评估工具、很有价值的辅助治疗手段。它提供了许多治疗益处。

⊙ 自我表达：这项技术使儿童能够以有形的方式展现他们对家庭的内在感受和体验。它提供了丰富的视觉表现，如：情感联盟和冲突，亲近、距离、限制、养育、联结、包容和孤立的家庭内部系统模式。在大多数儿童无法进行口头表达，或需要花费过多的时间才能发现相关信息的情况下，家庭雕塑技术无疑能够高效地为制定治疗计划提供有价值的信息。

⊙ 增进关系：家庭雕塑的过程可以加强家庭内部的移情关系。家庭成员看到雕塑后会对孩子看待家庭的方式有所了解，这远比语言更有力量。此外，它对促进理解、改善沟通和增进家庭的亲密关系非常有帮助。在集体治疗中完成雕塑时，小组成员对彼此的感受、立场和挣扎会有新的理解。在治疗过程中，他们经常相互提供支持和替代解决方案，从而可能因此而形成更密切的关系。

⊙ 解决冲突：家庭雕塑的说明性特点突出了问题行为，因此，它是解决家庭和同伴冲突的有效工具。

⊙ 增强能力：家庭雕塑让孩子雕刻自己的家庭经历，从而实现赋权，增强孩子的自我意识。

游戏说明

适用年龄

家庭雕塑的形式多种多样，适合 6 岁及以上的儿童。唯一的要求是孩子们能够理解指引。

游戏技巧

首先告诉孩子要通过将家庭成员组合摆放来创建一个家庭雕塑，用雕塑来反映家庭目前的情况或家庭成员间互动的典型方式。由孩子来控制家庭成员的特定姿势、表情和彼此间的距离，以传达孩子对其家庭动力的内在体验。有时，最初的雕塑可以是移动的，以展现一系列的互动或事件。期间可以使用道具，例如：使用绳子让家庭成员参与到拔河游戏中，来体现成员处于相反的方向。

Perkins（1999）描述了 3 种家庭雕塑的基本类型：在第一种类型中，在家庭治疗期间，运用现实中的家庭成员组成雕塑；在第二种类型中，作为团体咨询的一部分，使用替代者来代表家庭成员，期间团体成员依次给他们的家庭赋予造型。在第三种类型中，使用家庭成员的象征性表达，可以包括木偶、家庭成员的画像、微型玩偶、玩具或其他创造性的艺术材料，如黏土。

以下描述了几个象征性的家庭雕塑。

衍生游戏

家庭雕塑与玩偶

Haslam（2010）为了帮助家庭成员使用多感官媒介来表达情感引入了这一游戏。家庭成员轮流选择玩偶来代表家庭中的每个人，并通过玩偶表达在家里的感觉。玩偶可以紧密地靠在一起，或相距甚远；在开放的空间，或隐藏起来。在每个人都为玩偶设置好造型后，治疗师要求他们讲述他们所创造的场景，并描述玩偶的情感。此外，其他家庭成员被要求就玩偶的造型以及其提示的情感和想法进行表达。游戏的重点是探索性，旨在为家庭提供积极的体验。

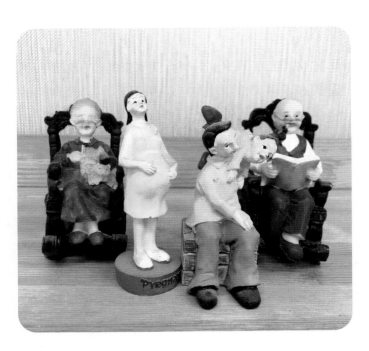

黏土家庭造型

由儿童设计每个家庭成员的黏土表现形式，来呈现人物的个性和角色。当所有成员的黏土造型都完成后，孩子将它们根据彼此间的关系放在一起，来表达关系和互动。

Kyebaek 家庭造型

使用一套特别设计的 17 个硬木人像和 1 只宠物。在这项技术（Berry、Hurley & Worthington，1990）中，孩子使用一个类似棋盘的网格板和这些小木雕来描绘家庭成员间的距离。距离可以客观和主观地进行测量。

家庭系统测试（Gehring & Wyler，1986）

孩子使用一组木质玩偶和一张网格板来描绘典型的或理想的家庭关系，主要考察 2 个维度：凝聚力（情感亲密）和层级（权力）。它是一种快速、易于管理、引人入胜的工具，可用于个别儿童 / 青少年、核心家庭和大家庭治疗。

实证结论

（1）Berry 和同事（1990）研究了至少包含 1 位青少年和 2 位父母的 31 个家庭。他们使用 Kyebaek 家庭雕塑技术（Kyebaek Family Sculpture Technique，KFST）来评估家庭成员之间的情感距离，并将其与家庭适应性和凝聚力评估表 III（Family Adaptability and Cohesion Evaluation Scale III，FACES III）所测得的凝聚力进行对比。结果表明，KFST 测评出的家庭情感距离与 FACES III 测评出的家庭凝聚力显著相关，支持 KFST 的聚合效度。

（2）Gehring 和 Marti（1993）发现：在家庭系统测试中，接受治疗的儿童与未接受治疗的儿童相比存在更低的可能性，把他们的家庭描绘成有凝聚力、适中的层级或有明显的代沟的。

适用范畴

家庭雕塑是一项非常有用的技术，被大范围用于评估儿童、青少年来访者的家庭动力。它使家庭结构迅速而显著地变得可见（Hartman & Laird，1983），对存在依赖、监护问题、父母虐待或忽视相关问题的儿童而言是有益的。家庭雕塑对语言能力较差、洞察力有限、对立倾向和家庭关系有问题的儿童尤其有帮助。

参考文献

Berry, J. T., Hurley, J. H., & Worthington, E. L. (1990). Empirical validity of the Kvebaek family sculpture technique. *American Journal of Family Therapy*, 18(1), 19–31.

Gehring, T., & Marti, D. (1993). The Family System Test: Differences in perception of family structure between nonclinical and clinical children. *Journal of Child Psychology,* 34(3), 363–372.

Gehring, T. M., & Wyler, I. L. (1986). Family System Test (FAST): A three-dimensional approach to investigate family relationships. *Child Psychiatry and Human Development*, 16, 235–248.

Hartman, A., & Laird, J. (1983). *Family-centered social work practice.* New York: Free Press.

Haslam, D. (2010). Family sculpting with puppets. In L. Lowenstein (Ed.), *Creative family therapy techniques: Play, art, and expressive therapies to engage children in family sessions* (pp. 138–141). Toronto: Champion Press.

Minuchin, S. (1974). *Family and family therapy*. London: Tavistock.

Perkins, M. R. (1999). An introduction to family sculpting, version 1.9.

35. 音乐游戏

当言语无力时，用音乐来诉说。

——Hans Christian Andersen

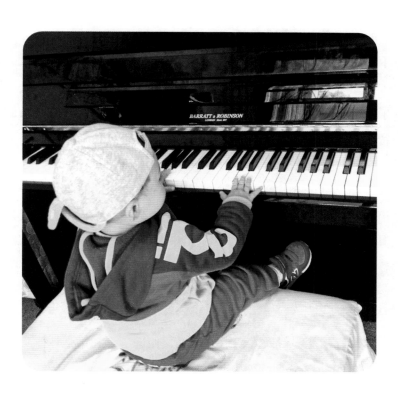

概述

孩子们从很小的时候就喜欢用自己的声音和各种物件来发出声响。自远古时代起，音乐的治疗价值就得到了认可：古埃及人配合音乐念咒治疗疾病；希腊医生用长笛和里拉琴来治疗疾病，利用振动改善消化和催眠；美洲原住民在疗愈仪式上使用了各式各样的鼓、摇铃和声乐。数千年前，亚里士多德指出音乐可以唤起强烈的情绪，并净化灵魂。

最早的音乐疗法可以追溯至 1789 年，出现在一篇杂志文章上《从生理上思考音乐》（*Music Physically Considered*）。然而，直到第一次世界大战、第二次世界大战结束后，音乐家们开始为那些饱受身体和情感创伤的老兵们演奏时，音乐对于情感疗愈的意义才得以彰显（美国音乐治疗协会，2015）。从那时起，音乐就被用来抚慰、刺激、激发和吸引具有各种临床需求和出现问题的个体。它已被用于医院、学校和私人诊所，适合所有年龄段的儿童。

Bender 和 Woltman（1941）首次提出以音乐为辅助的游戏疗法，指出了其在非语言沟通中的价值。在音乐游戏治疗中，为儿童提供音乐玩具和乐器以增强其自我表达和沟通能力。音乐疗法是一个需要大量训练的专业领域，而音乐游戏疗法则与之不同，并不需要治疗师具有这样的音乐背景。

基本原理

研究表明音乐能够帮助人们了解情感、促进学习和增强注意力［儿童音乐研讨会（Children's Music Workshop），2014］。此外，儿童天生就喜欢音乐，它在游戏治疗中有很多益处。

- 克服阻抗：在治疗的开始阶段，熟悉的音乐和 / 或在游戏室中摆放乐器可以帮助儿童缓解焦虑，从而放松其防御，帮助治疗师建立工作同盟。

- 创造性思维：音乐提升了创造性思维能力。它可以通过想象和游戏来寻求各种解决方案，从而帮助孩子们解决问题。

- 自我表达：音乐为孩子们表达感情、思想、想法和喜好提供了一种安全、愉悦的方式。它减轻了顾虑，并建立了信心。

- 积极情绪：唱歌、哼歌、简单地听音乐或把玩乐器可以培养孩子的想象力，并减轻日常生活的压力。此外，舒缓的音乐能被作为一种放松、压力管理与减轻疼痛的工具。

- 提升能力：音乐固有的特性和情感张力使它成为教授概念和思想的有益工具（Merzenich，2010）。研究表明：将新信息与孩子们熟悉的歌曲联系起来可以提高他们的学习能力（儿童音乐研讨会，2014）。音乐是一种有趣的辅助记忆工具，能够标记信息，增强记忆和学习能力。在游戏治疗中使用时，可以帮助孩子们记住讨论和学习新技能。

- 执行功能：音乐与空间智能（准确感知世界以形成心理图像的能力）之间存在着因果联系。这种能力使孩子们能够将多种元素联系在一起形成思维图像，这对规划以及解决问题至关重要（儿童音乐研讨会，2014）。

- 自我评价：由于音乐有助于引发与学习新技能有关的自我效能感，它可以对孩子的自尊产生积极的影响。此外，学习演奏乐器可以帮助孩子战胜恐惧，并有助于其拥有掌控感。

- 增进关系：在团体治疗中使用音乐可以促进沟通，增进人际关系。

✈ **游戏说明**

适用年龄

3 岁及以上

材料准备

各种简单的音乐制作工具——例如沙球、鼓、铃铛或沙锤，CD 播放器或便携音乐播放端口、玩具麦克风，以及选出的关于自尊、情感和友谊的曲目，都对治疗很有帮助。

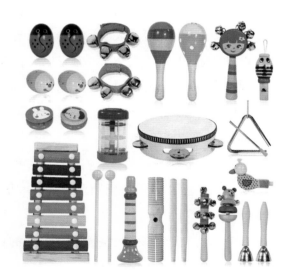

游戏技巧

音乐游戏技术将音乐与游戏相融合，包含了各种形式的音乐，如歌唱、哼唱、乐器演奏、作曲、使用背景音乐、听歌词和表演。这些技术都可以在游戏室中使用，用于个人、家庭和团体治疗。Carmichael（2002）建议治疗师首先展示音乐素材，然后用一句话来组织游戏，比如："我想你今天可能想玩玩音乐。"然后，孩子可以自由地按照其意愿游戏或歌唱。随后，孩子可以通过演奏某种特定乐器或演唱某首特定的歌曲来寻求结构性（Moreno，1985）。

衍生游戏

歌曲游戏

歌曲游戏使用歌曲歌词来引导学龄前儿童用充满趣味的方式活动身体。例如《变戏法》（The Hokey Pokey）、《身体部位歌》（Head, Shoulders, Knees and Toes）和《我是一只小茶壶》（I'm a Little Teapot）等。歌曲游戏能促进大脑执行功能，因为孩子们必须跟随特定韵律活动，并且与歌词和动作、音乐同步。

治疗师创作的歌曲

Carmichael（2002）提出了这样的想法：为孩子制作一首歌曲，唱给他听，并邀请孩子更改歌词或添加更多的歌曲段落。

音乐绘画

在听音乐时，让孩子画出（或上色）带给他的想法或感受的图画。

舞蹈游戏

播放音乐，让孩子们非常快速和非常缓慢地舞蹈。"定格舞蹈"非常有趣，当然，它可以变得更具挑战性，让孩子们定格在特定的动作（例如：将双手举高）。

拍手游戏

有节奏的拍手能够强化对儿童抑制的控制并提高认知灵活性。在许多文化中，它受到一代又一代儿童的欢迎。

非定向音乐游戏疗法

Moreno（1985）开发了这一音乐游戏治疗的模型，它将音乐疗法与非定向游戏疗法的基本理念和概念相融合。游戏室配备了乐器，孩子有机会通过演奏来表达情感。Moreno 认为乐器结构与非结构的二元性在治疗过程中能够带来益处。由于乐器在音调和节奏方面存在限制，这造就了乐器的结构性——例如钢琴键必须按下，而长笛则必须吹奏。非结构性是指通过音调和节奏来诠释各种情绪。Moreno 认为当孩子从探索乐器到要求学习旋律时，二元性就会发生变化。他坚信当孩子在治疗之外使用音乐来表达情感时，治疗的目标就达到了。

长笛或录音机

Freeman（1997）在"辅助、促进和增强治疗"的理念中提出了这一技术，作为治疗的辅助。他强调这一技术有助于帮助儿童参与治疗，鼓励其与治疗师的互动，传授新技能，培养自尊，并识别变化和发展。所需材料包括一支长笛或一台录音机、Hoenack 撰写的《让我们歌唱与演奏音乐书》（*Let's Sing and Play Music Book*）（1986）以及向孩子教授乐器前治疗师需阅读的一本指导书。治疗师首先教孩子如何握住乐器，从 B 指位开始，到 A 指位，直到最后的 G 指位。在针对 3 个音符（B、A、G）的少量练习后，孩子尝试演奏 Hoenack 音乐书的第一首歌曲，并且在学习下一个音符前逐步演奏书中其他的歌曲。

实证结论

（1）Kim、Wigram 和 Gold（2009）发现：相较于没有音乐的游戏治疗，孤独症儿童在音乐治疗期间表现出更多的情感表达和社交参与；此外，与没有音乐的游戏治疗相比，这些孩子在音乐治疗中更频繁地回应治疗师的要求。

（2）Hendon 和 Bohon（2008）指出：1—12 岁的住院儿童在音乐治疗中比在游戏治疗中更快乐。

（3）在一项涉及 96 位 4 岁儿童联合音乐制作的研究中，Kirschner 和 Tomasello（2010）指出这些儿童随后增加了他们的自发、合作和互助的行为。

（4）在最近一项关于音乐剧的研究评论中，Pound（2010）总结到，它促进了广泛的适应行为，包括社会互动、自我表达、情绪理解和自我调节。

（5）Loewy、Stewart、Dassler、Telsey 和 Homel（2013）研究了音乐对272 例早产儿生命体征、喂养和睡眠模式的影响。他们研究了三种音乐的效果：婴儿父母选择和演唱的摇篮曲、模拟子宫声音的"海洋圆盘"和一个鼓状的用来模拟双音心跳节律的乐器。这两种乐器由认证的音乐治疗师现场演奏，他们将音乐与婴儿的呼吸和心跳节奏相匹配，结果显示它们都有助于降低心率。然而，唱歌是最有效的方式，唱歌增加了婴儿保持安静的时间，同时降低了父母的压力水平，并加强了亲密关系。对于帮助父母与患有依恋障碍的大一点的孩子建立亲密关系也很有意义。

适用范畴

对于喜爱音乐的儿童来说，音乐游戏是一种有效的治疗方法。它有助于儿童和青少年参与治疗；让害羞、焦虑、不擅长运用语言和压抑的个体放飞自我，增进沟通；提高阿斯伯格综合征患儿的情绪表达和社交反应能力；减少抑郁和焦虑；辅助人生事件的记忆。同时，音乐游戏也能促进社会化，这使它能够帮助到发育迟缓和社交技能缺失的儿童。

American Music Therapy Association. (2015). History of music therapy.

Bender, L., & Woltman, A. G. (1941). Play and psychotherapy. *Nervous Child*, 11, 17–42.

Carmichael, K. (2002). Music play therapy. In C. E. Schaefer & D. M. Cangelosi (Eds.), *Play therapy techniques* (2nd ed.). Northvale, NJ: Jason Aronson.

Children's Music Workshop. (20014, November 29). Twelve benefits of music education.

Freeman, R. W. (1997). The song flute or recorder. In H. G. Kaduson & C. E. Schaefer (Eds.), *101 favorite play therapy techniques* (pp. 347–352). Northvale, NJ: Jason Aronson.

Hendon, C., & Bohon, L. M. (2008). Hospitalized children's mood differences during play and music therapy. *Child: Care, Health, and Development*, 34(2), 141–144.

Hoenack, P. (1986). *Let's sing and play, book 1*. Bethesda, MD: Music for Young People.

Kim, J., Wigram, T., & Gold, C. (2009). Emotional, motivational, and interpersonal responsiveness of children with autism in improvisational music therapy. *Autism*, 13(4), 389–409.

Kirschner, S., & Tomasello, M. (2010). Joint music making promotes social behavior in 4-year-old children. *Evolution and Human Behavior*, 31(5), 354–364.

Loewy, J., Stewart, K., Dassler, A. M., Telsey, A., & Homel, P. (2013). The effects of music therapy on vital signs, feeding, and sleep in premature infants. *Pediatrics*, 131(5), 902–918.

Merzenich, K. (2010). Top 12 brain-based reasons why music as therapy works. Neuroscience.

Moreno, J. (1985). Music play therapy: An integrated approach. *Arts in Psychotherapy*, 12(1), 17–23.

Pound, L. (2010). Playing music. In J. Moyles (Ed.), *The excellence of play* (pp. 139–153). Maidenhead,UK: Open University Press.

第五部分

意象与幻想技术

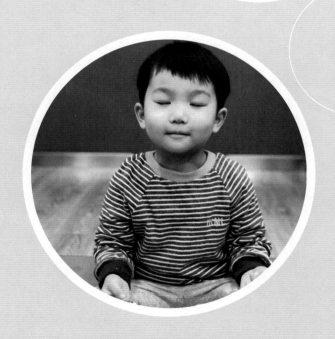

36. 引导式意象游戏

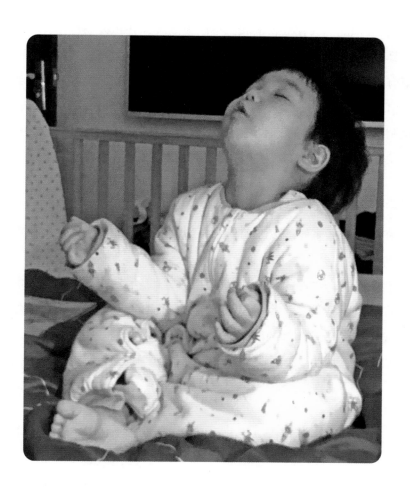

✈ 概述

在心理治疗中使用意象已有很长的历史。作为该领域的先驱，Desoille（1945）于 20 世纪 20 年代开发了"引导式白日梦"的方法作为治疗工具。Desoille 引导他的病人在放松的状态下闭上双眼，并积极畅想相关主题，如接近一个具有威胁性的典型人物。

脑海中的形象或图像是感官或感性体验的心理表征，它在没有刺激物的情况下出现，产生真实的体验（Richardson，1969；Sherrod & Singer，1984）。意象是制作和处理图像的艺术（例如，构建森林或海滨的心理图像），治疗师可以开发与激励使用意象作为应对技巧的能力。

✈ 基本原理

⊙ 在语言占据主导地位之前，意象为人们提供了接触早期生活重大事件的机会。

⊙ 想象更能绕过防御心理，从而为探索心理治疗提供更广阔的领域。

⊙ 许多案例表明，在引导式意象中，隐喻的治疗价值似乎会在治疗师或来访者缺乏解释的洞察力的情况下引发治疗变化（Desoille，1961；Klinger，1980）。

意象重建和排演

概述

几十年来，治疗师一直在帮助儿童改变不舒适的故事、意象和梦境的结局（Gardner，1971）。最新的一种治疗儿童噩梦的衍生方法是意象重建与排演。

基本原理

这种认知行为技术的基本原理是：想象比语言教学更具有情感和记忆效果。此外，创造和实践一个噩梦的可控结局能够消除可怕的内容，并将之前的无助感与脆弱感转变为力量感与掌控感。

游戏说明

适用年龄

4—8 岁

游戏技巧

这种形式的引导式意象涉及帮助孩子重塑一个反复出现的噩梦，从而创造更为积极的结局（Halliday，1987；Krakow，2001）。白天的时候，告诉孩子可怕的梦境就像我们自编自导的电影，它们并不真实，我们可以改变它们使它们变得不那么可怕。然后，询问孩子他希望在梦中发生什么，这样他就不会害怕了。这个过程就像是对想象力的自信训练。

Siegel（1998）和 Krakow（2001）创建了意象重塑理论，作为噩梦缓解疗法的 4 个组成部分之一。在这个策略中，孩子们首先得到来自父母情感与身体上第一时间的安慰，这样他们在噩梦过后能感到安全与舒适。第二天，父母利用梦境重塑来帮助孩子改变噩梦的某些方面，使它不那么吓人，并培养孩子对梦境的掌控感——例如，他可以与梦境中的怪兽做朋友，抑或怪兽是无害的，可以被捉弄、并被超级英雄驱赶的。第三步是演练，让孩子使用与梦境相关的小玩具来表演和练习在其掌控下的新结局。这种有趣的练习在连续 3 天内进行，每天持续 10 ~ 20 分钟，或者直至孩子实现掌控感。如果孩子不愿意在家练习，治疗师可以在疗程中演绎出积极的结局。在该方法的最终解决阶段，家长和治疗师寻找发现和解决持续引发噩梦的根源（如欺凌、虐待）。

衍生游戏

在儿童治疗师 Kerri Golding Oransky（2011）撰写的《扎克如何获得 Z——摆脱噩梦指南》（*How Zac Got His Z's: A Guide to Getting Rid of Nightmares*）一书中，讲述了一个男孩习得了神秘的梦境重建技能，从此能够成功消除他噩梦的故事。这本书受到了家长们的一致好评。

实证结论

（1）迄今为止，意象重建和排演技术已获得了大量的研究支持，以治疗儿童、青少年和成人经常发生的噩梦（Simard & Nielsen，2009）。例如，St-Onge、Mercier 和 De Koninck（2009）调查了意象排演疗法（imagery rehearsal therapy，IRT）在 20 位被中度至重度噩梦困扰的学龄儿童中的使用情况。孩子们被随机分配到 IRT 组或等待控制组。与等待组相比，IRT 干预大大降低了被治疗组的噩梦频率。在 9 个月的随访期间内，噩梦减少的疗效维持得很好。

（2）由 Hansen、Hofling、Kroner-Barowik、Strangier 和 Steil（2013）对长期噩梦心理治疗效果进行深度分析，研究结果显示：使用意象对抗噩梦内容或意象重建与排演这 2 种干预措施都非常有效。

适用范畴

意象重塑和演练技术已被发现在减少学龄儿童噩梦频率上特别有效。同时，对帮助重建儿童的创伤记忆和患有创伤后应激障碍的成人，它也非常有效（Casement & Swanson，2012；Hackman，2011）。

使用禁忌

在缺乏与治疗师的信任的情况下，不应使用引导式意象，因为它可能对那些孤僻或极度精神错乱的来访者有害。

引导式放松意象

概述

使用意象来强化身心健康的历史可以追溯到古代，来自亚述、巴比伦和希腊的历史描述了使用意象来治疗饱经病痛折磨的人们的仪式。此外，长期以来，意象一直是弗洛伊德精神分析的重要组成部分。

目前，引导式放松意象被广泛应用于儿童心理治疗。它是一个简单而有效的认知行为游戏治疗技术。在游戏中，治疗师引导来访者想象一个轻松的场景或一系列放松身心的体验。在过去的 30 年中，许多临床观察表明，一个人形象化他想象的场景（例如在吊床上放松），能够让他认为该场景曾经发生过。因此，意象可以对人的生理和心理健康产生积极的影响。

基本原理

- 创造轻松的意象可以帮助儿童在经历压力和 / 或沮丧时——如焦虑、愤怒和悲伤等——恢复平静，同时得到安全感和幸福感。它创造了一个假想的、可以随时前往的"安全之地"。
- 想象平和场景的能力会提升自我控制和幸福的感觉，并改善功能。

游戏说明

适用年龄

6 岁及以上

游戏技巧

治疗师可以通过播放录影带或阅读引导式放松意象的脚本，指引孩子进入标准的放松场景。或者，治疗师可以帮助孩子创造属于他自己的放松意象。后一种方法的一个重要的步骤是给予解释，要告知他在感觉紧张或心烦时该如何使用想象力给予自己帮助。然后，用柔和的声音让孩子保持舒适的坐姿，深呼吸几次，闭上他的双眼（或往下看），让他在脑海中构建一个场所（真实或虚构均可），在那里，他能够感觉到非常平静、放松和安全。一旦孩子表明他已经具象了一个地方，请他向你描述这个"安全之地"。要求孩子在描述时包括尽可能多的感官细节（例如：看到的天空的颜色；听到的海浪拍打的声音；闻到、感觉到温暖的太阳照在你的皮肤上；在安全之地品尝到的味道）。这些描述强化了形象，使它在孩子们眼中更为真实。在构想出安全之地后，请孩子画出这个特别的地方（或者自由绘画，只用颜色来表达心理意象所引发的情感）。最后，建议孩子在紧张或不安的时候，闭上眼睛，构想出这个安全、舒适的地方。

实证结论

（1）诸多研究结果表明，引导式放松意象能够对身心健康带来积极影响，从而证实了它的有效性。例如，Ball、Shapiro、Monheim 和 Weydert（2003）发现：经常腹痛的儿童接受了 4 次放松和引导式意象训练后，疼痛减轻了67%。同样，Van Tilburg（2009）发现引导式意象技术显著缓解了儿童的功能性胃痛。

（2）Ebrahim、Elliott 和 Summers（1982）发现：在参与了放松训练和催眠相结合的训练项目后，儿童和青少年强化了自我概念，并能控制严重的行为问题，如神经性厌食、注意力分散和不良的冲动控制。

适用范畴

引导式放松意象技术已成功应用于治疗多种儿童心理障碍，包括广泛性焦虑、压力反应、害怕 / 恐惧症、强迫症、创伤后应激障碍、外伤和虐待导致的心理创伤、抑郁症、注意缺陷障碍、注意缺陷 / 多动障碍、习惯紊乱、睡眠紊乱等。

使用禁忌

该技术可能不适用于孤僻的孩子。

参考文献

Ball, T., Shapiro, D., Monheim, C., & Weydert, J. (2003). A pilot study of the use of guided imagery for the treatment of recurrent abdominal pain in children. *Clinical Pediatrics*, 42(6), 527–532.

Casement, M., & Swanson, L. (2012). A meta-analysis of imagery rehearsal for post-trauma nightmares. *Clinical Psychology Review*, 32(6), 566–574.

Desoille, R. (1945). *Le reve eveille en psychotherapie*. Paris: Presses Universitaires de France.

Desoille, R. (1961). *Theorie et pratique de reve eveille dirige*. Geneva, Switzerland: Mont Blanc.

Ebrahim, D., Elliott, J., & Summers, J. (1982). The use of hypnosis with children and adolescents.*International Journal of Clinical and Experimental Hypnosis*, 30(2), 189–234.

Gardner, R. (1971). *Therapeutic communication with children: The mutual storytelling technique*. Northvale, NJ: Jason Aronson.

Hackman, A. (2011). Imagery rescripting in posttraumatic stress disorder. *Cognitive and Behavioral Practice*, 18, 424–432.

Halliday, G. (1987). Direct psychological therapies for nightmares: A review. *Clinical Psychology Review*, 7, 501–523.

Hansen, K., Hofling, V., Kroner-Barowik, T., Strangier, U., & Steil, R. (2013). Efficacy of psychological interventions aiming to reduce chronic nightmares: A meta-analysis. *Clinical Psychology Review*, 32(1), 146–155.

Klinger, E. (1980). Therapy and the flow of thought. In J. Shorr, G. Sobel, P. Robin, & J. A. Connella (Eds.), *Imagery: Its many dimensions and application*. New York: Plenum Press.

Krakow, B. (2001). Imagery rehearsal therapy for chronic nightmares: A randomized, controlled trial. *Journal of the American Medical Association*, 286, 537–545.

Oransky, K. G. (2011). *How Zac got his Z's: A guide to getting rid of nightmares*. Creative Space Independent Publishing Platform.

Richardson, A. W. (1969). *Mental imagery*. London: Routledge.

Sherrod, L. R., & Singer, J. L. (1984). The development of make-believe play. In J. H. Goldstein (Ed.), *Sports, games, and play* (pp. 1–38). Hillsdale, NJ: Erlbaum.

Siegel, A. (1998). *Dreamcatching: Every parent's guide to exploring and understanding children's dreams and nightmares*. New York: Random House.

Simard, V., & Nielsen, T. (2009). Adaptation of imagery rehearsal therapy for nightmares in children: A brief report. *Psychotherapy: Theory, Research, Practice, Training*, 46(4), 492–497.

St-Onge, M., Mercier, P., & De Koninck, J. (2009). Imagery rehearsal therapy for frequent nightmares in children. *Behavioral Sleep Medicine*, 7(2), 81–89.

Van Tilburg, M. (2009). Audio-recorded guided imagery treatment reduces abdominal pain in children. *Pediatrics*, 124(5), e890–e897.

37. 世界技法游戏

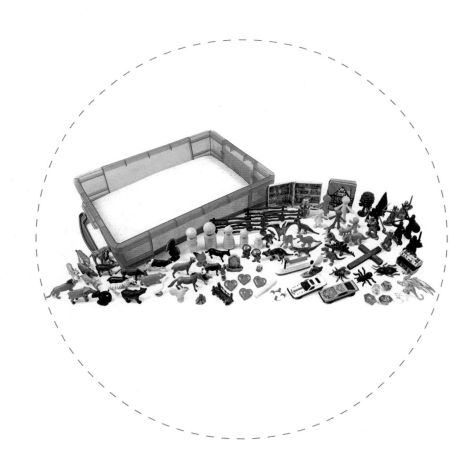

概述

　　孩子们喜欢在沙里玩耍，通过充满想象力的游戏，将他们的内心与外部世界相连接。1929 年，世界技法（The World Technique）由英国儿科医生 / 儿童精神病学家 Margaret Lowenfeld（1935）在伦敦儿童心理学研究所创建。她指出这项技术的灵感源自 H. G. Wells（1911）的著作《地板游戏》（*Floor Games*）。书中，Wells 描述了他和两个儿子一直以来在地板上玩的一种游戏。在该游戏中，他们用玩具士兵和积木组创建了神奇岛屿。通过游戏，他观察到儿子们为彼此之间以及与其他家庭成员间存在的问题找到了解决方案。

基本原理

　　Lowenfeld（1979）认为，幼童能够使用具象化的感官游戏材料来表达他们无法用语言表达的有意识和无意识的情绪和需求。一旦儿童的思想、感情和心中的形象在沙子世界中被投射和具象化出来，他就能从中获取更深入的认识和洞察，并运用于生活中。事实上，许多儿童治疗师已经注意到在孩子们的沙盘中常常会出现未解决的问题、未完成的任务、角色冲突和对身份的挑战（Klinger，1971）。把这些问题带入个人意识中，是瓦解并克服它们的第一步。

　　总而言之，世界技法的主要治疗力量是通过促进来访者的自我表达、自我意识和自我探索来促进疗愈。

游戏说明

适用年龄

4 岁及以上

材料准备

Lowenfeld（1979）准备了一个长方形托盘（约 80 厘米长，50 厘米宽，10 厘米深），将托盘放置于孩子及腰高度的桌上，并盛入湿沙或干沙至托盘的一半位置。另外，在附近准备一个有抽屉的柜子，在抽屉中放入上百个微型玩具模型，供孩子们放入沙盘中。Lowenfeld 指出，微型玩具模型应该包括构建一个小世界所需的所有东西。

- ⊙ "生物"，包括男人、女人和孩子，以及野生动物和家畜。
- ⊙ "想象和民俗"相关的形象，包括史前生物、神话生物和神灵。
- ⊙ "风景"，包括建筑物、树木、栅栏、门和桥梁。
- ⊙ "交通工具"，用于进行公路、铁路、海洋和空中旅行。
- ⊙ "设备"，用于表示农场、医院和道路（如：交通标志）。

游戏技巧

Lowenfeld（1950）这样向儿童介绍游戏："在我们的脑海中，常常会有一些难以用语言描述的画面。有时，创造一些东西是很有趣的，尤其是抛开它们是真实或虚幻的顾虑"。另外，有人可能会介绍说："正如你所看到的，这个托盘中有沙子。或多或少选一些小玩具，在沙子中创建一个场景，或任何你想到的其他东西，在这个游戏中没有对错。"通常情况下，儿童可以完全自由地在沙盘中选择和摆放物件。治疗师只充当安静的见证人，在孩子创建沙盘场景时充满好奇心。当场景构建完成后，治疗师进行提问，帮助孩子更充分地理解该场景所表达的内容。作为首位支持以儿童为中心的治疗师，Lowenfeld认为不应提供任何解释或建议，以确保孩子可以形成自己对沙盘场景的理解和联想。她认为，儿童拥有自行康复的能力，使他们能够找出存在问题的相应解决办法。通过非指导性的沙盘游戏，治疗师提供了让这一切发生的关键（Lanyado & Horne，1999）。Lowenfeld认为，在沙子场景中所使用的象征性物体的意义，对创建人的内心来说是不言而喻的。她把她的这项干预称为"直接投射疗法"。

世界技法已为两种广受欢迎的游戏疗法提供了发展的基础。荣格游戏治疗师（Kalff，2003）已将荣格原则应用于世界技法中，形成的这种方法被称为"沙游疗法（Sandplay Therapy）"。荣格学派对理解儿童在沙盘创作中运用的疗愈符号和其代表的原型特别感兴趣。"沙盘疗法（Sandtray Therapy）"（Homeyer & Sweeney，2010）这一称谓则由支持另一些理论方向的治疗师所使用，如人本主义、阿德勒学派、格式塔和规范式研究取向。目前，没有证据表明最新的治疗方法比原有的世界技法更有效。事实上，世界技法经受住了时间的考验，并被广泛使用。这也证明了Lowenfelds（1950）对幼童的游戏偏好和治疗需求都持有独到的见解。如今，众多游戏治疗师均指出，在游戏室中摆放沙盘是必不可少的。

衍生游戏

由治疗师指引的场景

遵照结构化的方法，治疗师可能会要求孩子们在沙盘里创建代表家庭的场景，或者创建表现在父母离异之前和之后的生活的场景，还可能会要求青

少年创建描述其职业目标的场景。在场景构建完成后，治疗师将通过提问来加深来访者的自我意识和对场景理解，例如，

　　"在这个场景中，你在哪里？或者你想要在哪个位置？"

　　"对这个场景来说，你想做出什么改变？"

　　"接下来的场景中会发生什么？"

　　"为这个场景配个什么标题好？"

团体沙盘

治疗师为每位儿童游戏团体成员提供一个沙盘和一组微缩玩具模型。虽然没有关于构建"世界"的具体指导，但大部分 5 岁及以上的孩子都能在沙盘中打造一个场景。接着，团体成员轮流分享他们对沙盘场景的想法和情感。

家庭沙盘

该游戏技术要求每位家庭成员在他的个人沙盘中创建一个描绘一家人一起做某件事的场景。治疗师随后进行提问，以明确每位家庭成员的沙盘场景创作。

桌面世界

对于学龄前的儿童来说，治疗师可能提供一些微型的玩具（如：动物、人、房子、树木、汽车等等），并直接邀请他们在桌子或地板上玩游戏。期间，治疗师仔细观察游戏中出现的任何主题。

✈ 实证结论

Flahive 和 Ray（2007）发现：相较于等待控制组，参与 10 周团体沙盘治疗的前青春期来访者在外化和内化的行为问题上均有显著改善。

适用范畴

　　在全球范围内，沙盘和微缩玩具模型已被游戏治疗师广泛使用。它们被用来帮助来访者认清内心世界的想法和情感，从而解决各种问题。这一方法适用于儿童、青少年、夫妻和老年人群体。

参考文献

Flahive, M., & Ray, D. (2007). Effect of group sandtray therapy with preadolescents. *Journal for Specialists in Group Work*, 32(4), 362–382.

Homeyer, L., & Sweeney, D. (2010). *Sandtray: A practical manual* (2nd ed.). New York: Routledge.

Kalff, D. (2003). *Sandplay: A psychotherapeutic approach to the psyche*. Cloverdale, CA: Temenous Press.

Klinger, E. (1971). *Structure and function of fantasy.* New York: Wiley.

Lanyado, M., & Horne, A. (1999). *The handbook of child and adolescent psychotherapy*. London: Routledge.

Lowenfeld, M. (1935). *Play in childhood. London*: MacKeith Press.

Lowenfeld, M. (1950). The nature and use of the Lowenfeld world technique in work with children and adults. *Journal of Psychology*, 30, 325–331.

Lowenfeld, M. (1979). *Understanding children's sandplay: Lowenfeld's world technique.* London: Allen & Udwin.

Wells, H. G. (1911). *Floor games*. London: Frank Palmer.

38. 娃娃屋游戏

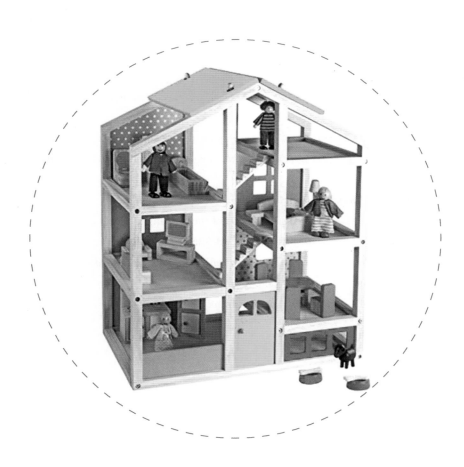

概述

最早记录在案的娃娃屋由巴伐利亚阿尔伯特公爵于 1550 年建造，他复制了自己的住所，用以彰显其财富。自 20 世纪初以来，娃娃屋就成了经典的治疗玩具，孩子们非常热衷于此，娃娃屋能够帮助孩子表达他对家庭生活的看法（Klem，1992；Olszerski & Fuson，1982）。

Virginia Axline（1947，1964）是最早探讨将娃娃屋用作儿童家庭动力揭示工具有效性的治疗师之一。自那以后，娃娃屋游戏就成了启发幼童对家庭生活看法的强大工具（Woolgar，1999），帮助他们解决各种各样的问题和顾虑。

基本原理

通常来说，相比用口头陈述，通过娃娃屋游戏的投射作用，幼童能够更好地表达他们对家庭生活的想法和感受，如养育或敌对（Tallandini，2004）。

游戏说明

适用年龄

3—10 岁

材料准备

如今市面上有很多娃娃屋，但只有少数适用于游戏治疗。适用于游戏治疗的娃娃屋应具备以下特质。

⊙ 拥有让物件自由移出或移入的通道，如开放式的顶部或侧面。

⊙ 拥有新颖、诱人的外观。使用中性颜色，以便同时吸引小男孩。

⊙ 使用舒适，它可以被放到一张矮桌上，正好到腰部的高度。

⊙ 逼真。房间和人偶与孩子现实生活中的情况相对应。人偶应该是可弯曲也可直立的。屋子本身应该有现代的外观。

⊙ 备有家庭人物玩偶和家具。

游戏技巧

如果孩子生活在一个以上的住所，除了给予自由玩耍一个或两个娃娃屋的机会之外，一些结构化的技术也很有用处。

娃娃屋游戏任务

结构化玩偶游戏评估在 20 世纪 50 年代非常受欢迎的。近年来，对该技术的兴趣强势再现。在这项技术（Murray & Woolgar，1999）中，治疗师使用娃娃屋和玩偶物料给出 4 个基于家庭的通用场景，治疗师请孩子展示并描述他的家庭在每个场景中发生了什么。

就寝时间。"现在是就寝时间。告诉我在就寝时间你家发生了什么。"

晚餐时间。"现在是晚餐时间。告诉我在晚餐时间你家发生了什么。"

游戏时间。"现在是游戏时间。告诉我在游戏时间你家发生了什么。"

打扫时间。"现在是打扫时间。告诉我在打扫时间你家发生了什么。"

治疗师使用反射性的、非指导性的方式，来倾听孩子对每个场景的描述。

Lynn 和 Lynn（1959）也开发出了类似的流程，使用了 10 种场景，包括厕所时间、害怕黑暗以及兄弟姐妹争夺玩具等。下面两种技术代表了结构化娃娃屋游戏评估流程的最新变化。

故事起源

在该技术中，治疗师为儿童提供故事的开头，之后孩子用小型家庭玩具和娃娃屋来制定一则故事。研究发现娃娃屋的故事和孩子现实生活中的家庭关系存在关联（Warren、Oppenheim & Emde，1996）。故事起源的一个例子："正值家庭晚餐，小简刚刚洒了牛奶。展现接下来会发生的情形并描述给我听。"故事开头也可能是孩子刚刚摔伤了膝盖；他在卧室看到了一头怪兽；遇上了一条可怕的狗或者妈妈取消了一个游戏约定（Warren、Emde & Soufe，2000）。在这种结构化的游戏中，出现的主题最常集中在掌控力以及孩子无法掌控的冲突上（Semrud-Clikeman，1995）。

日常事件

在该技术中，治疗师给孩子提供一间娃娃屋和代表他家人的玩具人偶，并要求孩子展示和讲述家庭的日常事件（Gil，1994；Tallandini，2004）——例如，孩子被要求用娃娃屋展现家庭中发生的事情：①在进餐期间；②在就寝时间；③在最悲伤的一天；④在最快乐的一天。游戏治疗师可以通过家庭事件的重新演绎来了解孩子的家庭生活。

两间房子

给孩子展示微型家庭玩具和两间娃娃屋，然后说："这里有两间屋子。让我们假设这是你家现在住的地方，但由于这间房子正在装修，你的一些家庭成员需要暂时搬去另一间屋子住一阵子。你希望谁去住另一间房子？还有吗？"（Kuhli，1979）。

家庭以外的场景

除了家庭场景，代表教室、病房或法庭的玩具道具可能会被提供给孩子使用，之后他会被要求使用小玩具和人物来展示在相应场景发生的事情。

案例说明

⊙ Klem（1992）指出娃娃屋游戏帮助了一个小男孩揭露和处理被他父亲和哥哥虐待造成的创伤。该游戏同时也帮助他克服了在受虐过程中感受到的无助和孤立。

⊙ Walker（1989）通过娃娃屋发现了一个 7 岁的女孩的案件。在娃娃屋中，小女孩描绘了这样的场景，代表父亲的玩偶把代表小女孩的玩偶放到床上，接着父亲玩偶也爬上了孩子的床。

⊙ Virginia Axline 在《Dibs 寻找自我》（*Dibs in Search of Self*）（1964）一书中提到，有个名叫 Dibs 的小男孩用娃娃屋展现了他所面临的家庭问题，其中特别令人痛心的一个经历是被他父母锁在房间里。

⊙ Marvasti（2004）描述了关于吉米的案例，他对妹妹的到来非常不满。在第二次游戏治疗中，他在娃娃屋中安排了家庭玩偶的场景：代表妈妈的玩偶买了一只小狗，而这只小狗成了家庭关注的焦点。接着，他让一头怪兽玩具进入娃娃屋绑架了这只小狗（小狗象征着新出生的小妹妹）。

 实证结论

（1）Trawick-Smith（1990）发现：在 5 岁以下的儿童群体中，现实的玩具道具（例如，娃娃屋中的家庭成员人偶和家具）比非现实的玩具道具（例如，怪兽）更能激发其进行扮演游戏。非现实玩具具有模棱两可的特性，能够引发孩子们对玩具的探索（"这是什么物体？"），而并非与玩具开展富有想象力的游戏。

（2）Murray 和 Woolgar（1999）指出：4—8 岁孩子的娃娃屋游戏往往能

反映父母与孩子不正常的互动。

（3）Beiser（1955）为幼童提供了各种玩具和游戏材料，观察到他们最常选择玩耍的是娃娃屋游戏。她还指出，通过娃娃屋游戏，孩子们最能表达他们对家庭状况的感受。

适用范畴

对于3—10岁的儿童，尤其是5—8岁的儿童，娃娃屋游戏是了解其家庭生活的有效途径。它常用于生活在离异或分居家庭以及挣扎在与父母或兄弟姐妹冲突中的儿童群体。同时，它也有助于儿童揭露身体/性虐待、被忽视以及家庭暴力（Hodges、Hule & Hillman，2003；Klem，1992）。

参考文献

Axline, V. (1947). *Play therapy: The inner dynamics of children.* Oxford, UK: Houghton Mifflin.

Axline, V. (1964). *Dibs in search of self.* New York: Houghton Mifflin.

Beiser, H. R. (1955). Play equipment. *American Journal of Orthopsychiatry*, 25, 761–771.

Gil, E. (1994). *Play in family therapy.* New York: Guilford Press.

Hodges, J., Hule, M., & Hillman, S. (2003). Changes in attachment representations over the first year of adoptive placement: Narratives of maltreated *children. Clinical Child Psychology and Psychiatry*, 8(3), 351–367.

Klem, R. (1992). The use of the dollhouse as an effective disclosure technique. *International Journal of Play Therapy*, 1(1), 69–78.

Kuhli, L. (1979). The use of two houses in play therapy. *American Journal of Orthopsychiatry*, 49(3), 431–435.

Lynn, B., & Lynn, R. (1959). The structured doll house play test. *Journal of Projective Techniques*, 23, 335–344.

Marvasti, J. A. (Ed.). (2004). *Psychiatric treatment of victims and survivors of sexual trauma*. Springfield, IL: Charles C. Thomas.

Murray, L., & Woolgar, M. (1999). Children's social representations in dolls' house play and theory of mind tasks and their relation to family adversity and child disturbance. *Social Development*, 8(2), 179–200.

Olszewski, P., & Fuson, K. (1982). Verbally expressed fantasy play of preschoolers as a function of toy structure. *Developmental Psychology*, 18(1), 57–61.

Semrud-Clikeman, M. (1995). *Child and adolescent therapy*. Boston: Allyn & Bacon.

Tallandini, M. (2004). Aggressive behavior in children's dolls' house play. *Aggressive Behavior*, 30, 504– 519.

Trawick-Smith, J. (1990). The effects of realistic versus non-realistic play materials on young children' symbolic transformation of objects. *Journal of Research in Childhood Education*, 3(1), 27–36.

Walker, C. (1989). Use of art and play therapy in pediatric oncology. *Journal of Pediatric Oncology*, 6(4), 121–126.

Warren, S., Emde, R., & Soufe, A. (2000). Internal representations predicting anxiety from children's play narratives. *Journal of the American Academy of Child and Adolescent Psychiatry*, 39(1), 100– 124.

Warren, S., Oppenheim, D., & Emde, R. (1996). Can emotions and themes in children's play predict behavior problems? *Journal of the American Academy of Child and Adolescent Psychiatry*, 35, 1331– 1337.

Woolgar, M. (1999). Projective doll play methodologies for preschool play. *Child Psychology and Psychiatry*, 4(3), 126–134.

39. 自适应玩偶游戏

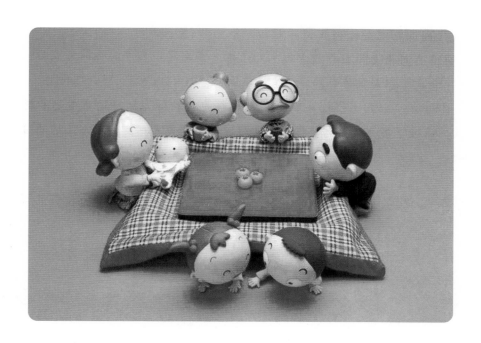

✈ 概述

玩偶游戏是几十年来最受欢迎的儿童角色扮演游戏。3 岁的孩子就能使用简单、逼真的玩偶来演绎家庭中的角色和情境。自适应玩偶游戏是一种特定的玩偶游戏技术：一位治疗师或家长用微型娃娃屋的玩偶和家具，来展现孩子正在面临的压力情境，并模拟处理这一状况的更适应的方式。

✈ 基本原理

该技术常被用于家庭中有问题行为的儿童群体，为他们塑造有效的问题解决方式。与迷你玩偶和物件玩耍，让孩子们用可控的方式来处理问题。

Bandura（1971）提出观察学习（观察他人的行为）是幼童主要的学习方式。这种学习方式不需要强化，它仅仅要求某人或某物模拟所期望的行为（例如，父母、老师、治疗师、同伴或玩偶）。

✈ 游戏说明

适用年龄

3—7 岁

材料准备

迷你玩偶家庭以及娃娃屋家具。可以使用娃娃屋，但不是必需的。

游戏技巧

这是一种指令型技术（Brennan，1990，2001；Danger，2003；Lynn & Lynn，1959）。首先，治疗师或家长建立一个讲故事的可信场景，并使用迷你玩偶和娃娃屋的家具将故事演绎出来。在情境设置中，代表孩子的玩偶应该跟孩子年龄相仿，性别相同，并拥有类似的问题行为。在该技术中，治疗师使用迷你家庭成员玩偶以及娃娃屋家具来重演孩子正在经历的家庭困境。治疗师使用道具来为孩子模拟处理问题（例如，父母分居、晚上单独睡觉、与兄弟姐妹分享玩具）的更为积极的方式。为了实现最佳效果，更具适应性的行为应该重复4~5次，以巩固学习。相较于文字，这些情境重演能够给孩子提供更容易记忆的积极画面。

实证结论

自适应玩偶游戏技术尚待实证研究。

适用范畴

除了培养儿童的自我表达能力之外，这一技术通过讲故事的方式展现并告知他们可以用积极的方式来解决常见的难题，例如，上床睡觉或入睡困难、分离焦虑（Danger，2003）、同伴冲突（Chittenden，1942）以及父母分居/离异引发的相关压力。

参考文献

Bandura, A. (1971). *Psychological modeling*. New York: Lieber-Antheton.

Brennan, C. A. (1990). Parent adaptive doll play with children experiencing parental separation/divorce. *Dissertation Abstracts International*, 51, 4022.

Brennan, C. A. (2001). The parent adaptive doll play technique. In C. E. Schaefer & H. G. Kaduson (Eds.), *101 more favorite play therapy techniques* (pp. 294–298). Northvale, NJ: Jason Aronson.

Chittenden, G. B. (1942). An experimental study in measuring and modifying assertive behavior in young children. *Monograph of the Society for Research in Child Development,* 7(1, Serial No. 31).

Danger, S. (2003). Adaptive doll play: Helping children cope with change. *International Journal of Play Therapy*, 12(1), 105–116.

Lynn, D., & Lynn, R. (1959). The structured doll play test as a projective technique for use with children. *Journal of Projective Techniques*, 23(3), 335–344.

40. 玫瑰花丛幻想游戏

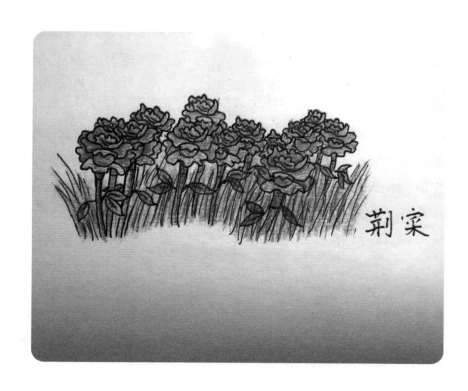

概述

玫瑰花丛幻想技术由 John Stevens 于 1971 年所创，它是一种投射绘画训练。这一技术使得个体能够将情感、需求和体验投射到玫瑰花丛中，然后重新获得他们意识不到的部分。它有助于个体重新接触不愉快/脱节的感受以及他们生活的方方面面。

格式塔学派儿童治疗师——Violet Oaklander（1978，1997），改编了这一训练，以无威胁性的方式来帮助儿童和青少年表达其封存的情感、思想和需求。这项技术对个人、家庭和群体都有帮助。

基本原理

这项训练结合使用了有效游戏治疗的 3 个因素——引导式意象、幻想和隐喻思维。利用玫瑰花丛的比喻，这项练习为孩子们提供了一种用安全、伪装的方式来表达恐惧、问题、欲望、需求和想法的方式。此外，Oaklander（1997）发现当孩子们有机会重新看待和处理与他们生活相关隐喻的各个方面时，他们能够获得更强的自我意识。

玫瑰花丛幻想技术提供了诸多治疗方面的益处。

- ⊙ 沟通：玫瑰花丛技术为孩子们提供了一种以创造性的、愉快的方式表达有意识和无意识愿望、冲突、恐惧和幻想的方式。这为治疗师建立治疗目标提供了有用的信息。
- ⊙ 具象化：玫瑰花丛绘画通过伪装的方式，反映出孩子内心世界和情感生活的方方面面。它为游戏治疗师提供了进入儿童内心世界的机会，并提升了治疗师对孩子困难和需要的理解。

⊙ 创造性思维：玫瑰花丛的比喻鼓励发展灵活的思维、运用新想法的能力，并增加了对个人问题及感受的洞察力。此外，玫瑰花丛引发的想法和解决方案可以帮助孩子们找到战胜生活困境的办法。

⊙ 幻想：Oaklander（1997）指出在玫瑰花丛技术中使用其固有的引导式想象和意象能帮助儿童表达被封闭的情感和需求。她写道："想象为通向孩子的内心世界提供了桥梁。之后，孩子可以看到、审视其内心世界，并且在准备好的时候，拥抱它"。

⊙ 隐喻思维：玫瑰花丛的隐喻代表了孩子，使之成为一种强大的治疗技术。了解玫瑰花丛会让你理解孩子无意识的感受和困难。Oaklander（1997）主张若孩子能够用玫瑰花丛比喻生活，他的自我意识将得到加强。

✈ 游戏说明

适用年龄

10—16 岁

游戏技巧

玫瑰花丛幻想技术包括 5 个步骤。

（1）提示孩子闭上眼睛，想象他是一丛玫瑰。

（2）要求孩子描述玫瑰花丛的物理和地理特征，如：大小，形状，是否有根、刺或花朵，花的颜色，所在的位置，它的旁边是什么，谁在照顾它。

（3）要求孩子画出玫瑰花丛以及他想在画中呈现的任何其他东西。

（4）请孩子告诉治疗师玫瑰花丛画作的故事。

（5）询问孩子玫瑰的特点和故事是否跟他的生活相关。

案例说明

Ray、Perkins 和 Oden（2004）在 3 名五年级学生中实施了玫瑰花丛幻想技术。他们对学生绘画的描述和诠释证明了该技术对了解儿童现象学体验的效用。罗杰是一名五年级的学生，他患有情绪障碍和语言障碍，关于他的描述有一个生动的例子。他们写道：

罗杰的父亲威胁要从他原先的小学绑架他，因此他来到了现在的小学上学。他和表弟住在一起，并且知道父亲威胁要把他从学校里绑架走。在学校，罗杰试图让周围的人都感到开心。在进行玫瑰丛游戏时，罗杰形容他的玫瑰丛是颜色丰富的，但总感觉疲惫。在描述茎和树枝时，他说："我的茎会吸水，那样他们才能活着。树枝与茎和干相连，他们帮助我从土壤中汲取水分。"罗杰说他没有刺，没有什么可以保护他。当治疗师问到没有刺的感觉时，罗杰回答说："感觉一点也不好。一旦有什么东西来摘取我，如果没有刺，我就会死去。如果我有刺，我可能会伤人。"罗杰还说，当他告诉别人停止他们正在做的事情——因为这让他心烦意乱——但他们不理会他时，他的玫瑰丛就会变得脾气暴躁。相反，他们听从他的话，他就会很高兴。当被问及他会如何对画进行改变时，罗杰回答说："我会画两棵带刺的玫瑰丛，那样他们就能保护我了。我也会在我的玫瑰丛上加上刺。我不喜欢自己独自生活。"

实证结论

（1）Allan 和 Crandall（1986）制定了玫瑰花丛可视化策略，以测试玫瑰花丛幻想技术的有效性。在这项研究中，3 位学校心理顾问使用玫瑰花丛绘画来区分应对型和非应对型儿童，准确率达到了 80%。应对型儿童给出的图像（视觉意象）以及描述玫瑰花丛的用语（隐喻的表述）反映出其健康的情绪。而那些非应对型的儿童则显示出内心的混乱。

（2）Glazer（1998）在丧亲儿童悲伤心理辅导项目的前后，分别研究了他们的玫瑰花丛画作。研究发现，加入了悲伤心理辅导项目之后，孩子们的画作展现出积极的变化。尤其在辅导后期阶段，他们的画作看起来有更紧密的联系、更有条理。

适用范畴

玫瑰花丛幻想技术的投射属性使它成为绝佳的儿童心理治疗工具，尤其针对那些对痛苦经历存在情感表达障碍的儿童。它提供了一种无威胁的方式，来帮助抑郁和焦虑的孩子，以及那些早期失去亲人和 / 或经历过创伤的人群，进行情感与需求的表达。玫瑰丛绘画技术适用于任何能够理解指令和画出玫瑰花丛的孩子。然而，Ray 等人（2004）注意到由于尚未具备抽象推理的能力，年幼的孩子往往难以将图画中的各个方面与现实生活的情况相联系。

参考文献

Allan, J., & Crandall, J. (1986). The rosebush: A visualization strategy. *Elementary School Guidance and Counseling*, 21, 44–51.

Glazer, H. (1998). Expressions of children's grief: A qualitative study. *International Journal of Play Therapy*, 7(2), 51–65.

Oaklander, V. (1978). *Windows to our children: A Gestalt therapy approach to children and adolescents.* Highland, NY: Gestalt Journal Press.

Oaklander, V. (1997). The rosebush. In H. G. Kaduson & C. E. Schaefer (Eds.), *101 favorite play therapy techniques* (pp. 11–13). Northvale, NJ: Jason Aronson.

Ray, D. C., Perkins, S. R., & Oden, K. (2004). Rosebush fantasy technique with elementary school students. *Professional School Counseling*, 7(4), 277–282.

Stevens, J. O. (1971). *Awareness: Exploring, experimenting, expressing*. Moab, UT: Real People Press.

41. 家庭关系游戏

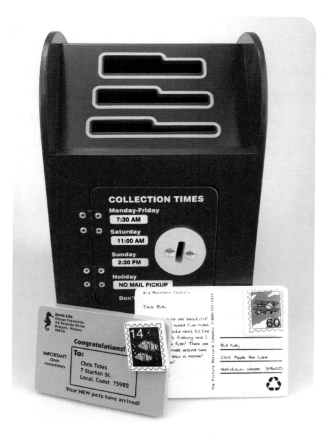

概述

家庭关系技术作为一种投射技术，用来评估儿童对家庭关系的看法。1957年，精神科医生 Eva Bene 和心理学家 James Anthony 开发了这项技术（Bene & Anthony，1957）。从那以后，它一直是广受欢迎的临床工具。

基本原理

儿童家庭关系的好坏对他们的自我意识、安全型依恋的发展、自尊和整体心理健康都有着重要影响。通常，年幼的孩子很难口头表达对家庭成员积极或消极的情感。由于这种技术不需要语言，它能够促进情感表达并增强洞察力，从而更有效地解决问题、改善家庭关系。利用该技术初步并持续评估儿童对家庭成员的看法，能为治疗规划提供丰富的信息来源。

游戏说明

适用年龄

3—17 岁

材料准备

准备大约 5 ~ 10 个迷你玩具信箱。此外，需要 25 ~ 75 张小纸条，作为邮筒中的"信件"。

游戏技巧

将信箱放在孩子前方的桌子上，每个信箱对应一位家庭成员，包括孩子本人。另外，为不属于任何家庭成员的信件单独准备一个信箱，并标注"无人"。信件由纸条组成，上面用简单明了的措辞来描述这个年龄段的孩子可能对家庭成员产生的积极和消极的观念。你可能准备的语句示例如下所示。

"爱我。"

"跟我玩。"

"打我。"

"讨厌我。"

"冲我吼。"

"我喜欢和他拥抱。"

"取笑我。"

"令我害怕。"

"保护我。"

"溺爱我。"

阅读每张纸条，并让孩子把它们分别放入他认为最能描述其家庭成员的信箱里。每个信箱前都有一张卡片，上面有它所属的家庭成员的姓名。治疗师会查看这些纸条，以加深对孩子家庭关系及其与孩子问题相关性的理解。

衍生游戏

（1）信箱可以用来帮助孩子们传递消息给逝去或距离遥远的亲人，给过去或未来的自己，抑或将很难直接表达的消息传递给其他人。

（2）Bow（1988）创建了"家庭文字关联游戏"。在这一游戏中，孩子被要求画一张图，展现他的每一位家庭成员一起做某件事情。之后，治疗师给孩子一叠卡片，每张对应一个正面或负面的个人属性（例如：漂亮、有趣、保护、卑鄙、强势、易怒、不经常在身边、最亲近的、很容易哭）。请孩子把每张卡片对应放在描述最接近的家人上。如果卡片不适用于家庭中的任何人，则把它放在"无人"堆中（不可以超过 10 张卡片）。孩子可以在预制卡片中添加自制卡。该卡的选择由治疗师记录，随后与孩子讨论，以更全面地了解儿童对家庭关系的看法。

（3）在 Surkin（2001）的家庭属性游戏变体中，要求孩子首先完成一份动力家庭画，然后将带有某个特定属性的有颜色的索引卡放在每位家庭成员名字的旁边。无论是正面的还是负面的个人属性都包括在内，比如"最悲惨""最有趣"和"哭得多"。并邀请孩子添加自己选择的附加属性卡。

实证结论

家庭关系技术尚待实证研究。

适用范畴

家庭关系技术及其衍生技术是适合儿童使用的方法，能够促进自我表达，培养洞察力。它们为治疗师提供了关于儿童思想、感情、未满足的需求以及家庭动力、联盟和其他问题的宝贵信息。家庭关系技术适用于所有儿童，对于存在问题的家庭关系、兄弟姐妹或父母与孩子之间的冲突，以及分居或离异相关的问题尤为有效。

参考文献

Bene, E., & Anthony, E. J. (1957). *Manual for the Family Relations Test*. Slough, UK: National Foundation for Educational Research in England and Wales.

Bow, J. (1988). Treating resistant children. *Child and Adolescent Social Work*, 5, 3–15.

Surkin, E. (2001). Variation of the family attribute game. In H. G. Kaduson & C. E. Schaefer (Eds.), *101 more favorite play therapy techniques* (pp. 337–339). Northvale, NJ: Jason Aronson.

42. 烦恼玩偶游戏

烦恼永远不会减少明天的悲伤，只会耗尽今天的欢乐。

——Leo Buscaglia

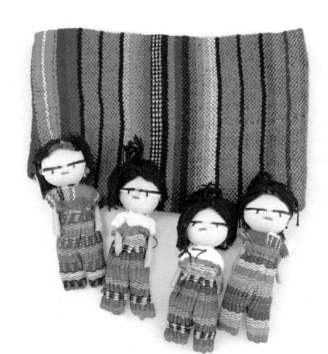

概述

烦恼娃娃是身着色彩丰富玛雅服装的迷你手工娃娃。危地马拉烦恼娃娃在危地马拉生产，由金属线、布料及纱线制成，高度通常介于 2～5 厘米。他们经常 6～8 个一套用布袋或木盒装在一起使用。根据玛雅人的传说，原住民已使用烦恼娃娃好几个世纪，用它来缓解孩子们就寝时的忧虑。当孩子无法入睡时，将其每个烦恼都分配给一个烦恼娃娃，并把娃娃放在他的枕头下，或者放在它们的布袋或木盒里。娃娃们接管了孩子的烦恼，使得孩子能够安然入睡。

基本原理

烦恼娃娃体积小巧、色彩丰富、独一无二。幼童迷上烦恼娃娃的传说，它们的模样也十分有趣、极具吸引力。这些特质使烦恼娃娃在 4 岁及以上儿童的游戏治疗中十分有效。它们的治疗益处包括以下方面。

⊙ 治疗关系：由于烦恼娃娃很吸引人，它们可以作为"破冰者"，用来告诉孩子们每个人（乃至其他国家的人）都有烦恼。在这个过程中，以一种俏皮、无威胁的方式让孩子释放内心，承认自己的忧虑，并帮助治疗师建立融洽关系与信任。

⊙ 沟通：烦恼娃娃培养表达、分享忧虑及其他负面情绪的能力，例如：当用于在癌症中幸存的孩子时，烦恼娃娃被称为"特别的朋友"，孩子可以和它们分享情感上的痛苦。其中一个孩子评价"她甚至无需将忧虑告诉烦恼娃娃，因为娃娃自然能懂她的忧虑。"

⊙ 掌控力：在烦恼娃娃游戏过程中，孩子们常常变得非常专注。这个过程给他们能力感、效能感和对讨厌感觉的掌控感，有助于减少焦虑和培养自尊。Gettins（2014）建议在遭受家庭暴力的儿童团体活动中使用烦恼娃娃。她将烦恼娃娃和《大袋的烦恼》（*The Huge Bag of Worries*，2012）一书结合使用，教导孩子们释放烦恼、探索情感、分享经历并制定应对策略的重要性。

⊙ 外化：烦恼娃娃提供了儿童转移忧虑的对象，使孩子们免于焦虑。当孩子们玩烦恼娃娃游戏时，可以将娃娃带回家，并在焦虑发生时随时使用；而当在学习测试中使用时，孩子会跟娃娃分开，一般只在临睡前使用。在后一种情况中，父母可以在夜间将娃娃带走以增强孩子的信念，即他的担忧消失了。罐子、盒子或袋子能够帮助增强孩子坚信忧虑已经被赶走了。

游戏说明

适用年龄

4 岁及以上

材料准备

一套烦恼娃娃

游戏技巧

在游戏治疗疗程中，与孩子谈论他想摆脱的担忧。然后请孩子把每个忧虑分配给一个烦恼娃娃。让孩子把娃娃放在盒子里或袋子里，放在办公室里一周。在随后的治疗中，一个接一个地把娃娃拿出来，并跟孩子讨论如何解决它们对应的烦恼。可以使用危地马拉烦恼娃娃，也可以使用各种材料自己制作个性化的烦恼娃娃。制作材料可以包括纱线、布料、晒衣夹、黏土、橡皮泥、卡片纸和彩色记号笔等。此外，年龄较大的儿童、青少年或对"娃娃"不感兴趣的个体可能更喜欢使用石头、珠子、大理石、记号、爱心或者使用上述物料个人手工制作而成的物件来分担他们的忧虑。

衍生游戏

烦恼墙

与烦恼娃娃相似，烦恼墙技术可以帮助儿童将其担忧具象化。在这项技术中，孩子们在纸上写下或画出他们的忧虑，并把它们分别贴到烦恼墙上。大烦恼贴在靠近墙顶的位置，小烦恼则贴在靠近墙根的位置。在之后的治疗中，孩子们根据这些烦恼对他们产生的影响来移动代表烦恼的纸张（Pomeroy & Garcia，2009）。治疗师建议可以使用积极的想法来取代烦恼。接着，由孩子布置另一面墙——乐观墙。孩子为烦恼墙上的每个烦恼配上 2 个积极的想法，并贴到乐观墙上。

烦恼罐头

在该技术（Jones，1997）中，儿童在一张彩色硬纸上画出或写下"可怕的东西"，并把纸装在一个带盖子的罐子上。然后，在盖子顶部做一个槽，在槽中插入一些小纸条，这些小纸条上有代表他们烦恼的文字或图画。装饰成"烦恼盒子"的纸巾盒或鞋盒可以起到相同的作用。接着，治疗师和孩子讨论应对这些烦恼的策略。

烦恼石头

该技术适用于 3—12 岁的儿童，儿童个体、团体和家庭都能使用。治疗师和孩子围坐在房间中央的一大张中性颜色纸上。石头沿着墙被分为小、中、大 3 堆放置。治疗师解释说它们是烦恼石头，并且强调分享烦恼可以让它们变小。接着，孩子们根据需要选择尽可能多的石头，以传达其烦恼的数量和大小并把石头放在纸上。治疗师通过分享一个烦恼来开始游戏，接着轮到孩子来进行分享。直到所有的石头被一一讨论，游戏结束（Anastasia，2003）。

烦恼时刻

集中烦恼时刻技术适用于年长一些的儿童和青少年，这项技术包含三个步骤：首先，每天预留出特定的时间、地点和时间长度（例如，15 ~ 20 分钟）专门用来烦恼。烦恼时刻应该设置在白天的特定时间段，而不是临近睡前。接下来，将烦恼记录在你随身携带的记事本上，把烦恼推迟至每天的烦恼时刻。最后，在预先设定的烦恼时刻思考烦恼。

愤怒的表达

它适用于难以控制愤怒的儿童。让他们写下令其生气但又想释怀的事情。通过写作或绘画，帮助他们以更安全的方式来识别和释放愤怒。

✈ 实证结论

Eisenberger、Lieberman 和 Williams（2003）的研究显示：用文字描述问题会减轻情绪上的痛苦。利用功能磁共振成像技术，研究人员扫描了一些个体的大脑——他们都在玩一个被称为"赛博球（cyberball）"的虚拟掷球游戏。研究人员通过计算机程序唤起他们被孤立 / 社交排斥的相关经历。社交排斥激活了前扣带回皮质区（大脑的一个区域），这个区域也会因身体疼痛而被激活。那些前扣带皮质区活跃度较低，并感觉到较少痛苦的参与者，在语言产生和用语言描述想法的大脑相关区域（右腹侧前额叶皮层）显示出更高的活跃度。研究者们得出以下结论：对情绪的语言描述能够激活前额皮质，这有助于抑制大脑中与情绪疼痛相关的区域。

适用范畴

对于过度焦虑和胆怯的孩子，以及拥有焦虑想法而受到失眠困扰的孩子，烦恼娃娃特别有帮助。它们是任何类型的烦恼、问题或负面情绪相关讨论的有益提示，适用于个人、团体或家庭咨询。我们经常用烦恼娃娃作为游戏治疗的结束仪式。通过指导孩子们"把他们的担忧留给烦恼娃娃"，他们有机会就治疗游戏中尚未分享的顾虑进行沟通。这通常会为后续的疗程和治疗规划提供宝贵的信息。家长们也给出了积极的反馈：当离开游戏室时，原本焦虑的孩子变得轻松了。

参考文献

Anastasia, J. (2003). Worry stones. In H. G. Kaduson & C. E. Schaefer (Eds.), *101 favorite play therapy techniques* (Vol. 3, pp. 373–378). Lanham, MD: Jason Aronson.

Eisenberger, N. I., Lieberman, M. D., & Williams, K. D. (2003). Does rejection hurt?: A study of social exclusion. *Science*, 302, 290–292.

Gettins, T. (2014). Therapeutic play as an intervention for children exposed to domestic violence. In E. Prendiville & J. Howard (Eds.), *Play therapy today: Contemporary practice with individuals, groups and careers* (pp. 64–78). London: Routledge.

Ironside, V. (2012). *The huge bag of worries*. London: Hachette.

Jones, D. S. (1997). The worry can technique. In H. G. Kaduson & C. E. Schaefer (Eds.), *101 favorite play therapy techniques* (pp. 254–256). Northvale, NJ: Jason Aronson.

Pomeroy, E., & Garcia, R. (2009). *The grief assessment and intervention workbook: A strengths perspective (death and dying/grief and loss)*. Belmont, CA: Brooks/Cole.

U.C. Davis Health System. (n.d.). Worry dolls, posters, masks, and mandalas help kids cope with cancer.

43. 茶派对游戏

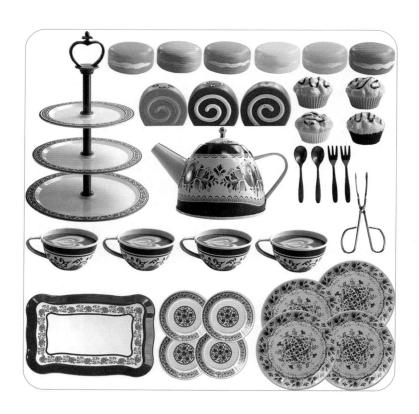

概述

茶派对能够让幼童兴奋起来。在现实生活中，派对是人们相聚一堂共同庆祝节日、生日、大事件和成就的一种方式。然而，在游戏的虚拟世界中，派对可以随时进行，并且不用寻找任何举办的缘由。虚拟游戏派对能给孩子和治疗师带来愉悦，促进沟通和人际亲近。

基本原理

茶派对有许多治疗好处。

⊙ 在游戏治疗的早期阶段，帮助治疗师与孩子建立融洽的关系。

⊙ 让孩子们感受到他们的特别性和重要性，这将增强他们的自尊。

⊙ 为孩子学习和实践重要的社交技巧提供途径，例如：分享、轮流、发起对话、倾听他人以及礼貌。

⊙ 在游戏室营造一种养育感。

游戏说明

适用年龄

4—8 岁

材料准备

茶派对游戏套装（儿童尺寸的塑料茶杯、茶托、盘子和茶壶）、水、健康的零食、儿童尺寸的桌椅。

游戏技巧

"茶派对"是孩子们玩耍多年的经典游戏。在游戏中，治疗师首先询问孩子，他想邀请谁来参加他的茶派对（例如：父母、兄弟姐妹、朋友）。之后，请孩子从家里或游戏治疗室挑选玩偶、长毛绒动物或木偶来代表每一位受邀人，并且围着游戏桌放置它们。治疗师请孩子介绍客人，并讲述他们有何特别之处。派对开始后，治疗师和孩子轮流从茶壶里倒出饮料、分享零食，并与邀请的客人交谈。

衍生游戏

庆祝派对

通过举办让孩子惊喜的派对来庆祝他达成治疗目标，治疗师认可并巩固了他在游戏治疗中的进步。派对帽、餐巾、小礼物和款待均能增添喜庆的气氛。

实证结论

茶派对游戏仍待实证研究。

适用范畴

茶派对是促使儿童积极参与治疗的很好的方式，能够在治疗的开始阶段帮助他们感受到愉悦和舒适。尤其有助于与那些不情愿或阻抗接受治疗的孩子建立融洽的关系。庆祝派对有助于强化孩子在治疗中所实现的进步，并激励他们达成更多的治疗目标。

第六部分

技能类游戏技术

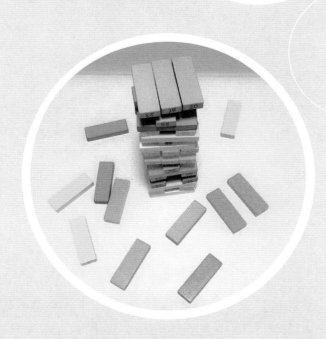

44. 沟通游戏

想要更好地了解一个人，一小时的游戏胜过一年的交谈。

——Plato

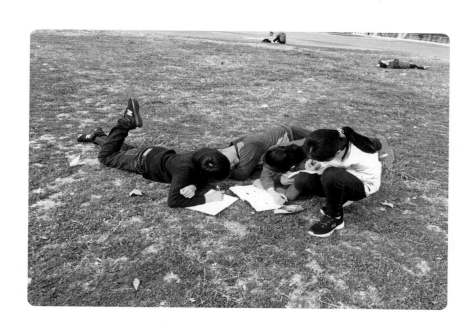

概述

游戏是具有竞争合作属性的交互活动，涉及一位或多位参与者，他们通过规则来定义游戏内容（Denzen，1975）。桌游是根据规则，在桌面上移动或放置物件的一种游戏。在历史长河中，桌游存在于大多数文化中，有些甚至在早期文明读写能力出现前就已经存在了。过去30年里，用于儿童心理治疗的桌游开发显著加强，出现了众多用于治疗的桌面游戏，旨在增强儿童的自尊、自控、压力管理、沟通技巧，以及了解儿童面临的各种各样的问题（例如：离婚、死亡、欺凌等）。

沟通游戏旨在帮助儿童认知自我，包括已知和未知的方方面面。通常，这些心理投射涉及现有的问题，以及其他之前不受治疗师关注的领域的问题。这给治疗师提供了与孩子相关的丰富的信息。在个人、家庭和团体治疗中，沟通游戏被证实十分有用。

基本原理

沟通游戏的基本治疗益处是能够促进玩家的自我表达。游戏的虚拟属性以及源自玩耍的乐趣和享受，往往能制造出温和的氛围，并且对儿童和青少年产生"松动舌头"的效应。此外，不带个人色彩地回答游戏卡上问题，给了所有年龄段的参与者足够的心理距离，使他们能够表露深层次的想法和感受。在之后与治疗师的治疗讨论中，这一表露将成为讨论出发点（Schaefer & Reid，2001）。通过游戏可以引发的沟通类型包括幻想和无意识的表达，以及有意识的感觉、思想和愿望的表露。

🛩 游戏说明

适用年龄

6 岁及以上

游戏技巧

交谈，感受，玩游戏

首个治疗沟通游戏——"交谈，感受，玩游戏"由儿童精神病学家 Richard Gardner（1973，2001）创立。至今，它仍是最受欢迎的治疗工具，被治疗师用于促进儿童在治疗过程中的自我表达。这款经典游戏为孩子们提供了足够的心理距离，让他们可以轻松自由地表露潜在的想法和感受。

游戏卡要求参与者回答一些关于想法、感觉或行动的问题。例如，"交谈"卡片可能会写道："如果假设有可怕的事情正在发生。你认为发生了什么？"如果参与者按卡片上所说的做，他们将得到一个筹码。游戏的目标是积累尽可能多的奖励筹码。治疗师对卡片问题的反馈可以帮助纠正孩子的不适反应。

在 6—12 岁的学龄儿童群体中，"交谈，感受，玩游戏"被证实是恰当并有效的，它在早期治疗中可以活跃气氛，并且能够与有抵触的、压抑情绪的孩子互动，帮助他们敞开内心并展示想法和感受（Fried，1992）。

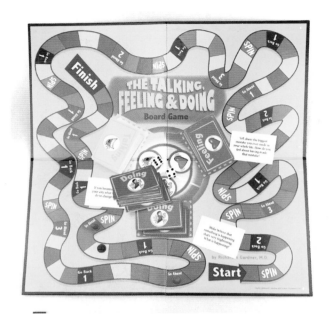

The Ungame——沟通游戏

　　该游戏由 Rhea Zakich（1979）创建，是世界上最受欢迎的沟通游戏，销量超过 400 万份。它能够促进各种沟通技巧的发展，包括积极倾听、清晰表达自己的想法和感受、轮流游戏、理解他人的想法和感受，并在其他人说话时保持安静等。

　　它可以追溯到 1972 年，当时加利福尼亚州加登城的一位年轻母亲 Rhea Zakich 出现声带息肉，被迫禁言数月。虽然她后来完全康复了，但长期无法说话的经历使她感到与丈夫和两个学龄儿子的情感变得疏远。她意识到，虽然他们在一起交谈，但并没有真正沟通。作为补救，她决定在纸卡上写下一些想问家人的问题。有些很轻松："你在空闲时间喜欢做什么？"有些严肃而亲密："如果能掌控你的生活，你会改变什么？""你认为未来 100 年后的生活将是什么样的？""你生命中最重要的 4 件事是什么？""你最珍贵的东西是什么？""你希望从父母那里获得更多的是什么？"

这款流行游戏的衍生物包括适合所有年龄段的完整版游戏卡，以及针对5—12 岁儿童、青少年、夫妇、家庭和老年人的袖珍版卡片。在治疗的首个阶段，治疗师将其作为破冰的工具，或用于家庭成员认真交流想法、感受和价值观。

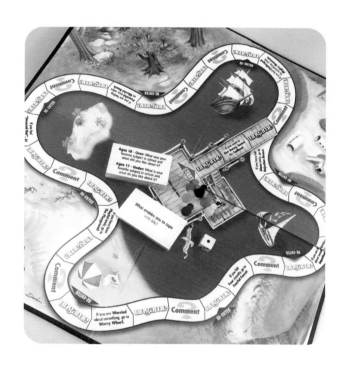

实证结论

沟通游戏尚待实证研究。

适用范畴

　　沟通游戏是非常高效的治疗方式，用以辅助和加速儿童、青少年和成人来访者的自我表露。同时，他们还能促进个人治疗中的融洽关系，在团体和家庭治疗中帮助建立凝聚力和亲密关系。

参考文献

Denzen, N. (1975). Play, games, and interaction. *Sociological Quarterly*, 16, 468–478.

Fried, S. (1992). Chess: A psychoanalytic tool in the treatment of children. *International Journal of Play Therapy*, 1, 43–51.

Gardner, R. A. (1973). The talking, *feeling, and doing game*. Cresskill, NJ: Creative Therapeutics.

Gardner, R. A. (2001). The taking, feeling, and doing game. In C. E. Schaefer & S. Reid (Eds.), *Game play: Therapeutic use of childhood games* (2nd ed., pp. 78–105). New York: Wiley.

Schaefer, C. E., & Reid, S. (2001). *Game play: Therapeutic use of childhood games* (2nd ed.). New York: Wiley.

Zakich, R. (1979). *Everybody wins: The story behind the ungame*. Carol Stream, IL: Tyndale House.

45. 自控游戏

知人者智，自知者明。胜人者有力，自胜者强。

——老子

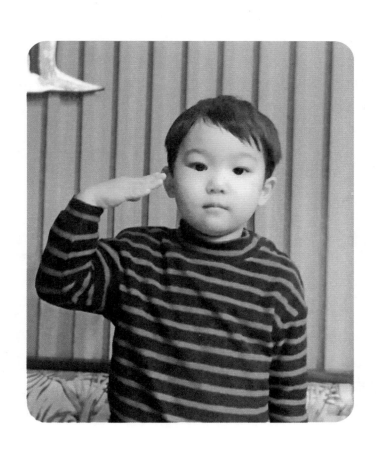

✈ 概述

现今已有许多在提升自我控制和增强执行能力方面的游戏被开发出来了。执行能力包含多种能力，譬如行为抑制——不冲动行动、提前计划、预判未来、设定目标以指导行动，以及工作记忆——牢记信息以完成任务或活动（Yeager & Yeager，2009）。以下描述了一些简单且耳熟能详的游戏。

✈ 基本原理

儿童可以通过在一段时间内有意识地、反复地抑制冲动反应和身体运动，强化执行能力。

✈ 游戏说明

适用年龄

3—12 岁

游戏技巧

西蒙说（Simon Says）

自罗马时代以来，西蒙说游戏就受到世界各地儿童的欢迎。在游戏中，只有当游戏指挥者说出以"西蒙说……"为开头的指令，孩子们才会遵循游戏指挥者的指引。以"西蒙说"开头的指令意味着游戏玩家必须遵循指令，而不以"西蒙说"为开头的指令则意味着无需遵守。那些不听从指令的参与者将在比赛中被淘汰——例如，指挥者给出指令："西蒙说：触碰你的脚趾！""西蒙说：举起双臂！""西蒙说：放下双臂！""举起双臂！"最后一个指令一定不要遵守。

　　该游戏的基本原理在于强化注意力和记忆力，抑制行动冲动以及管理挫折。心理学研究发现：自我调控游戏是一种简单而有效的方式，用以帮助 8—12 岁的儿童，提升他们自我控制和抑制冲动行为的能力（Strommen，1973）。

　　从头到脚（Head to Toes）是一个类似西蒙说的游戏，要求幼童做与指示命令相反的动作（例如：当指令为触摸头部时，触摸脚趾；当指令为触摸肩膀时，触摸膝盖）。这种自我调控游戏要求结合注意力、抑制力以及记忆力，并已发现能够提高学龄前儿童的自我调节能力（Ponitz & McClelland，2008）。

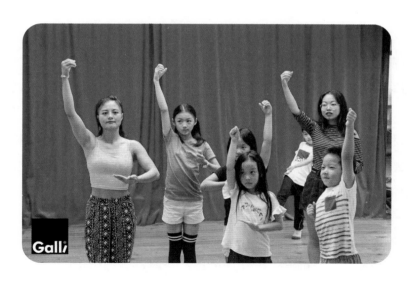

红灯和绿灯

另一个与西蒙说类似的游戏是红灯和绿灯。在该游戏中，当游戏指挥者说（或手持标志）"绿灯"，孩子们向前走或跑；而当他们听到"红灯"时，则静止不动。这一自我控制游戏特别适合患有注意缺陷 / 多动障碍以及冲动控制问题的儿童。此外，Tominey 和 McClelland（2011）指出红灯和紫灯游戏能够增强学龄前儿童的自我调节能力。红灯和紫灯游戏与红灯和绿灯游戏遵循着相同的原理。在该游戏中，游戏指挥者也可以用紫色和橙色，来代表"行动"和"停止"。

木头人游戏

该游戏中，一个成员扮演"鬼"，其他成员自由行走，直到被告知要"静止"如木头人。扮演"鬼"的人依次走向每位成员，尝试不接触对方来逗他笑（例如：扮鬼脸、发出奇怪的声音等）。第一个被逗笑的人就成了新的"鬼"的扮演者（VanFleet，2001）。

该游戏的一个衍生是播放音乐，当音乐停止，所有孩子必须原地静止。另一个衍生是让一个孩子像哨兵一样静止不动，或者让一群孩子躺在地板上保持安静和静止。一旦他们动了就被淘汰出局。坚持到最后不动的孩子成为获胜者。

慢动作游戏

用秒表来计时，记录孩子尽可能缓慢地做某件事（例如：写出他的全名）。规则是孩子的笔触必须保持在纸上，并且一直在移动。目标是打破先前的慢速记录。

叠叠乐

叠叠乐是一种非常适合患有注意缺陷 / 多动障碍儿童的伟大游戏。它要求孩子们放慢速度并集中注意力，以便在不让整个积木塔倒塌的前提下抽离出积木。同时，它也为治疗师提供了机会，来讨论当事情不以你想要的方式进行时（积木塔倒塌），如何掌控失落感或挫折感。

手术游戏

手术游戏创建于 1960 年左右，是用于训练运动能力和自我控制能力的桌游。游戏中有一张"手术台"，上面有一个外形滑稽的"病人"，它的鼻子是一个大而红的灯泡。游戏要求参与者用一组镊子去除用塑料制成的虚构病灶，同时不触碰腔体切口的边缘位置。触摸切口位置会点亮红色鼻子，并触发蜂鸣器。

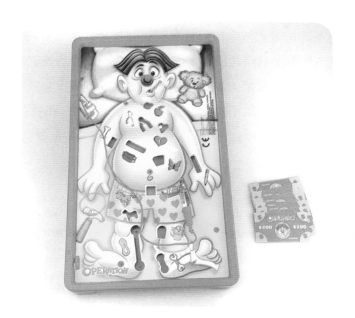

✈ **实证结论**

（1）Halperin、Marks、Bedard 和 Chacko（2013）研究发现：当患有注意缺陷 / 多动障碍的学龄前儿童的父母被教会跟孩子一起进行自我控制游戏（例如：西蒙说），并持续一个周期（8 周）的时间，每天至少 30 ~ 45 分钟，孩子病情的严重程度出现显著改善，3 个月之后改善仍将持续。

（2）Manuilenko（1948）发现：3—7 岁的儿童在房间与玩伴进行"站立的哨兵"游戏，他们能比自己待着时坚持更长的静立时间。这可能是玩伴"监督"哨兵表现的结果。

适用范畴

有冲动控制问题的学龄前和学龄儿童能够从自我控制游戏中受益，因为游戏能够通过有趣的方式教会他们自我控制的技巧。这些游戏对患有注意缺陷／多动障碍和愤怒控制问题的孩子尤其有帮助。有冲动控制问题的儿童往往需要外部支持来帮助发展大脑执行功能，之后才能提升自我调节能力。通过对存在冲动控制问题的孩子的父母进行培训，从而在家开展自我控制游戏，能够有效加强执行功能、提高自尊，并培养父母与孩子间的亲密关系。

参考文献

Halperin, J., Marks, D., Bedard, A., & Chacko, A. (2013). Training executive, attention, and motor skills: A proof-of-concept study in preschool children with ADHD. *Journal of Attention Disorders*, 17(8), 711–721.

Manuilenko, Z. (1948). The development of voluntary behavior in preschoolers. *Izvestiya APN RSFSR*, 14, 43–51.

Ponitz, C., & McClelland, M. (2008). Touch your toes!: Developing a direct measure of behavioral regulation in early childhood. *Early Childhood Research Quarterly*, 23(2), 141–158.

Strommen, E. (1973). Verbal self-regulation in a children's game: Impulse errors on "Simon Says."*Child Development*, 44, 849–853.

Tominey, S., & McClelland, M. (2011). Red light, purple light: Findings from a randomized trial using circle time games to improve behavioral self-regulation in preschool. *Early Education and Development*, 22(30), 489–519.

VanFleet, R. (2001). Make me laugh. In H. G. Kaduson & C. E. Schaefer (Eds.), *101 more favorite play therapy techniques* (pp. 203–206). Northvale, NJ: Jason Aronson.

Yeager, D., & Yeager, M. (2009). *Simon says pay attention* (2nd ed.). Lafayette, LA: Golden Path Games.

46. 策略游戏

不论策略有多美好，你都应当时时关注结果。

——Winston Churchill

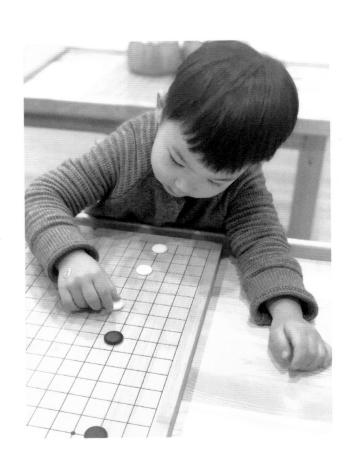

概述

　　策略游戏基于特定的规则和准则来论输赢，在游戏中，参与者需要具备规划以及解决问题的能力。数千年以来，策略游戏带来的挑战和乐趣让他们成为各类文化中娱乐的源泉。早在公元前3100年，古埃及人就玩起了2人棋盘游戏——塞尼特（Senet）。塞尼特是"过关游戏"的意思，由30个方形的网格组成，每行10格共3行，有些方格上有代表精神和宗教主题的标志。虽然古埃及人使用了未知的规则，但历史学家坚信，玩游戏既需要运气，也需要策略。玩家使用棍棒或羊骨片作为骰子，在棋盘上移动他们的棋子。第一个移除所有棋子的玩家就是赢家。在古墓墙和塞尼特文物上发现的意象表明，古埃及人认为赢得游戏会提供精神上的保护。他们常常把塞尼特棋盘放入坟墓里，为来世做准备。

　　此外，考古学家在中国、印度和美索不达米亚也发现了策略游戏的证据，但直到罗马征服欧洲，策略游戏才在欧洲出现。在罗马人中流行的游戏包括：① Tabula，一种类似西洋双陆棋的游戏；② Calculi，一种类似四子棋的游戏；③ Latrunculi，一种类似国际象棋的军事战术游戏；④ Lapilli，一种类似三连棋的游戏。这些游戏的竞技属性反映了游戏所在区域的文化，并且对现代竞技游戏的发展产生了深远的影响。

基本原理

　　一般来说，儿童大约在5—6岁时开始玩棋盘和纸牌游戏，那时他们正处于获取逻辑思维和解决问题能力的年龄，并对探究世界充满兴趣。同时，游戏也为成人提供了一种与孩子们共度悠闲时光的简单方式，这是培养关系以及提升自尊的重要因素。此外，游戏能够促进社交、情感和认知发展。策略游戏特别有助于教导孩子们停下来思考、提前计划、预测行动后果、控制冲动、遵守规则、忍受挫折以及应对失望。此外，通过简单的策略游戏，游戏治疗师可以评估孩子的能力，如：保持坐姿、等待轮流、遵循规则、专心、保持注意力以及应对输赢。

策略游戏提供了许多治疗益处，包括：

⊙ 治疗联盟：许多儿童在进入治疗后会有抵触情绪和 / 或不适感。与治疗师一起玩一个熟悉有趣的游戏可以缓解这些感觉，从而增进治疗中的互动。

⊙ 增强情绪：游戏涉及互相让步的过程，它带来了愉悦和享受的感觉。这提升了情绪、自尊和自我价值，并教给孩子们互惠的重要性。

⊙ 增强注意力和自律：策略游戏为孩子们提供了安全无威胁并且愉悦的方式，以发展大脑的执行职能，如：注意力、专注、解决问题、记忆技能、预测、逻辑思维和容忍挫折。

⊙ 社会化：儿童在治疗中的往往难以与他人相处以及协商社交情境。与善于共情的治疗师一起玩游戏，孩子们能学到运动以及合作精神，这将帮助儿童内化被社会所接受的方式，用以处理攻击、竞争、规则和界限。

⊙ 掌控：弗洛伊德提出游戏为孩子们表达冲动和控制焦虑提供了一种新的方式。使孩子掌握新的技能，并促进执行功能、高阶思维、社交技能、胜任和自尊意识的发展。

⊙ 良性竞争：Gardner（2002）指出竞争是有益的，因为它让孩子们通过衡量别人的能力来评估自己的能力。这一过程培养了自信心和自尊。

此外，竞技游戏可以帮助孩子培养良性竞争的意识，包括尊重对手、通过公平友好的方式赢得胜利以及优雅地接受失败。

游戏说明

适用年龄

6 岁及以上

游戏技巧

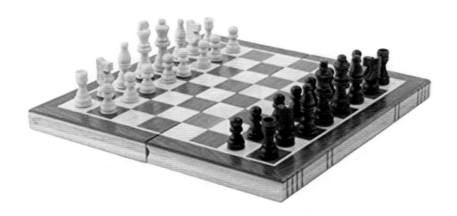

象棋

历史学家认为象棋由恰图兰卡（Chaturanga）或军队四分部游戏演化而来，该游戏在公元 600 年的印度盛行。然而，直到第 15 世纪末，现代象棋才在欧洲流行起来。国际象棋是两人参与的智力游戏，要求专注、计划和预测。通常用于给较年长的孩子玩耍。棋盘由交替的颜色组成。每位玩家都有 16 个棋子，根据它们移动和捕捉对方棋子的特权被赋予不同的价值。国际象棋的目标是将军或吃掉对手的国王。

　　Rhazes 是 9 世纪的一位波斯医生，他首次将国际象棋记录为治疗方式，因此常被称为国际象棋治疗的创始人。Rhazes 利用游戏策略帮助患者理解和掌控生活问题。从那时起，国际象棋就已被用于治疗个体问题，如：信任问题、社会技能缺陷、发展 / 谱系障碍、个人问题表达障碍、冲动、缺乏专注和低自尊。由于国际象棋很难掌握，一些更适合儿童玩的游戏被开发出来。例如：Cardinal Industries 推出的专门为 6 岁及以上的孩子设计的象棋老师游戏。象棋棋子用箭头标记，以引导玩家棋子移动的方向。Winning Moves 游戏公司针对 7—12 岁的儿童推出无压力象棋，包含一桌行动卡，每张卡片都对应了一个棋子及其所能做的移动。

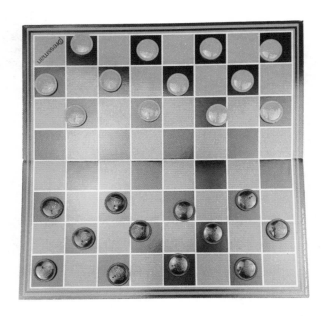

跳棋

　　历史学家认为跳棋起源于中东的一种被称为 Alquerque 的游戏。像象棋一样，跳棋是在棋盘上玩的 2 人游戏。然而，相较于象棋，它更容易被学会，大部分 6 岁及以上的孩子都能玩。一名玩家操作红色棋子，而另一名玩家操作黑色棋子。玩家轮流将棋子从一个方格移动到另一个方格。目标是跳过对手的棋子，并把对手的棋子从棋盘上拿下。首先拿下对手棋子的人就是赢家。为了赢得比赛，玩家可以使用进攻策略，如快速跳跃对手的棋子；或使用防守策略，如布局棋子以限制对手；或组合使用两种策略。此外，向前移动棋子到达棋盘中央是明智的，因为它增加了获胜的机会。

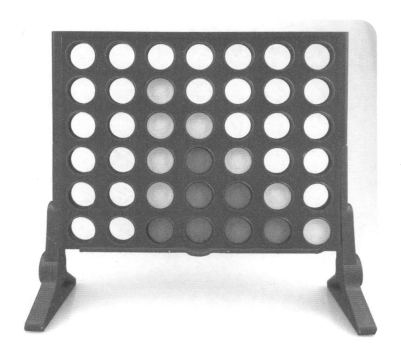

四子棋（Wexler & Strongin，1974）

Milton Bradley 于 1974 年首次引入了该游戏。游戏在固定的格子中进行。四子棋是 2 人游戏，适合 6 岁及以上儿童。游戏的目标是赶在对手之前完成 4 粒棋子的相连，水平、垂直或对角的连接均可。该游戏也被称为《四个一排》以及《船长的情人》，因为人们认为游戏源自库克船长，他在他的房间独自玩游戏。

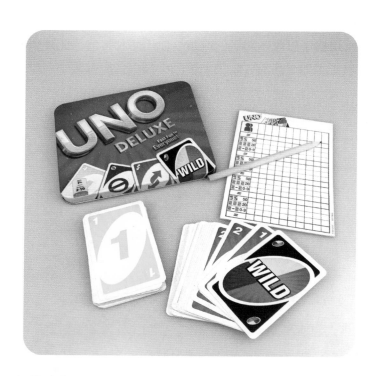

UNO 纸牌游戏

1971 年 Merle Robbins 开发了这款游戏，并于 1992 年起由游戏公司 Mattel 售卖。这一纸牌游戏由 2 ~ 10 位参与者组成，适合 7 岁及以上的儿童。

游戏的目标是赶在对手之前出光手里的纸牌，成为第一个拿到 500 分的玩家或团队。参与者可以通过匹配数字、颜色或单词来出牌。如果手里没有相匹配的牌，他则必须从弃牌堆里罚摸一张牌。当手里只剩一张牌时，他必须喊："Uno!" 当任何一名玩家手里的牌出光时，游戏结束。为了赢得游戏，玩家可以使用进攻策略，比如利用万能牌来尽快结束游戏；也可以使用防御策略，比如去掉高分卡；或者组合运用两种策略。

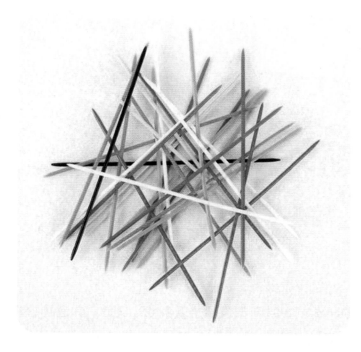

撒棍游戏

历史学家认为该游戏起源于中国，游戏中的棍子最初由象牙或骨头制成。后来，当它在殖民地美洲流行时，人们使用木头作为棍子，游戏常被称为

Jackstraws 或者 Spellicans。现代游戏中的棍子通常由塑料或木头制成，并通过颜色区别分值。撒棍游戏是一种技巧游戏，适合 5 岁及以上（2 名或 2 名以上）的儿童参与。需要一个平坦的平面，30 根细棍被扔成一堆。玩家轮流尝试捡起一根细棍而不触动其他棍子。如果玩家成功捡出棍子，他将再获得一个回合，但如果其他棍子被触动，则轮到下一位玩家尝试。最后的计分由计算每位玩家捡出的棍子数量决定，或使用棍子的颜色来决定最后的分值。

334

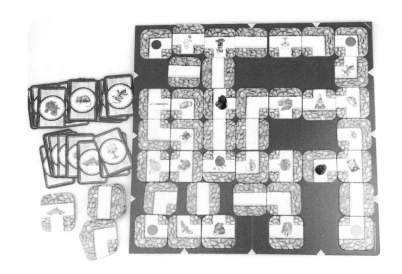

初级迷宫游戏（Kobbert，1995）

　　Ravensburger 于 1995 年开发了这款游戏，这是一款适合 1 ~ 4 位 5 岁及以上儿童挑战的迷宫游戏。参与者使用可爱的幽灵玩偶作为棋子来移动城堡的墙壁寻找宝藏，收集最多宝藏的参与者获胜。

实证结论

（1）Dubow、Huesmann 和 Eron（1987）对比了 2 种 10 个疗程的干预治疗方法（游戏疗法与认知行为疗法）的有效性，旨在降低市内贫民区公立学校 104 名 8—13 岁男童的攻击性。这两种干预方法立即显示出显著的有效性，孩子们减少了攻击行为，增加了亲社会行为。然而，在之后 6 个月的随访中，调查人员报告了一项意想不到的发现，即只有那些接受了游戏干预的儿童保持了显著的改善。游戏干预由棋盘游戏和卡片游戏的二元对立游戏组成。治疗师使用建模、辅导、角色扮演、反馈和讨论来传授给孩子有效的策略，以成功地赢得比赛。期间，没有使用特定的认知或行为程序。作者的结论是，实验的结果可能源自男孩们通过实践有效的策略（如：超前思考，考虑不同行动的后果，考量对手的策略，诱使同伴遵循规则并等待轮流），从而获得了现实生活的即时回报。小学阶段正是游戏技能被同龄群体高度重视的时期。

（2）Serok 和 Blum（1983）指出：未成年犯在游戏中难以遵守规则，而且很容易玩得具有进攻性。相较于遵守策略游戏的各项规则，青少年罪犯更喜欢玩投机游戏。

（3）Unterrainer、Kaller、Halsband 和 Rahm（2006）比较了同等智力水平的象棋玩家和非象棋玩家在一项规划任务"伦敦塔"中的表现。这项研究的结果表明：象棋玩家在规划方法上花费了更多的时间，并显示出了更发达的规划技巧。

（4）Levy（1987）研究表明：对感知受损的学生来说，下棋超过一年的经历增强了他们的自尊，并改善了自我形象。

（5）Korenman、Tamara 和 Lyutykh（2009）发现：在参加学校的象棋项

目后，那些曾经表现出自我中心和有好斗行为的青少年，更愿意以积极的方式改变自己的行为。

适用范畴

策略游戏是一种非常宝贵的治疗工具，对有进攻性、注意缺陷/多动障碍、冲动控制障碍、未成年违法犯罪、社交技能障碍、频谱紊乱和低自尊的儿童尤其有效。同时，它们充满乐趣、安全无威胁，大多数儿童都非常熟悉，因此非常有助于建立治疗联盟。

参考文献

Cardinal Industries. (2010). *Chess teacher*. Long Island City, NY: Author.

Dubow, E. F., Huesmann, R., & Eron, L. D. (1987). Mitigating aggression and promoting prosocial behavior in aggressive elementary schoolboys. *Behavior Research and Therapy*, 25(6), 527–531.

Gardner, R. A. (2002). Checkers. In C. E. Schaefer & D. M. Cangelosi (Eds.), *Play therapy techniques* (2nd ed., pp. 329–345). Northvale, NJ: Jason Aronson.

Kobbert, M. (1995). Junior labyrinth [Board game]. Germany: Ravensburg.

Korenman, M., Tamara K., & Lyutykh, E. (2009). Checkmate: A chess program for African-American male adolescents. *International Journal of Multicultural Education*, 11(1), 1–14.

Levy, W. (1987). Utilizing chess to promote self-esteem in perceptually impaired students: A governor's teacher grant program through the New Jersey State Department of Education.

Robbins, M. (1992). *Uno*. El Segundo, CA: Mattel.

Serok, S., & Blum, A. (1983). Therapeutic use of games. *Residential Group Care and Treatment*, 1(3), 3– 14.

Unterrainer, J. M., Kaller, C. P., Halsband, U., & Rahm, B. (2006). Planning abilities and chess: A comparison of chess and non-chess players on the tower of London task. *British Journal of Psychology,* 97(3), 299–311.

Wexler, H., & Strongin, N. (1974). Connect four [Board game]. Springfield, MA: Milton Bradley.

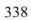

47. 合作游戏

唯一能够救赎人类的方法就是合作。

——Bertrand Russell

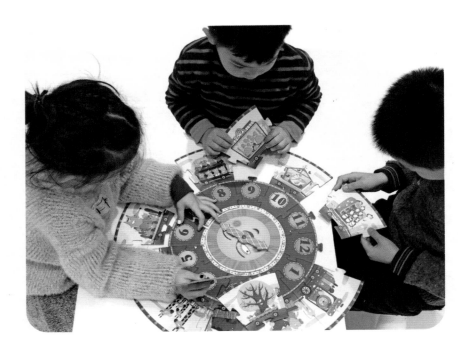

概述

家长和老师们已长期使用合作博弈游戏。早在 20 世纪 80 年代，许多公司就已经推出了合作博弈类桌游。这些策略游戏要求玩家作为团队一起工作，以应对特定的挑战。为了实现共同的目标并赢得游戏，团队成员分享想法和策略，做出小组决定并解决问题。这涉及倾听、分享、谈判和联合力量。与专注于玩的乐趣且不论输赢的非竞争性游戏不同，合作博弈培育获胜的想法。然而，团队成员并不相互竞争，而是团结一致与游戏对抗。因为团队要么一起赢，要么一起输。合作游戏能促进团队成员的彼此关爱和欣赏。这能让孩子们学到，合作不仅有利于实现目标，而且令人愉快，使他们感受到价值。

基本原理

合作游戏能够传授许多技能、带来各种各样的治疗好处。

⊙ 增进关系：合作游戏特别有助于建立与儿童的治疗联盟。共同努力赢得比赛能够建立信任，并且培养人际间的亲近感。

⊙ 隐喻教学：合作游戏是一种很好的工具，向儿童展现治疗是一项团队任务。游戏期间，儿童和治疗师为了实现共同的目标而一起努力。

⊙ 社交技能：合作游戏教授社交技巧，用有趣并互动的方式来合作、分享、妥协、团队协作和谈判。

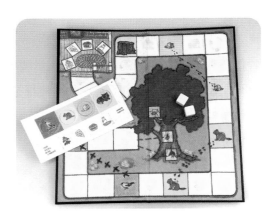

游戏说明

适用年龄

4 岁及以上

材料准备

购买各种合作博弈桌游。

游戏技巧

马克斯猫（Deacove，1986）

这是一款适合 1 ~ 8 名年龄在 4—7 岁的儿童一起玩耍的桌游。孩子们通力合作，帮助老鼠、鸟和花栗鼠赶在马克斯猫抓到它们之前，安全回到家。在游戏中，孩子们能够培养逻辑思维、决策制定以及合作解决问题的能力。同时，它还为孩子们提供了绝佳机会，就猫是天生的猎手这一事实表达感想。

登山运动（Deacove，1992）

在这款游戏中，2~6名7岁及以上的儿童组成团队相互协作，以登上山顶。大家一起分享装备、计划策略、应对困难（如：冻伤、雪崩以及雪盲等）。

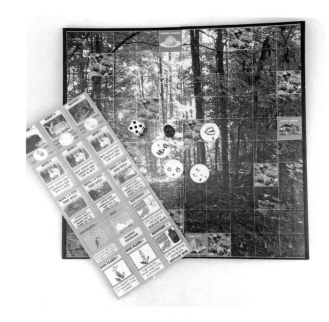

拯救鲸鱼（Kolsbun 和 Kolsbun，1978）

该游戏为2~4名8岁及以上的儿童设计。玩家们共同努力去击溃那些危及大鲸鱼的石油泄漏的船只和捕鲸船。当团队拯救了8条鲸鱼时，意味着在游戏中获胜了。

睡着的暴脾气（Deacove，1981）

该游戏是有故事情节的冒险游戏，适合2~4名4—7岁的儿童一起玩。暴脾气从村民那里夺走了财宝。当暴脾气睡着时，玩家们一起合作，爬到豆茎的顶端找回宝藏。然而，如果暴脾气被吵醒，他会把所有的东西都夺回去。玩家分享宝藏，留下一些给暴脾气。他们的好意有助于使他不那么暴躁。当每个人获得宝藏的时候，就赢得了游戏。

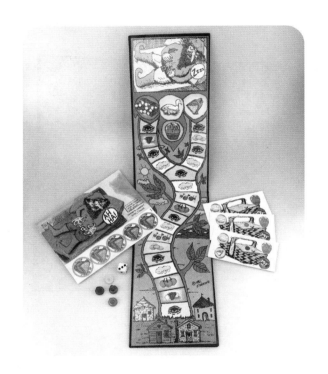

洞穴和爪子（Deacove，1998）

　　该游戏是一个梦幻的冒险游戏，2～4 名 6 岁及以上的儿童组成一支考古学家的团队，前往丛林寻找古老的文物。他们必须克服障碍，同时试图找到道路，寻找宝藏并活着返回。

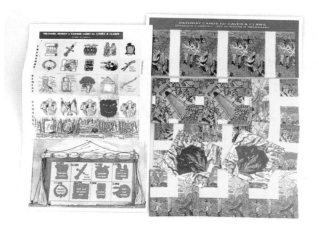

指环王（Knizia，2000）

基于 J. R. R. Tolkien（1963）创作的梦幻三部曲《指环王》(*Lord of the Rings*)，该桌游由 2 ~ 5 位 12 岁及以上的玩家参与，进入游戏中的中土世界。参与者扮演霍比特人的角色，必须通力合作以摧毁戒指。

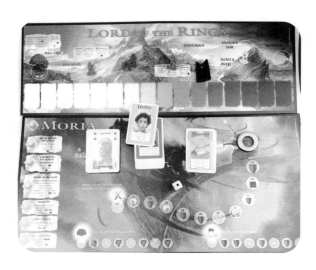

🛩 实证结论

（1）Deutsch（1949）首次通过实验证明：合作学习结构比竞技游戏学习结构能给人们带来更多的和谐。

（2）Orlick（1981）发现：相较于参加传统游戏项目的儿童，参加为期18周的合作游戏项目的幼儿园儿童的分享行为显著增加了。

（3）Bay-Hinitz、Peterson 和 Quilitch（1994）发现：相较于竞争性游戏，合作性桌游显著减少了 4—5 岁儿童的攻击性，并增强了合作行为。

（4）Garaigordobil、Maganio 和 Etxeberria（1996）为 125 名 6—7 岁的儿童实施了包含 22 节课程的合作游戏项目。与对照组相比，干预组的儿童在社会情感关系和群体合作中表现出积极的变化。其中，54 场游戏是活动和想象游戏，而非桌游——例如，团体成员一起搭建黏土造型，一起讲故事，一起完成拼图，或一起玩手指画。

（5）Mender、Kerr 和 Orlick（1982）指出：参与合作游戏项目的小学男孩比参加传统游戏项目的男孩表现出显著增多的合作社交行为。

🛩 适用范畴

合作游戏对社交孤立或社交排斥的儿童尤其有帮助，他们的孤立与排斥大多源自攻击性、焦虑 / 害羞、专横、过低或夸大的自尊，或缺乏社会技能。

参考文献

Bay-Hinitz, A., Peterson, R. F., & Quilitch, H. (1994). Cooperative games: A way to modify aggressive and cooperative behaviors in young children. *Journal of Applied Behavior Analysis*, 27, 435–446.

Deacove, J. (1998). *Caves and claws*. Perth, ON, Canada: Family Pastimes.

Deacove, J. (1992). *Mountaineering*. Perth, ON, Canada: Family Pastimes.

Deacove, J. (1986). *Max (the cat)*. Perth, ON, Canada: Family Pastimes.

Deacove, J. (1981). *Sleeping grump*. Perth, ON, Canada: Family Pastimes.

Deutsch, M. (1949). An experimental study of the effects of cooperation and competition on group process. *Human Relations*, 2, 199–231.

Garaigordobil, M., Maganio, C., & Etxeberria, J. (1996). Effects of a cooperative game program on socio-affective relations and group cooperative. *European Journal of Psychological Assessment*, 12(2), 141–152.

Knizia, R. (2000). *Lord of the rings*. Roseville, MN: Fantasy Flight Games.

Kolsbun, K., & Kolsbun, J. (1978). *Save the whales*. Santa Barbara, CA: Animal Town Game Company.

Mender, J., Kerr, R., & Orlick, T. (1982). A cooperative games program for learning disabled children. *International Journal of Sport Psychology*, 13(4), 222–233.

Orlick, T. (1981). Positive socialization via cooperative games. *Developmental Psychology*, 17(4), 426–429.

Tolkien, J. R. R. (1963). *The lord of the rings*. London: Allen & Unwin.

48. 机会游戏

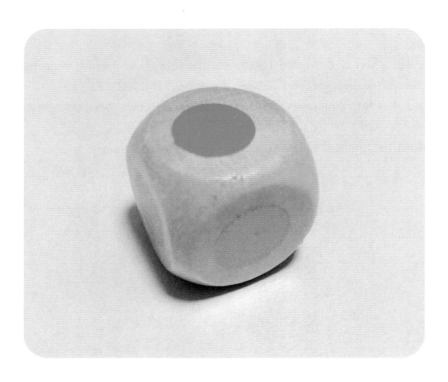

概述

机会游戏的结果取决于运气而非技巧。自远古时代起，机会游戏就已经成了一种娱乐方式，也成了人们乐趣的来源。那时，它们通常用于决定个体的命运。例如，希腊和罗马人相信神拥有掌控事情的权力，能够干预掷骰子。

在古代，骨片游戏（Knucklebones）是最早和最流行的机会游戏之一，该游戏与我们现在所说的抓子游戏（Jacks）相似。如图，该游戏使用了动物的踝关节或指关节骨，玩家将之抛向空中，然后用手背接住尽可能多的骨头；或者只向空中抛一个，当它在空中的时候，从地上捡起尽可能多的骨头。此外，骨片也常用于赌博游戏，与骰子游戏相似。骨

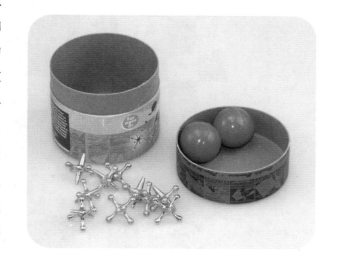

片的每一侧都是不同的，所以将各侧进行赋值。将骨片从适合的高度抛出落于地面或者桌面，就能确定分数。罗马人经常用黄铜、银、金、象牙、大理石、青铜或玻璃制成的关节骨来玩这个游戏，他们称之为 Tali。

"蛇和梯子"（现被称为降落伞和梯子）是一个被大家所熟知的儿童机会游戏，它起源于基于伦理道德的游戏"Vaikuntapaali"或"Paramapada

Sopanam"（通向救赎的梯子）。这个游戏被称为里拉（Leela），是由印度教精神导师发明的，用来教导孩子们因缘和善恶行为带来的影响。梯子代表诸如慷慨、信仰和谦卑之类的美德，而蛇代表诸如嫉妒、愤怒和偷窃之类的恶习。游戏的寓意是善行带来救赎，而恶行则带来低等生命形式的重生。游戏中的梯子数量少于蛇的数量，这提醒人们善的道路比恶的道路更难走（Bell，1983；Topsfield，1985）。

348

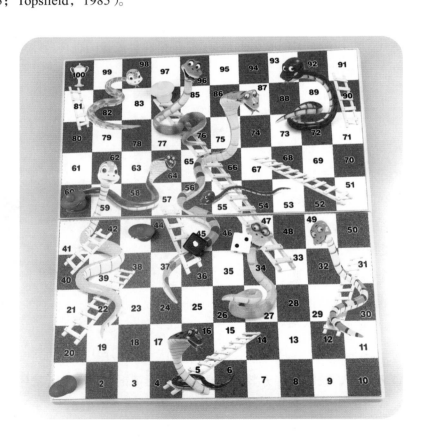

基本原理

在增强儿童社交、情感和认知功能的游戏治疗中，机会游戏能够带来多种好处。

⊙ 工作联盟 / 增强关系：由于大多数儿童都对它们很熟悉，所以机会游戏是让孩子们参与治疗的理想方式。跟策略游戏相比，它们不需要专注力，从而在玩游戏过程中，儿童和治疗师可以自发交谈和讨论问题。

⊙ 提供诊断性理解：机会游戏是评估社交情感功能、自尊、社交技能和应对能力的宝贵工具。在与孩子们玩游戏的同时，治疗师可以观察孩子们如何与治疗师（对手）互动、解决问题以及应对挫折和失望。治疗师还能注意到孩子对获胜的在意程度，以及他是否能够享受游戏。

⊙ 社会化 / 社交技能：机会游戏要求孩子遵循指引、控制冲动、轮流游戏（互惠）并接受失败带来的挫折。此外，机会游戏往往需要面对面的接触和口头交流，这增强了社交情境的舒适性，并提高了沟通技巧。

⊙ 积极情绪：机会游戏是有趣的，并能让孩子们暂时远离压力和日常问题。与一位具有同理心的治疗师玩游戏能够增强希望感，让孩子们知道即使出现了问题，他们也能玩得开心。此外，意识到治疗师享受他们的陪伴，能够帮助孩子们内化关于他们自己的积极情感，这培养了成就感和幸福感。与同龄人玩机会游戏意味着每个人都有同样的可能体验成功，促进与他人的密切关系。

⊙ 应对技巧：由于运气在机会游戏中扮演非常重要的角色，他们是一种理想的工具，用以评估和教授应对技能——对于胜利、失败以及由游戏中的变化和小意外所引发挫折的容忍。此外，机会游戏也为治疗师提供了一种方式，模仿和教授合作、同情心、良好的体育精神，以及应对失望经历的多种方法。

⊙ 沟通：在机会游戏中，尽管付出了努力，事情也能发生意想不到的变化，但这一事实可以作为一个比喻，来说明在现实生活中，变化是出乎意料的，也是偶然的，这使得机会游戏成为一个很好的工具，用来讨论如何应对生活中发生的损失和意想不到的变化。

🛩 游戏说明

适用年龄

4 岁及以上。机会游戏通常包含明确的游戏指引，游戏的复杂程度取决于游戏本身以及游戏设计对象的年龄。治疗师可以选择调整游戏的指引，以满足儿童的发展需要。

游戏技巧

以下是我们挑选的最经典且久负盛名的儿童机会游戏。

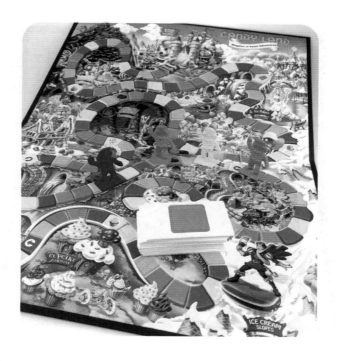

糖果地

它专为 3—6 岁的儿童设计，由孩之宝（Hasbro）公司于 1949 年首次推出。通过沿着 134 格蜿蜒的路径旅行，游戏的目的是找到失踪的糖果地国王康提。每个空格标注了颜色——红色、绿色、蓝色、黄色、橙色或紫色，其余 5 个空格则标注了地名或人名。玩家轮流从牌堆中移除顶部的牌，依据牌面显示的 6 种颜色中的一种移动棋子前往下一个对应颜色的格子。有些卡片有 2 个颜色的标记，在这种情况下，玩家将他的棋子向前移动到第 2 个对应颜色的格子中。每个地点或任务都有一张对应卡片，玩家要移动到相应地点才能抽取这些卡片。在经典游戏中，棋子可以向前或者向后移动。然而，在 2004 版的游戏中，对于年幼的玩家，棋子向后移动的规则被取消了。

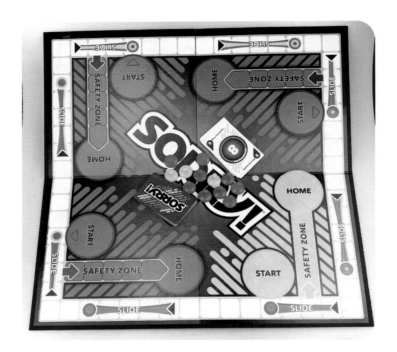

对不起

　　该游戏由孩之宝（Hasbro）公司为 6 岁及以上的儿童开发，游戏中可以有 2～4 名玩家。每位玩家开始游戏时有 3 颗棋子，棋子颜色由他自行选择。玩家轮流抽取卡片，看看他们能在版面上移动棋子走多远。当玩家的棋子移动至滑动区域时，能够快速移动至区域底部，并碰撞对手或他们自己的棋子。游戏中可以跳棋、隐藏在安全区获得能量，并碰撞对手的棋子使之倒退。第一个把 3 枚棋子从出发点移到"家"的玩家就是游戏赢家。

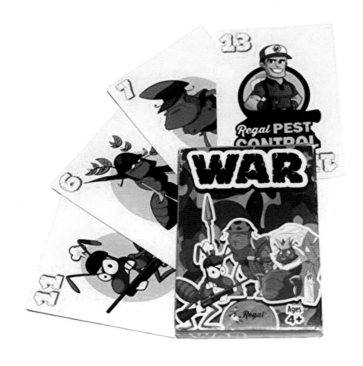

战争

2 位或以上玩家使用一副标准的 52 张卡牌来玩这个游戏。适用于 6 岁及以上并熟悉牌面大小排序（A、K、Q、J、10、9、8 等）的儿童。发牌时，将牌面向下平均发给所有玩家。玩家把最上面的牌仰面翻开，并放在桌子上。持有最大牌面的玩家拿下其他人的卡片，并把它们放入自己的卡片堆。如果翻开的牌一样大，那么就引发了战争。平局的牌留在桌上，两位玩家继续打出面朝下的下一张牌，接着翻出另一张牌。新牌面值更高的玩家赢得战争，并将所有的 6 张牌收入他的牌堆。如果新出的牌面还是一样的，那么战争继续，直到一名玩家获得所有的牌，他就赢得了游戏（McLeod，2013）。

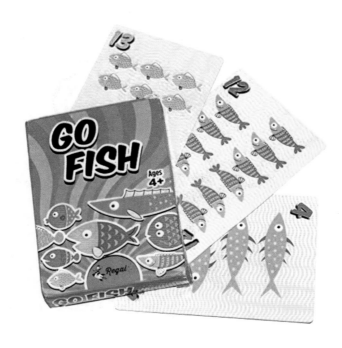

去钓鱼

　　这是常年深受人们喜爱的 2～4 人纸牌游戏，适合 4 岁及以上的儿童。该游戏包含了 40 张牌（10 组，每组有 4 张同系列鱼牌）。发牌人先洗牌，并发给每位玩家每人 6 张牌，剩余的牌正面朝下放于桌中央，相当于建了一个"池塘"。从发牌人左边的玩家开始，每位玩家轮流询问另一位玩家手里有没有某款鱼牌。如果手里正好有对方要的牌，他就必须交出与那条鱼相关的所有牌。接着，发问的玩家继续再起一轮。如果玩家手里没有对方要的牌，他就回答："去钓鱼。"然后，发问的玩家就要从牌堆里抽出一张牌。如果抽到的牌是他要求的，发问者向所有人展示这张牌作为证明，并开始另一轮。玩家尝试凑满 4 张同款鱼牌，当他们成功凑足，就将 4 张牌面朝上放于桌面上。游戏继续，直到所有牌得以匹配，凑成鱼牌套数最多的玩家获胜。

🛩 实证结论

该游戏技术尚待实证研究。

🛩 适用范畴

机会游戏是吸引儿童接受治疗的理想技术，对那些偏好熟悉活动的害羞、退缩和慢热的孩子们尤其有帮助。此外，机会游戏向有问题行为、发展迟缓以及存在其他社交困难的儿童传授社会技能（如合作、轮流和体育精神）。它们提供了一种途径来帮助那些过度竞争、有冲动控制的问题以及挫折容忍困难儿童。另外，机会游戏的乐趣属性使之成为很棒的工具，向抑郁、焦虑以及经历过丧失、虐待或创伤的儿童传递喜悦，让他们暂时远离现实生活。

参考文献

Bell, R. C. (1983). *The boardgame book* (pp. 134–135). Reading, PA: Exeter Books.

McLeod, J. (2013, March 4). Card game rules war.

Tali: Knuckle Bones. (n.d.).

Topsfield, A. (1985). The Indian game of snakes and ladders. *Artibus Asiae*, 46(3), 203–226.

49. 乱画游戏

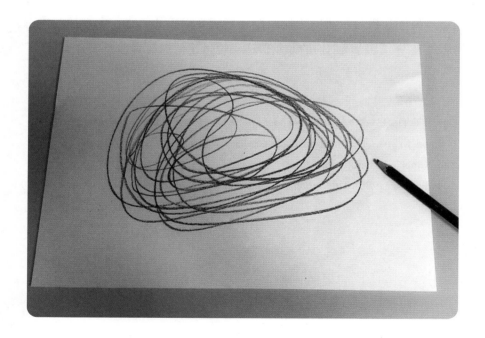

概述

乱画游戏是最著名的游戏治疗技术之一，由英国儿童精神病学家温尼科特（1971）创建。其中曲线是任意细线（弯曲、弧形、波状或锯齿形）的变体。

基本原理

温尼科特发现乱画游戏能让儿童感受到游戏的乐趣，不仅有助于与孩子们建立初步的融洽关系（Berger，1980），还能提供与孩子内心世界（包括内部冲突）相关的宝贵信息。乱画游戏也为治疗师提供了机会，间接为来访者提供新的想法或解决问题的方法。

游戏说明

适用年龄

8—12 岁

材料准备

白纸和铅笔

游戏技巧

温尼科特（1971）向孩子们介绍了乱画游戏：

"让我们一起来玩吧！我知道我要玩什么了，让我来告诉你。我爱玩的这个游戏没有规则。我先拿起铅笔，就像这样（他闭上眼睛，画出线条）。之后，你来告诉我，对你来说这看起来像什么，或者你可以把它变成什么。接下来，你做同样的步骤，看我能把你的线条变成什么。"

衍生游戏

绘制曲线画游戏（Claman，1980）

358

在完成一幅曲线画后，请孩子讲述一个关于它的故事，治疗师可以进行提问。治疗师重复该步骤，分享自己的画作以及故事，以及他对孩子面临问题的理解，并建议可能的解决方案。治疗师的画作应该具有教育意义或相关主要概念，鼓励孩子坚信可以掌控自己的问题，同时提出解决问题的建议。

孩子的父母也适用以上的方法为孩子画曲线，让他基于此作画，并讲述关于画面的故事。接着，由孩子来画曲线，父母遵循相同的步骤。另一种衍生游戏是治疗师和孩子共同选择 4 副他们的曲线画作，并一起合作来讲述关于画作的故事（轮流加入故事线）。

实证结论

乱画游戏尚待实证研究。

适用范畴

乱画游戏旨在于治疗早期与学龄儿童建立融洽的关系。游戏为他们提供了投射潜意识的机会。

参考文献

Berger, L. (1980). The Winnicott squiggle game: A vehicle for communicating with the school-aged child. *Pediatrics*, 66(60), 921–924.

Claman, L. (1980). The squiggle drawing game in child psychotherapy. *American Journal of Psychotherapy*, 34, 414–425.

Winnicott, D. W. (1971). *Therapeutic consultation in child psychiatry*. London: Hogarth Press.

第七部分
其他游戏技术

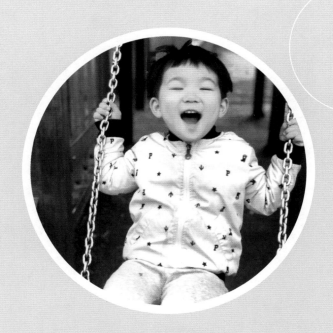

50. 脱敏游戏

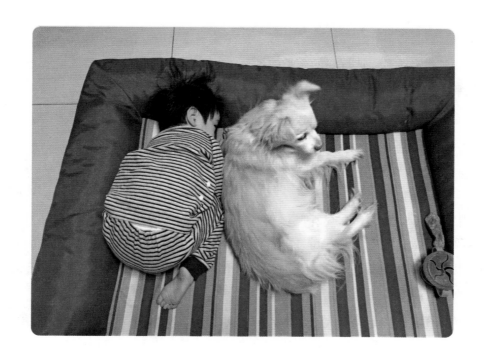

概述

系统脱敏是一种著名的游戏技术，被治疗师用来帮助儿童克服害怕和恐惧。它是由 Joseph Wolpe（1958）开发的一种对抗条件作用的方法。例如，第一步是让对狗恐惧的孩子建立一个恐惧等级，可以通过让孩子评估暴露在害怕物体面前的不同程度的恐惧强度。譬如，相较于遇到大狗，儿童对幼犬的恐惧等级可能更低。第二步是识别一种应对幼犬的替代反应，它可以抵消并减轻孩子的恐惧，比如玩耍。第三步是在孩子玩耍的时候，让他接触到一只小而友善的幼犬，让玩耍的乐趣战胜恐惧。一旦成功实施后，接着让孩子逐步练习暴露在应对恐惧等级表中其他狗的情景中。

基本原理

Wolpe（1958）使用"交互抑制（reciprocal inhibition）"这一术语来解释某些心理状态互为排斥的现象。例如，焦虑和喜悦不能被同时体验。因此游戏中体验到的强烈、积极情感，可以帮助参与游戏的儿童克服焦虑和恐惧。当两种刺激系统结合在一起时，强有力的积极刺激的存在，将会改变孩子被恐惧所引发负面刺激体验。因此，游戏和它的积极属性可以用作帮助心有恐惧的孩子进行系统脱敏。

有两种主要方式用以对孩子的害怕和恐惧进行脱敏。其一为"情感意象"技术：一种意象暴露的形式。其二为"情感表现"技术：一种现实生活暴露于恐惧对象或情境的形式。

游戏说明

适用年龄

1 岁及以上

游戏技巧

情感意象

　　情感意象是由 Lazarus 和 Abramowitz（1962）开发的一种可视化形式，指的是能够产生强烈积极情绪（例如：幸福、力量、勇气）和其他类似的抑制焦虑反应的意象。这通常是系统脱敏程序的一部分，当孩子参加情感意象游戏时，引发焦虑的物件会被逐步引入。你在恐惧的情境中越多地感受到积极的情绪反应，就越不觉得害怕，因为，积极情绪能够抵消 / 削弱消极情绪（发生了对抗条件作用）。当对抗性条件作用发生在想象中时，它被称为模拟暴露（in vitro exposure）；而当它发生在现实生活中时，则被称为实境暴露（in vivo exposure）。

　　通常，情感意象是指治疗师帮助孩子构建一个"故事"——当恐惧的事物（如黑暗）出现时，孩子最喜爱的英雄诗帮助他变得勇敢或进行反击。为孩子量身定制故事往往聚焦于虚构的特殊能力，并利用超级英雄的帮助来应对恐怖的情境。通过故事，孩子引发了对抗恐惧的想象（超能力，勇气）。之后，孩子的父母提示孩子使用个性化的想象场景来应对现实生活中的恐惧情境。另一种方法是，使用能够唤起快乐或欢笑的图像引发笑声来对抗恐惧——例如，6 岁的珍妮特非常怕狗，她的治疗师使用情感意象来帮助她把狗看成是流着口水的傻乎乎的动物，而不是危险的食肉动物。这种将幽默作为相对反应，类似于"给怪物戴上派对帽（party hat on monsters）"技术（Crenshaw，2001）。

当害怕或恐惧是虚构的，不适用于常规的实境暴露疗法时，情感意象技术就尤其有用（King，1989）。研究人员发现情感意象技术对于克服来访者的恐惧通常是有效的（Shepard & Kuczynski，2009）。

情感表现

情感表现是实境脱敏的一个例子。在该技术中，4—10 岁的儿童会参加有趣的活动，从而产生积极情绪，以对抗恐惧情绪，如夜间恐惧。为了克服孩子对黑暗的恐惧，治疗师得到成功接受培训的父母的配合——在逐渐变暗的卧室里和孩子一起玩游戏，这样，游戏引发的积极情绪可以帮助克服孩子对黑暗卧室的恐惧（Mendez 和 Garcia，1996；Mikulas、Coffman、Dayton 和 Maier，1986；Santacruz、Mendez 和 Sanchez-Meca，2006）。

Bentler（1962）的案例研究表明：一名 1 岁女童曾经在浴缸中滑到，随后她表现出对水的强烈恐惧。为了对抗这种恐惧，治疗师在空浴缸和厨房水槽中放入玩具让她玩耍。游戏过程中，向浴缸或水槽内逐步加水，几个月之内，她对水的恐惧消失了。

✈ 实证结论

（1）Fernandes 和 Arriaga（2010）研究了小丑干预是否可以减少小手术前儿童的焦虑。结果显示，当孩子们被父母和一对小丑陪同时，他们的焦虑程度明显低于那些只由父母陪同的孩子。

（2）Fredrickson 和 Joiner（2002）的研究表明：积极的情绪（如欢笑和喜悦）能够增强乐观的思维，从而带来更具创造性的解决问题的方案。此外，积极情绪能够缓解压力的影响，并促进心理恢复（Tugade & Fredrickson，

2004)。

适用范畴

脱敏游戏技术对出现焦虑、恐惧症、夜间恐惧或由创伤后应激障碍导致恐惧的孩子尤其有效。

参考文献

Bentler, P. M. (1962). An infant's phobia treated with reciprocal inhibition therapy. *Journal of Child Psychiatry and Psychology*, 3, 185–189.

Crenshaw, D. (2001). Party hats on monsters: Drawing strategies to enable children to master their fears. In H. G. Kaduson & C. E. Schaefer (Eds.), *101 more favorite play therapy techniques* (pp. 124– 127). Lanham, MD: Rowman & Littlefield.

Fernandes, S., & Arriaga, P. (2010). The effects of clown intervention on worries and emotional responses in children undergoing surgery. *Journal of Health Psychology*, 15(3), 405–415.

Fredrickson, B., & Joiner, T. (2002). Positive emotions trigger upward spirals toward emotional well-being. *Psychological Science*, 13(2), 172–175.

King, N. (1989). Emotive imagery and children's night-time fears: A multiple baseline design evaluation. *Journal of Behavior Therapy and Experimental Psychiatry*, 20(2), 125–135.

Lazarus, A., & Abramovitz, A. (1962). The use of emotive imagery in the treatment of children's phobias. *Journal of Mental Science*, 198, 191–195.

Mendez, F., & Garcia, M. (1996). Emotive performances: A treatment package for children's phobias. *Child and Family Behavior Therapy*, 1(3), 19–34.

Mikulas, W., Coffman, M., Dayton, D., & Maier, P. (1986). Behavioral bibliotherapy and games for treating fear of the dark. *Child and Family Behavior Therapy*, 7(3), 1–8.

Santacruz, I., Mendez, F., & Sanchez-Meca, J. (2006). Play therapy applied by parents for children with darkness phobia: Comparison of two programs. *Child and Family Behavior Therapy*, 1, 19–35.

Shepherd, L., & Kuczynski, A. (2009). The use of emotive imagery and behavioral techniques for a 10- year-old boy's nocturnal fear of ghosts and zombies. *Clinical Case Studies*, 8, 99–11.

Tugade, M., & Fredrickson, B. (2004). Resilient individuals use positive emotions to bounce back from negative emotional experiences. *Personality and Social Psychology*, 88(2), 320–333.

Wolpe, J. (1958). *Psychotherapy by reciprocal inhibition*. Stanford, CA: Stanford University Press.

51. 欢笑游戏

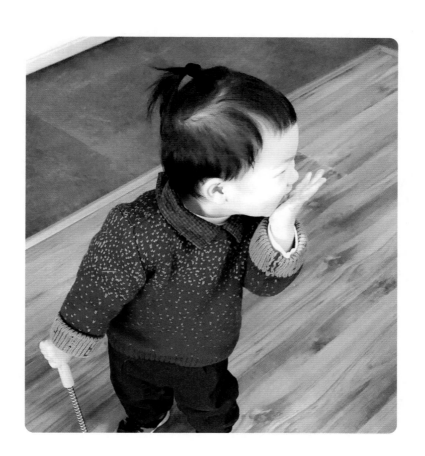

概述

欢笑是游戏中重要且有益的部分，因为它能引发快乐和幸福感。遗憾的是大多数人在生活中并没有获得足够多的欢笑，尤其那些患有各种精神疾病的来访者。Albert Ellis（1977）是首批倡导在心理治疗中使用欢笑和幽默的治疗师之一，他经常使用幽默的语言来挑战来访者不合理的信念。欢笑疗法日益发展，旨在帮助所有年龄段的来访者从欢笑中获得众多疗愈力（Provine，2001）。

基本原理

关于欢笑能够带来心理益处的研究结果可以概括如下：

（1）缓解压力、焦虑、紧张，以及反行为抑郁症状；

（2）提升情绪、自尊、希望、能量和活力；

（3）加强记忆力、创造性思维和解决问题的能力；

（4）增进人际交往、人际关系、吸引力和亲近感；

（5）更加友善、乐于助人、建立群体认同、团结和凝聚力；

（6）促进心理健康；

（7）提高生活质量和他人关怀；

（8）增强欢乐，并具有感染力。（Mora-Ripoll，2011）

欢笑的疗效在于：

⊙ 宣泄愤怒、焦虑和厌烦（Provine，2001）；

⊙ 增强幸福感（Neuhoff & Schaefer，2002）；

⊙ 加强与他人的关系，培养团队凝聚力（Ayers、Beyea、Godfrey & Harper，2005）；

⊙ 减少人际冲突；

⊙ 巩固心理恢复。

游戏说明

适用年龄

4 岁及以上

游戏技巧

逗我笑

VanFleet（2001）描述了逗我笑游戏的玩法：治疗师说明规则——游戏参与者（在个体治疗中的治疗师和儿童或在团体治疗中的孩子们）要轮流尝试让其他人笑。玩家要绷着脸开始游戏，严肃地说："逗我笑。"他必须保持严肃的表情，并在过程中保持目光接触，在任何情况下都不能笑。

另一名参与者则必须想尽办法让对方笑。他不能触碰对方的身体，但可以凑近扮鬼脸、讲笑话、发出怪声，或做出任何可能引人发笑的滑稽举动（例如：扭曲的面部表情，或像小鸡一样发出咯咯声并舞动手臂）。

逗我笑游戏适用于多个疗程的短期间隔期。孩子参加该游戏必须是自愿、不被强迫的。逗我笑对那些无论出于什么原因都很少笑的孩子们来说是一种有用的技巧。一般来说，孩子们每天可以笑 400 次。

衍生游戏

医院小丑

在该游戏中，接受过特殊培训的"小丑"会前往医疗保健场所。这些"小丑医生"被证明有助于振奋孩子们的情绪，带来愉悦的氛围——微笑、大笑以及快乐。他们帮助孩子们适应环境，分散对可怕的医疗过程的注意力。

大笑瑜伽

由于身体不能区分真实和假装的笑声，来自印度孟买的 Madan Kataria（2005）创立了大笑瑜伽俱乐部，使世界各地的成年人可以享受欢笑的好处。大笑瑜伽技术包括 4 要素：跟随"呵–呵–哈–哈–哈"的节奏拍手；呼吸；伸展，以及儿童般的玩耍和笑声练习。一个典型的大笑瑜伽课程需要大约 20 分钟的笑声。

亲子挠痒痒

挠痒痒游戏是由一个人胳肢另一个人（例如：用羽毛挠另一个人的脚底心）的人际活动。你不能胳肢自己，所以需要一个信任的人的帮助。挠痒痒可能是引发笑声的最古老和最有效的方式，能够增强其积极情绪以及彼此的联系。父母—孩子挠痒痒游戏的目的是引发孩子欢乐的笑声，从而促进亲密关系。我们身体最怕痒的部位依次为：腋下、腰部、肋骨、脚、膝盖、喉咙、颈部和手掌。

实证结论

（1）Panksepp（2007）发现：由欢笑带来的积极心理状态让我们更有可能与他人进行友好的互动。

（2）Neuhoff 和 Schaefer（2002）的研究表明：虽然只有 1 分钟，但假装

的笑声增加了大学生快乐的感觉。

（3）Nevo 和 Shapira（1989）发现：儿科牙医经常使用各种好玩、幽默的技巧，以减轻儿童在牙科环境中的焦虑。

（4）Vagnoli（2005）发现：手术前 30 分钟，玩魔术、游戏、观看木偶表演和接待"小丑医生"的来访，能够减少住院儿童的术前焦虑。

（5）Golan、Tighe、Dobija、Perel 和 Keidan（2009）发现：和经过医学培训的"小丑先生"见面，显著减轻了 3—8 岁接受门诊手术儿童的术前焦虑。

适用范畴

欢笑疗法尤其适用于那些正经历着压力、焦虑、紧张、抑郁、依恋问题以及不良社交关系的来访者，个体或团体治疗都适用。

参考文献

Ayers, L., Beyea, S., Godfrey, M., & Harper, D. (2005). Quality improvement learning collaboratives.*Quality Management in Health Care*, 14, 234–247.

Ellis, A. (1977). Fun as psychotherapy. *Rational Living*, 2(1), 2–6.

Golan, G., Tighe, P., Dobija, N., Perel, A., & Keidan, I. (2009). Clowns for the prevention of preoperative anxiety in children: A randomized controlled trial. *Pediatric Anesthesia*, 19, 262–266.

Kataria, M. (2005). Laughter Clubs. Available at *www.laughteryoga.org*.

Mora-Ripoli, R. (2011). Potential health benefits of simulated laughter: A narrative review of the literature and recommendations for future research. *Complementary Therapies*, 19(3), 170–177.

Neuhoff, C., & Schaefer, C. E. (2002). Effects of laughter, smiling and howling on mood. *Psychological Reports*, 91, 1079–1080.

Nevo, O., & Shapira, J. (1989). The use of humor by pediatric dentists. *Journal of Children in Contemporary Society*, 20(1–2), 171–178.

Panksepp, J. (2007). Neuroevolutionary sources of laughter and social play: Modeling primal human laughter in laboratory rats. *Behavioural Brain Research*, 182(2), 231–244.

Provine, R. (2001). *Laughter: A scientific investigation*. New York: Penguin Books.

Vagnoli, L. (2005). Clown doctors as a treatment for preoperative anxiety in children: A randomized, prospective study. *Journal of the American Academy of Pediatrics*, e563–e567.

VanFleet, R. (2001). Make me laugh. In H. G. Kaduson & C. E. Schaefer (Eds.), *101 more favorite play therapy techniques* (pp. 203–206). Northvale, NJ: Jason Aronson.

52. 压力免疫游戏

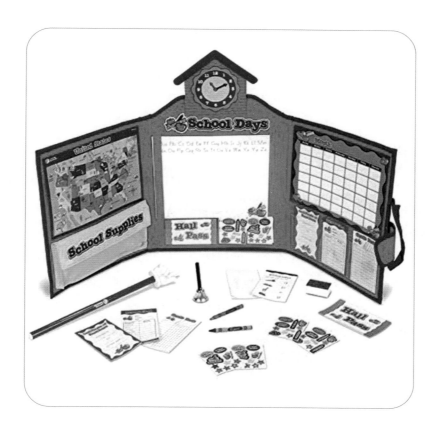

概述

心理学家 Donald Meichenbaum（1985）开发了压力免疫疗法。该疗法通过对压力情境预曝光，来帮助人们形成可以对抗压力影响的心理恢复能力。使用"接种 / 免疫（Inoculation）"这一术语基于一个想法，即心理治疗师在为来访者进行"疫苗接种"或帮助来访者做好思想准备，以抵御即将到来的压力的影响，对抗压力的方式类似于疫苗的作用原理——使病人对某种疾病免疫。该过程为儿童提供了运用应对技能的练习机会，直到他们熟记于心并轻松运用。

基本原理

与其过度保护孩子，担忧即将到来的压力体验（例如：入学或医疗过程等），更好的方法是提供关于压力体验的信息，帮助他们做好准备。这是 Janis（1958）的压力免疫理论以及"应对担忧"策略。应对担忧被定义为一种应对策略——面对忧虑做好心理准备，能够增强对后续威胁的容忍度（Burstein & Meichenbaum，1979）。向孩子提供在压力事件中可能遇到情境的细节，能够让陌生的情况变得熟悉，从而减少孩子对未知的恐惧。同时，它也给孩子时间来发现并实践应对压力的方法。应对担忧策略的前期准备能够引发适度焦虑，这在实际事件中能够避免严重的情绪困扰。

游戏说明

适用年龄

4 岁及以上

游戏技巧

提前预演已知的未来压力事件，能够减轻孩子预期的焦虑。因此，一个微型的校园游戏场景（教师、学生、校车、教室等）可以被治疗师用来模拟诸如上学、问候老师、挂起外套等活动。如图，通过使用校园小玩具进行示范，游戏治疗师可以让陌生的校园场景变得熟悉，从而减少恐惧。此外，除了提供信息和支持外，治疗师还可以教授处理相关情景的应对技巧。比如为即将面对手术的孩子提供手术细节信息和医疗玩具/服装，提前几天模拟预演手术。

实证结论

（1）Hodgins 和 Lander（1997）发现：出于对过程的未知，大约 27% 缺乏正式准备的儿童在进行静脉穿刺术时会感到焦虑。

（2）众多研究表明压力免疫游戏技术在减轻儿童手术（Athanassiadou，Giannakopoulos，Kolaitis，Tsiantis & Christogiorgos，2012；Li，Lopez & Lee，2007；Lockwood，1970）及住院（Jolly，1976）前的焦虑上尤为有效。

适用范畴

压力免疫游戏技术可用于预演那些可能会引发儿童焦虑的任何未来的事

件，适用的情境包括：

⊙ 即将住院的儿童；

⊙ 即将开学／参加暑期活动的儿童；

⊙ 即将搬入新家的儿童；

⊙ 即将首次去理发店理发的儿童；

⊙ 即将要去看医生／牙医的儿童；

⊙ 即将见到新的兄弟姐妹的儿童。

参考文献

Athanassiadou, E., Giannakopoulos, G., Kolaitis, G., Tsiantis, J., & Christogiorgos, S. (2012). Preparing the child facing surgery: The use of play therapy. *Psychoanalytic Social Work*, 19, 91–100.

Burstein, S., & Meichenbaum, D. (1979). The work of worrying in children undergoing surgery. *Journal of Abnormal Child Psychology*, 7(2), 121–132.

Hodgins, M., & Lander, J. (1997). Children's coping with venipuncture. *Journal of Pain and Symptom Management*, 13, 274–285.

Janis, I. L. (1958). *Psychological stress*. New York: Wiley.

Jolly, J. D. (1976). Preparing children for hospital. *Nursing Times*, 72, 1532–1533.

Li, H., Lopez, V., & Lee, T. (2007). Effects of preoperative therapeutic play on outcomes of school-age children undergoing day surgery. *Research in Nursing and Health*, 30, 320–332.

Lockwood, N. L. (1970). The effect of situational doll play upon the preoperative stress reactions of hospitalized children. *American Nursing Association Bulletin*, 9, 113–120.

Meichenbaum, D. (1985). *Stress inoculation training*. Elmsford, NY: Pergamon Press.

53. 重演游戏

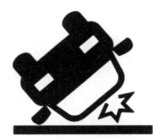 

重演创伤事件

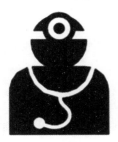 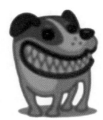

概述

弗洛伊德（1922）首次发现，通过游戏儿童可以在安全的环境中重温压力或创伤事件，从而获得力量并掌控这些事件。通过反复重现以往的体验，孩子能够逐渐进行心理消化，发泄/释放消极情绪，形成对令人不安的想法与感觉的掌控感（Waelder，1932）。Piaget（1962）也指出虚构的游戏为孩子们提供了在想象中重现现实生活中问题的机会，他基于此制定出适用的解决方案以改善消极情绪。

David Levy（1939）是首批提出结构化游戏治疗形式的儿童临床医生之一，他称之为"释放疗法"。释放疗法的目的是帮助那些经历过特定压力或创伤事件的孩子们表达他们的想法和感受。虽然孩子们可以自由选择他们想要的游戏方式，但这些经由治疗师预选过的游戏素材是有限的，以鼓励孩子们演绎出他们的创伤经历。Levy 将游戏结构化，通过为儿童提供与医院相关的玩偶和玩具，来帮助他们处理入院的压力。之后，他会让孩子谈论或展示在躺在医院病床上的玩偶身上发生了什么事。

基本原理

儿童通常都会经历压力或创伤性事件，这导致了混乱、无助、脆弱和恐惧的情感。父母可能不知道如何帮助孩子应对这些情绪，并且可能相信最好的处理办法就是不去谈论创伤性事件。与其鼓励孩子隐藏并忘却这些可能持续侵入意识的创伤性记忆，不如尝试更健康的方式——帮助孩子在游戏中重演压力事件，让他可以慢慢地心理消化，表达消极情绪，并演出令人满意的结局，从而获得对该事件的掌控感。

重演游戏的基础是弗洛伊德（1922）的强迫重现理论。这一理论认为，给予儿童相关的游戏素材以及安全的环境，儿童将反复重现压力 / 创伤性事件，直到他能够在心理上吸收消化令人苦恼的想法和感觉。重演游戏也可以让情绪发泄，即充分表达对创伤经验的情感反应（Terr，2003）。

游戏说明

适用年龄

4—12 岁

游戏技巧

儿童拥有通过游戏应对创伤的天性。例如，许多儿童被观察到，他们在观看关于"9·11"恐怖袭击的电视节目后，用积木搭建了双子塔，之后用玩具飞机撞击了搭建好的塔。在另一个例子中（Goldman，1995），那些经历过 Patrick Purdy 自杀前在校园操场持枪袭击其他儿童的孩子，被发现创建并玩起了被他们称为"Purdy"的游戏。

该游戏中，孩子们对真实事件进行了重演，他们会向校园操场的不同方向跑开。其他的游戏版本是孩子们玩起了枪并杀死了 Purdy。这类重演游戏也被称为（情感）发泄游戏，是儿童应对特定创伤和压力体验最强有力的方式之一（Prendiville，2014；Terr，1990）。

在重演游戏治疗中，治疗师帮助了一名最近刚经历过车祸的儿童，他的家长在车祸中严重受伤。治疗师预先准备了游戏室，确保孩子能接触到的游戏物件只与事故相关（例如：玩具汽车、交通标志、救护车、警车、医疗设备、医生和警察）。孩子可以在游戏中自由发挥，形成对事故的掌控感，这是他在之前的现实生活中所不曾拥有的。通常情况下，孩子需要在随后的疗程中重复这一重演游戏，以充分消化和掌控压力体验。

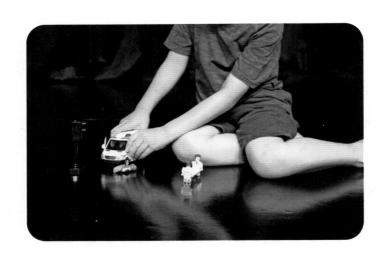

实证结论

（1）在一场破坏了意大利 6 个村庄的大地震的 6 个月后，Galante 和 Foa（1986）对来自 2 个受灾最严重的村庄的儿童进行了游戏治疗。在为期 7 个月的小组治疗中，一至四年级的孩子有机会在游戏中重演地震经历，并表达对此的感受。为了重现地震的情境，他们摇动桌子以推翻小玩具屋。然后扮成消防员或救援人员帮助幸存者并重建村庄。与未接受治疗的儿童相比，参与重演游戏儿童的焦虑症状明显减少。治疗成果在 18 个月之后的随访中得以维持。

（2）Saylor、Swenson 和 Powell（1992）指出：在"雨果"飓风之后，学龄前儿童往往主动地反复玩飓风相关的主题。例如，暴风雨过去 8 周后，一位母亲报告，她 4 岁的儿子利用一切可用的媒介反复重演雨果风暴，包括用餐桌上西兰花的嫩茎来表示树木被每小时 280 千米时速的狂风蹂躏了一遍又一遍。

适用范畴

该技术适用于那些经历过单一孤立压力或创伤事件的儿童，例如：车祸、狗咬、医疗创伤或虐待。它已在针对儿童来访者的个人、家庭或小组治疗中被施行。

使用禁忌

这种释放性治疗技术不适于那些已经或正在经历多重创伤或反复创伤（如持续性虐待）的儿童。

参考文献

Freud, S. (1922). *Beyond the pleasure principle*. London: International Psychoanalytical Press.

Galante, R., & Foa, E. (1986). An epidemiological study of psychic trauma and treatment effectiveness of children after a natural disaster. *Journal of the American Academy of Child Psychiatry*, 25, 357– 363.

Goldman, D. (1995). Intelligence: *Why it can matter more than IQ*. New York: Bantam Books.

Levy, D. (1922). Trends in therapy: The evolution and present status of treatment approaches to behavior and personality problems: III. Release therapy. *American Journal of Orthopsychiatry*, 9(1), 713–736.

Piaget, J. (1962). *Play, dreams, and imitation*. New York: Norton.

Prendiville, E. (2014). Abreaction. In C. E. Schaefer & A. A. Drewes (Eds.), *The therapeutic powers of play*: 20 core agents of change (pp. 83–102). Hoboken, NJ: Wiley.

Saylor, C., Swenson, C., & Powell, P. (1992). Hurricane Hugo blows down the broccoli: Preschoolers' post-disaster play and adjustment. *Child Psychiatry and Human Development*, 22(3), 139–149.

Terr, L. (1990). *Too scared to cry: Psychic trauma in childhood*. New York: Basic Books.

Terr, L. (2003). "Wild child": How three principles of healing organized 12 years of psychotherapy.*Journal of the American Academy of Child and Adolescent Psychiatry*, 42(12), 401–409.

Waelder, R. (1932). The psychoanalytic theory of play. *Psychoanalytic Quarterly*, 2, 208–224.

54. 捉迷藏游戏

正如妈妈在躲猫猫游戏中消失并再度出现，现在妈妈可以真的离开孩子。

但孩子知道她仍存在并会回来，他能在脑海中塑造出妈妈的形象……

——家长留言

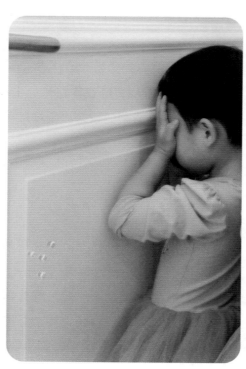

✈ 概述

捉迷藏是几代人的儿童游戏。在传统游戏中，一位玩家作为探索者，在其他一位或多位玩家隐藏的过程中蒙住双眼数数。在数到特定数字后，探索者试图找出隐藏者。儿童通常会在游戏治疗过程中自发引入捉迷藏游戏。

他们可能藏起来等着治疗师找到他们；或者让治疗师藏起来，这样他们能展现寻找的技能；抑或在沙盘游戏中创建寻宝的情境，将物件藏在游戏室或沙盘里，或藏在太阳镜、面具或戏服后面。同样，儿童可能以如下方式运用捉迷藏游戏——假装消失，并从隐藏的物体身后突然出现，以此来给治疗师惊喜。

消失和再现的主题是捉迷藏和躲猫猫游戏的核心，存在依恋问题、丧失、分离以及创伤的儿童经常玩这类游戏。游戏往往传达出孩子对掌控的需求、对孤独的焦虑、对亲密的回避、矛盾型的依恋以及难以内化团聚欢乐的状态（Allan & Pare，1997）。

✈ 基本原理

捉迷藏能够带来许多治疗好处。

⊙ 客体恒常性（Object Ermanence）：婴幼儿研究强调，消失和再现的早期体验会影响客体的恒常性——理解即使物体、事件以及人物不在视线范围内、不被听到或不被触摸到时，他们也仍旧存在（Piaget，1954）。此外，分离和团聚对客体的稳定性起着至关重要的作用，孩子把他与照料者分开理解为仅是暂时的眼不见而非心不想。根据

Mahler、Pine 和 Bergman（1975）的研究，实现客体恒常性的儿童能够将照料者提供的支持、安慰和信任内化。而那些缺乏客体恒常性的儿童往往会与不安和低自尊抗争。分离 / 团聚游戏（如捉迷藏和躲猫猫）是帮助儿童练习应对与母亲分离的绝佳方式（Israelievitch，2008）。

⊙ 消失和再现游戏（如躲猫猫）从婴幼儿时期就开始进行了。研究表明，这一全球婴幼儿都在玩的游戏，能够帮助儿童获得客体恒常性的感知（Fernald & O'Neill，1993；Lacy，2014）。与反应灵敏的治疗师玩躲猫猫和捉迷藏游戏，让孩子们有机会产生分离和团聚的需求，从而帮助他们在分离时内化出安全感和舒适感。这使儿童能够从需要成人实际出现在身边，转变为建立起内在安全感（Allan & Pare，1997；Israelievitch，2008）。

⊙ Ainsworth、Blehar、Waters 以及 Wall（1978）指出：安全依恋的儿童知道当他们向依恋对象寻求安慰和亲近时，他们的需求会得到满足。这些孩子拥有探索世界的安全基地。相反地，非安全依恋的孩子们缺乏这种舒适、自信和安全感。捉迷藏游戏是儿童形成安全依恋的自然方式。它能帮助孩子们看到其他人是值得信赖和可靠的，他们不会被遗忘，他们是值得被发现的。消失和再现游戏也可以让孩子们安心，让他们懂得虽然人们可能会分离，但之后仍会在一起。

⊙ 依恋感：捉迷藏和躲猫猫都是令人愉悦的游戏，提供欢笑和欢乐，增强依恋感。伦敦婴儿欢笑项目（Baby Laughter Project in London）主任 Addyman 发现，对婴儿来说，躲猫猫是最有趣的游戏（Philby，2012）。

⊙ 自我表达：通过捉迷藏，孩子可能能够表达那些由于早期依恋失败而无法用语言表达的或潜意识的东西。

⊙ 治疗关系：Vollmer（2009）辩称，捉迷藏游戏满足了孩子们自主的需要，并传达了一个信息，即他们可以自由地探索和冒险。此外，儿童受益于被追赶，因为这表明了他们是被在乎的。Allan 和 Pare（1997）写道：

"我们注意到，游戏中包含着一系列的情感：孩子身体的觉醒、被追赶的紧张感、惊喜的快感、掌控互动的力量感、面对失去的焦虑、失去亲人的痛苦、团聚的喜悦和放松、对孤独的恐惧、对恐惧的征服、令人困扰以及最终神奇引发激励自主感的巨大快感。"

游戏说明

适用年龄

婴儿及更大的儿童

游戏技巧

行为捉迷藏

Allan 和 Pare（1997）指出：在游戏室中创造空间以辅助游戏很重要。这包括在沙发和墙壁间预留角度、使用及地的厚长窗帘或者在游戏室的角落用窗帘和毯子创建一个小空间。此外，治疗师在儿童游戏期间对捉迷藏的主题保持敏锐的观察也很重要，这可以是口头或非口头的，例如：儿童可能藏在桌子下方或说出"你假装看不到我"。当这样的情形发生时，治疗师表现出相应的情绪反应很重要，显示出孩子失踪时的沮丧和失望、找不到他的担忧、对于他失踪的忧伤以及重逢时的喜悦（Allan & Pare，1997）。

假想捉迷藏（Prat，2001）

儿童在治疗师办公室或游戏室中假想一个隐藏之处，例如："在书架上""在垫子下""在娃娃屋里"以及"在乌龟玩偶里"等。一旦孩子选好藏身之所，他说"准备好啦"，并用"热"和"冷"回应治疗师的猜测。之后，轮到治疗师选择假想的藏身之所，让孩子来猜。

情绪捉迷藏

这一治疗版的捉迷藏（Kenney-Noziska，2008）是一种促进情绪表达的技术。在活动准备阶段，治疗师在索引卡上写下感受，并将卡片藏在游戏室中。当孩子找到卡片后，由他对相应感受以及相关经历进行讨论。

躲猫猫游戏

盒中的杰克（Jack-in-the-Box）、偷看熊猫（Peek-a-boo Pand）以及计算机应用程序（如由 Night and Day Studio 开发的"躲猫猫的朋友"）推广了躲猫猫游戏，加强了婴儿和幼童对客体恒常性的感知。

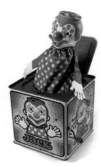

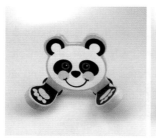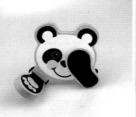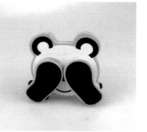

沙丁鱼

这一团体游戏类似于捉迷藏，一个孩子隐藏，其他人都参与寻找。当你找到隐藏的人，就跟他一起躲藏起来，直到所有人都一起躲起来。

实证结论

该技术尚待实证研究。

适用范畴

捉迷藏和躲猫猫游戏对那些由于创伤、遗弃、收养、死亡或离异而缺乏安全依恋的儿童尤其有效。这些孩子大多感觉不被重视、不被需要以及不值得被找到。他们对捉迷藏游戏很感兴趣，原因在于该游戏能够让他们将这些感受具体化，并掌控其带来的创伤。通过与一名具有情感同理心的治疗师一起玩游戏，能够提供新的体验，帮助儿童内化他们是重要的、有价值的感受。这增强了信心、安全感和自尊。即使是所谓的安全依恋型的儿童也可能在父母分居期间通过玩分离 / 团聚游戏来表达寻求安慰的需要。

参考文献

Ainsworth, M. D. S., Blehar, M. C., Waters, E., & Wall, S. (1978). *Patterns of attachment: A psychological study of the strange situation*. Hillsdale, NJ: Erlbaum.

Allan, J., & Pare, M. A. (1997). Hide-and-seek in play therapy. In H. G. Kaduson & C. E. Schaefer (Eds.),*101 play therapy techniques* (pp. 158–162). Northvale, NJ: Jason Aronson.

Fernald, A., & O'Neill, D. K. (1993). Peek-a-boo across cultures: How mothers and infants play with voices, faces, and expectations. In K. B. MacDonald (Ed.), *Parent–child play: Descriptions and implications*. Albany: State University of New York Press.

Israelievitch, G. (2008). Hiding and seeking and being found: Reflections on the hide-and-seek game in the clinical playroom. *Journal of Infant, Child, and Adolescent Psychotherapy*, 7, 58–76.

Kenney-Noziska, S. (2008). *Techniques–techniques–techniques: Play-based activities for children, adolescents, and families*. West Conshokocken, PA: Infinity.

Lacy, A. (2014, March 11). Peek-a-boo: A window on baby's brain.

Mahler, M. S., Pine, F., & Bergman, A. (1975). *The psychological birth of the human infant*. New York: Basic Books.

Philby, C. (2012). Peekaboo!: Why do babies laugh?

Piaget, J. (1954). *The origins of intelligence*. New York: Basic Books.

Prat, R. (2001). Imaginary hide and seek: A technique for opening up a psychic space in child psychotherapy. *Journal of Child Psychotherapy*, 27(2), 175–196.

Vollmer, S. (2009, December 23). Hide and seek. *Psychology Today*.

55. 魔术游戏

所有的魔术都关于改变。

魔术师告诉你：

你才是自己人生的魔术师，

你才是改变自我的推动者。

——Eugene Burger

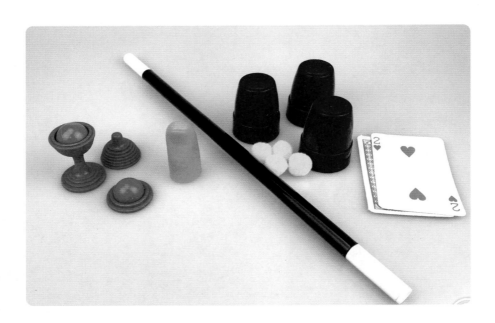

概述

自远古时代以来，幻象艺术就一直吸引着全世界的人们。早在公元前5000年，魔术师们就开始为法老表演魔术了。欧洲的洞穴墙上也找到了关于巫师的原始画作。此外，在古希腊和罗马街头，也有魔术师表演的身影。1584年，Jean Prévost 出版了实用魔术领域的首本著作——《微妙和愉悦戏法的第一部分》（*La Première Partie des Subtiles et Plaisantes Inventions*）。当时，街头魔术师在世界各地涌现，从英国集市到印度小村庄都随处可见。

Jean Eugene Robert-Houdini，也被称为"现代魔法之父"。19世纪中期，他将原本在街头和马戏团表演的魔术带到了优雅的巴黎舞台和上流社会。大约在同一时期，John Henry Anderson 在伦敦开创了魔术艺术的先河。20世纪早期出现了著名的魔术组织，如纽约的美国魔术师协会（Society of American Magicians）和伦敦的魔术圈（The Magic Circle），大大促进了舞台魔术艺术。从那时起，人们在世界各地的舞台和电视节目上都能看到魔术。它们是儿童聚会和社交聚会共同的娱乐来源。

1988年，屡获殊荣的魔术师 Kevin Spencer 头部和脊髓受到损伤，进行了数月物理和康复治疗。当他恢复正常工作时，他和妻子开发出了魔术疗愈基础——一个用来帮助患者进行体能恢复，同时提高激励水平和自尊的项目。1977年，Howard 出版了第一本在儿童心理治疗中使用魔术的书。如今，"魔术疗法"已在许多国家的医院、康复机构和学校得到广泛使用（Healing of Magic，2014）。

基本原理

对魔术充满兴趣是儿童的天性。魔术神秘、迷人且富有挑战性，这使它们成为游戏治疗的理想工具。它们能够带来的治疗益处如下所示。

⊙ 建立融洽的关系：由于魔术的趣味性，可以用来与阻抗治疗的儿童进行良好互动，从而建立治疗联盟（Bow，1988；Frey，2008）。此外，魔术是安全无威胁并充满欢乐的。它们向孩子展现了治疗体验也可以是愉悦的，以此激励他们继续参与治疗（Stehouwer，1983）。

⊙ 隐喻教学：魔术被用作一种隐喻或象征来传达有关问题的信息，例如变化的力量（将消极转化为积极）、通过现象看本质的重要性以及耐心的好处（Bow，1988）。魔术能够帮助儿童理解利用额外的知识能使看似不可能的事情变为可能。虽然孩子可能会感到无助，但治疗师可以帮助他找到新的方法来应对和解决问题。

⊙ 成就感：传授孩子魔术的"秘诀"是赋权，这能够增强孩子的自尊，并向孩子传递他能够解决其生活问题的信念。

⊙ 灌输希望：魔术象征着乐观和改变的可能性，并给出建议——解决问题的方法并不总是像看起来那么复杂。

⊙ 团队凝聚力：对于新团体，魔术能够有效破冰。

⊙ 执行职能：魔术需要专注、计划、记忆、洞察、眼睛-手协调、动作规划、排序以及遵循简单和复杂指令的能力。

⊙ 积极情绪：魔术是有趣、富有挑战性和欢乐的，能够改善情绪。

🖋 游戏说明

适用年龄

4 岁及以上

游戏技巧

在游戏治疗中选择魔术需要考虑哪些因素？Gilroy（2001）给出了相关因素。他指出，游戏治疗中的魔术应该简单、容易学习和使用、可检查、由数个片段组成、适宜重复使用。此外，它们最好是近景魔术，提供快速、简单的设置，能够引起儿童的兴趣并促进互动。详情可见 Stehouwer（1983）描述的几种治疗师和儿童能轻松掌握的魔术。

在游戏治疗中使用魔术的基本准则已经发表了（Frey，2008；Gilroy，2001；Pogue，1998），包括以下方面。

⊙ 许可：为了避免儿童产生被操纵或欺骗的感觉，在魔术之前，需要征得他们的一致同意。因此，你不妨询问一下孩子是否愿意看你玩魔术。

⊙ 分享：在魔术表演结束后的提问环节，向他们展示魔术的"秘密"。这有助于建立信任并促进治疗联盟的形成。在与多疑或有戒心的儿童一起游戏时，这样做尤为重要。6 岁以下的儿童通常对魔术很感兴趣，能从观看魔术中感受到欢乐。而 6 岁及以上的儿童往往对如何玩魔术更感兴趣（Stehouwer，1983）。

⊙ 年龄适宜性：使用与受众年龄相匹配的魔术很重要，让孩子们可以接触、检查和掌握魔术。

⊙ 社交互动：魔术能够加强治疗师和孩子之间的互动。让孩子参与魔术会促进这个过程。应当一直避免欺骗，如使用假卡。

⊙ 隐喻沟通：魔术可以作为嵌入的隐喻来传达信息，促进孩子的治疗和个人成长，例如：事情往往是看上去不可能的，直到有人告诉你可以用替代的方式来实现它们。

⊙ 安全且易于使用：使用儿童能够轻松掌握的魔术，选取简单、易获得的材料，避免使用危险的材料。此外，不要和那些患有现实检验障碍或精神问题的儿童进行魔术游戏。

特别的魔术

D'lite.Gilroy（2001）在向 5 岁及以上的孩子们提供团体心理辅导时引入了该魔术。大多数魔术商店中都有这项魔术，用于教导孩子们忍耐、尊敬、解决冲突和对贬低和奚落无所畏惧。治疗师双手各持一支蜡烛，并向孩子展示。他举起右手说："这是你的蜡烛。"然后举起左手说："这是我的蜡烛。"之后，将两支蜡烛紧紧地握在一起，治疗师说："正如你看到的，你和我的蜡烛正以同样的亮度在发光，对吗？"团体成员被指示集中注意于左边的蜡烛，同时，治疗师吹灭右边的蜡烛。治疗师说："我刚刚吹灭了你的蜡烛，你并没有看到我的蜡烛变得更亮，对吗？"接着，重新点燃右边的蜡烛，团体成员被指示集中注意在它身上。治疗师吹熄了左手的蜡烛并说："我的蜡烛刚刚被吹灭了，然而，你的蜡烛也没有变得更亮，对吗？"

Frey（2008）为 5 岁及以上的儿童引入了以下 3 个魔术游戏，以建立治疗联盟，增强对改变可能性的洞察力，并加强创造性解决问题的能力。

弹跳橡皮筋魔术：治疗师首先告诉孩子，他将让一个橡皮筋从小指转换到食指或中指。然后，治疗师把橡皮筋放在他的小指上，将其余 4 个指尖叠放入橡皮筋内侧，然后将手指向手掌方向合拢。橡皮筋就从小指向食指和中指转移。

喝水魔术：治疗师将一杯水放在伸出的右手中，请孩子用双手握住他的右手。孩子被告知，尽管努力握住治疗师的手，治疗师仍可以举起水杯喝水。当孩子紧握治疗师的右手时，治疗师伸出其左手拿起水杯喝水。

土豆中的吸管魔术：治疗师请孩子将吸管插入土豆中，当孩子无法完成时，治疗师进行尝试。治疗师将吸管的一端折叠并用手紧握住，将吸管的另一端推入土豆中。吸管之所以能穿透土豆，是因为当吸管末端被折叠时空气被压缩了。

衍生游戏

治疗隐喻

魔术可以隐喻生活体验。比如你可能会觉得某事不可能完成，但有了指引，你会发现并非如此；或者当你认为有权自由选择时，现实中却阻力重重。

实证结论

（1）Vagnoli、Caprilli、Robiglio 和 Mestri（2005）对比了 40 位即将接受小手术的 5—12 岁儿童的术前焦虑水平。其中，半数儿童在等待手术和接受麻醉时由表演魔术的"小丑"和父母陪伴，而另一半儿童只有父母和医务人员在场陪伴。结果显示，那些在麻醉前有小丑或魔术师陪伴的孩子们体验到的术前焦虑更少，因此他们需要较少的麻醉剂量。

（2）Peretz 和 Gluck（2005）研究了利用魔术让原本拒绝进入牙医办公室并坐上牙科椅的儿童加以配合的情况。70 位 3—6 岁的儿童被随机分配到测试组或对照组。在测试组儿童被鼓励坐上牙医椅前，用一本"魔法"书（书上的图片被神奇地抹去，之后又被重新画出）向他们展示魔术游戏。而对照组的儿童则仅被告知坐到椅子上，按照指示行动的孩子被给予正向激励。研究人员检查了儿童坐在牙科椅上的时间、拍 X 光的配合水平以及他们在 Frankl 行为量表（Frankl's Behavior Category）上的评分。与对照组相比，测试组儿童坐上牙医椅的时间大大缩短，并且该组中接受 X 光检查的孩子数量也远超对照组。根据 Frankl 行为量表的评估，测试组儿童的配合程度更高。

适用范畴

魔术是与儿童和青少年建立融洽关系并增强其治疗动力的理想方式，尤其适用于那些阻抗治疗的儿童与青少年。它们是极好的工具，用来向患有注意缺陷／多动障碍、违抗性障碍、冲动控制困难以及挫折容忍困难的儿童传授相关技能。另外，魔术也可以作为团体心理辅导的有效工具，帮助培养团队凝聚力。

使用禁忌

通常来说，魔术疗法适用于几乎所有的儿童，但对于偏执和精神错乱的儿童来说，魔术可能会模糊想象和现实之间的界限，因此，魔术游戏对这些儿童并不适用。

参考文献

All About Magicians.com. (n.d.). History of magicians—timeline.

Bow, J. N. (1988). Treating resistant children. *Child and Adolescent Social Work,* 5(1), 3–15.

Frey, D. (2008). Therapeutic magic tricks. In L. Lowenstein (Ed.), *Assessment and treatment activities for children, adolescents, and families* (Vol. 1, pp. 34–35). Ontario, Canada: Champion Books.

Gilroy, B. D. (2001). Using magic therapeutically with children. In H. G. Kaduson & C. E.

Schaefer (Eds.), *101 more favorite play therapy techniques* (pp. 429–438). Northvale, NJ: Jason Aronson.

Healing of Magic. (2014). What is the healing of magic?

Howard, T. (1977). *How to use magic in psychotherapy with children.* Long Beach, MS: Emerald.

Peretz, B., & Gluck, G. (2005). Magic trick: A behavioural strategy for the management of strong willed children. *International Journal of Pediatric Dentistry*, 15, 429–436.

Pogue, D. (1998). *Magic for dummies.* New York: Hungry Minds.

Stehouwer, R. C. (1983). Using magic to establish rapport and improve motivation in psychotherapy with children: Theory, issues, and technique. *Psychotherapy in Private Practice*, 1(2), 85–94.

Vagnoli, L., Caprilli, S., Robiglio, B. A., & Mestri, A. (2005). Clown doctors as a treatment for preoperative anxiety in children: A randomized, prospective study. *Pediatrics*, 116(4), 563–567.

56. 情绪脸谱游戏

未表达的情感永远不会消逝，

它们被隐藏起来，在将来以更糟糕的方式出现。

——弗洛伊德

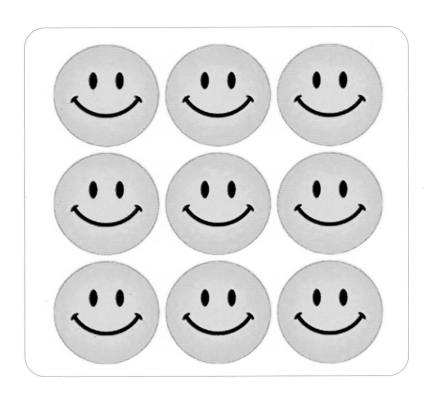

概述

1963 年，美国图形艺术家 Harvey Ball 创造了首个黄色笑脸。受托于国家互助人寿保险公司（现为 Allmerica 金融公司），Ball 创造了这一独特的设计，运用于海报、纽扣和指示牌，以提升员工的精神面貌。这张笑脸在随后受到巨大的欢迎。在 20 世纪 70 年代初，两家费城卡片商店的老板 Bernard 和 Murray Spain 为该笑脸添加了"拥有快乐的一天（Have a Happy Day）"的标语，并获得了修改后标志的版权，由此生产了各种各样新奇的物件。在越南战争期间，这张笑脸广受欢迎，在全球范围内成为乐观的象征，并成为流行文化的代表。一张简单笑脸的诞生带来了数以万计的衍生物，它已出现在无数的物件上，从服装、家居装饰、贴纸、珠宝到大量的新奇物品。艺术家 Dave Gibbons 写道："它只是一个黄色的圆形，上面有 3 个标记，简单至极，如此一来，它本身是空置的，为赋予意义做好了准备"（Stamp，2013）。这也使之成为与儿童进行游戏治疗的宝贵工具。

基本原理

心理治疗的主要目标是帮助儿童识别、表达和管理情绪。由于幼童存在认知和言语能力限制，他们难以做到这一点。此外，他们常常对与治疗师交谈感到焦虑。情绪脸谱是一种有趣好玩的方式，可以用来帮助孩子们解决这些问题。它们能够带来许多治疗益处：

⊙ 沟通：幼童拥有的情感词汇非常有限，情绪脸谱作为一种有形的工具，教授他们各种情绪理论上，并且区分各种不同的情绪状态。通过相应情绪脸谱的图片，孩子能更好地表达他的情绪，这将带来更丰富的沟通，强化大脑功能。

⊙ 情绪调节：相关文献表明，能使用词汇来描述内心情绪状态的人更灵活、能用更适应的方式来调节情绪（Siegel，2007）。情绪脸谱是教导孩子们感受的理想方式，帮助他们表达和调节内在体验。显然，如果孩子对某事物缺乏相应的词汇概念，那么对他来说，认知、理解并掌控该事物就更困难了。

⊙ 增进关系：拥有识别他人情绪以及表达自己情绪的能力，能够增进沟通技巧、合作和对他人的关爱。这些关键因素有助于培养积极的同伴关系。

⊙ 提供诊断性理解：情绪脸谱帮助孩子谈论情绪体验和情境。这为治疗师提供了关于孩子内心世界和情感需求的宝贵信息。

游戏说明

适用年龄

4岁的幼童可以辨别4种基本的情绪：快乐、悲伤、生气和害怕。5岁时，他们可以识别情感表达、引起特定情感的情境以及情感表达的后果这三者之间的联系（Denham，1986；Denham & Couchoud，1990）。

材料准备

表达各种情绪的海报或图片（如：快乐、悲伤、生气等）。

游戏技巧

许多治疗师会在游戏室的墙上挂一张情绪脸谱海报，以便随时参阅，这样他们就可以让儿童指出最符合他目前或过去几天的情绪脸谱。其他治疗师则会在治疗开始时请孩子绘制一幅情绪脸谱画作来表现他目前的情绪，或可以描述他经历该情绪的情境。这往往会引发对情绪体验前因与后果的讨论。

衍生游戏

翻转情绪脸谱

该投掷游戏为 4 岁及以上的儿童开发，帮助孩子们理解面部表情，增强情感交流。通过将小布袋扔进碗里或翻转碗来获得分数。此外，游戏鼓励合作、颜色 / 情绪联想（如愤怒生气的脸）和社交意识。

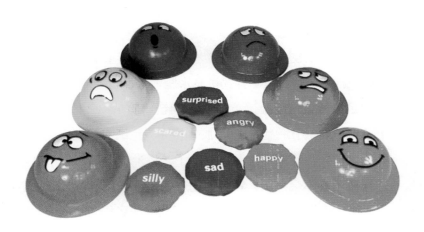

情绪字谜

在该群组游戏中，在 20 张卡片上写下情绪词汇（例如：担忧、激动、勇敢等）。每个孩子挑选一张卡片并在不发出声音的前提下表演出相应的情绪。其他群组成员有 1 分钟的时间来猜其表演的情绪，并分享他们产生这种情绪的情境。玩家通过表演、猜测以及谈论情绪来获得积分。情绪字谜游戏也可以跟治疗师玩，或是在家和家庭成员玩。

情绪贴纸

404

Lowenstein（2001）提出了这款适合所有年龄段儿童的游戏技术。它需要一大张砧板纸以及带有快乐脸（快乐情绪）、悲伤脸（悲伤情绪）、蜥蜴（恐惧情绪）以及星星（自豪情绪）图案的贴纸。治疗师在砧板纸上画出孩子身体的轮廓，并说："我们要用贴纸来帮助我们谈论情绪。"然后，治疗师要求孩子谈论什么使他快乐、悲伤、恐惧和自豪。在讨论了每一种情绪之后，孩子被要求在身体轮廓上放置贴纸，以显示他在身体的哪个部位感受到那些情绪。

情绪圆环投掷

Pam Dyson 创建了该技术，以帮助 3 岁及以上的儿童增加情绪相关的词汇量。所需材料包括 4 个塑料瓶（首选矿泉水瓶）、大米、沙子或豆子、透明包装胶带（宽到足以覆盖情绪脸谱）、4 种不同情绪脸谱各 2 件、4 个环（可由 2 米长的干净管子或 4 个纸盘制成）、胶水枪、彩色纸、马克笔或蜡笔和剪刀。在治疗开始之前，治疗师冲洗和烘干瓶子，将米或沙倒入瓶中以增加瓶底的重量，这样瓶子就不会翻倒，将瓶盖用胶水粘回，在彩色纸上画上情绪脸谱（快乐、悲伤、生气和害怕），在每个瓶子上贴两张情绪脸谱，并用透明胶覆盖加以固定。纸盘切除中心部分就可以用作圆环。玩游戏时，将瓶子放置于开阔的区域，孩子拿着 4 个圆环站到距离瓶子几十厘米远的地方，一次投掷一个圆环，尝试套住瓶子。当孩子用圆环套住瓶子时，他喊出瓶子上情绪脸谱的名称，之后，就该情绪进行讨论。

情绪角落

针对在课堂上有破坏性行为的学龄前儿童，Benedict（1997）开发了该技术作为游戏治疗的辅助工具。情绪角落设置在教室中，就像其他类型的角落，如阅读角或值日角。它与其他角落有着明显的区别，由矮墙和 / 或装饰（如情绪海报）加以分隔。情绪角落配备了数个抱枕或一张豆袋沙发、一张抱石垫（孩子们可以尽情地涂鸦）、数个橡皮图章、一个击打玩具、一组表现不同情绪（如：生气、悲伤、快乐和惊讶）的彩色纸，以及其他有助于情绪表达的玩具。老师或治疗师通过阅读一本关于情绪的书籍让孩子们熟悉情绪角落，并引出关于如何掌控令人不悦的情绪的讨论。

实证结论

（1）利用功能磁共振成像（fMRI）技术，Lieberman 和同事们（2007）展现了一种可能的认知路径。通过该路径将情绪打上标签，有助于管理消极的情绪体验。30 名参与者观看了拥有不同情绪表达的人物的照片。在图片下面，他们可以看到 2 个情绪词，如生气和恐惧，并选择哪个情绪词能够描述图片上的表情；或者他们可以看到 2 个名字，如"哈里"和"萨利"，从中选择性别相适的名字与图中的表情相匹配。研究人员发现，当参与者用语言标记面孔的情绪时（这一过程被称为"情感标记"），杏仁核（大脑中与痛苦情绪相关的区域）激活程度较少。同时，参与者的右腹侧前额叶皮层（大脑中与语言和口头表达相关的区域）激活程度更多。研究者们认为，描述情绪会激活右腹侧前额叶皮质，从而抑制大脑中与痛苦情绪相关的区域。Lieberman 指出："正如你开车时看到黄灯就立即踩刹车，当把感情变成文字时，你似乎就在为情绪反应踩刹车"（UCLA College Report，2010）。

（2）Parker、Mathis 和 Kupersmidt（2013）给学龄前儿童提供了一项情感识别任务，要求他们从面部表情或身体姿势中识别情绪。结果表明，在任务中识别情绪的精准度跟老师报告的社交技能存在相关性。

（3）Pennebaker、Kiecolt-Glaser 和 Glaser（2008）表明：通过谈话或写作，人们可以积极面对令人不快的经历，减少了起抑制作用的负面影响。在他们的实验中，50 名本科生被要求在连续 4 天的时间里，就其创伤性经历或稍浅话题进行写作。2 项测量（细胞免疫系统功能和健康中心检查）表明，直面创伤性经历有利于身体健康。

（4）Philippot 和 Feldman（1990）发现：学龄前儿童识别面部表情的能力与他们的社交能力相关。

适用范畴

情绪脸谱游戏适用于各个年龄阶段的人群，并且可用于临床治疗。它们是帮助孩子识别和表达情绪状态（包括愤怒、抑郁、恐惧和焦虑）的工具 。情绪脸谱为治疗师提供了一种方法，来帮助孩子们讨论、释放和调节他们的情绪，而不是压抑情绪或宣泄情绪。

参考文献

Benedict, H. E. (1997). The feelings center. In H. G. Kaduson & C. E. Schaefer (Eds.), *101 favorite play therapy techniques* (pp. 383–387). Northvale, NJ: Jason Aronson.

Denham, S. A. (1986). Social cognition, prosocial behavior, and emotion in preschoolers: Contextual variation. *Child Development*, 56, 197–201.

Denham, S. A., & Couchoud, E. (1990). Young preschoolers' ability to identify emotions in equivocal situations. *Child Study Journal*, 20(3), 153–165.

Dyson, P. (n.d.). Feelings ring toss.

Lieberman, M. D., Eisenberger, N. I., Crockett, M. J., Tom, S. M., Pfeifer, J. H., & Way, B. M. (2007). Putting feelings into words: Affect labeling disrupts amygdala activity in response to affective stimuli. *Psychological Science*, 18(5), 421–428.

Lowenstein, L. (2001). Feeling stickers. In H. G. Kaduson & C. E. Schaefer (Eds.), *101 more play therapy techniques* (pp. 88–91). Northvale, NJ: Jason Aronson.

Parker, A., Mathis, E. T., & Kupersmidt, J. B. (2013). How is this child feeling?: Preschool-aged children's ability to recognize emotion in faces and body poses. *Early Education and Development*, 24, 188–211.

Pennebaker, J. W., Kiecolt-Glaser, J. K., & Glaser, R. (2008). Disclosure of traumas and immune function: Health implications for psychotherapy. *Journal of Consulting and Clinical Psychology*, 56(2), 239–245.

Philippot, P., & Feldman, R. (1990). Age and social competence in preschoolers' decoding of facial expressions. *British Journal of Social Psychology*, 29, 43–54.

Siegel, D. (2007). *The mindful brain: Reflection and attunement in the cultivation of well-being.* New York: Norton.

Stamp, J. (2013). Who really invented the smiley face? *Smithsonian.*

What happens when we put feelings into words? (2010, Winter). UCLA College Report, 13, 18–19.

57. 手提箱游戏室

"多么有趣的袋子！"Michael 说。里面原本什么也没有，但下一刻，Mary 就从中拿出了一条白色围裙、一大块肥皂、一支牙刷、一包发夹、一瓶香水和一个小扶手椅。Jane 和 Michael 对此感到震惊。

——P. L. Travers

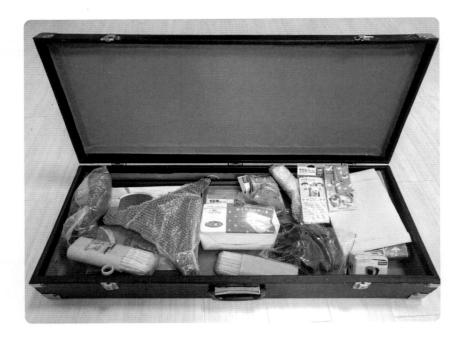

概述

儿童治疗师经常租用共享办公空间，穿梭于医院、学校、家庭或各个办公室。因此，他们经常没有固定的地方存放和整理游戏材料。Cassell（1979）向那些没有固定游戏室的儿童治疗师介绍了"手提箱游戏室"。她推荐了一份指定的玩具和艺术材料清单，包含全部被认为能促进自我表达和辅助治疗过程的物件。3个装满这些材料的手提箱使得游戏疗法更便捷，对孩子们来说也更触手可及。

基本原理

手提箱游戏室使儿童治疗师能够满足那些由于缺乏游戏室或办公空间而无法获得相应服务的儿童的需要。Cassell（1979）指定的手提箱游戏材料，包括用于自我表达、角色扮演、创造性思维、想象、隐喻教学、掌控和增强关系的玩具和艺术材料。此外，手提箱游戏室能够带来许多特定的治疗好处。

⊙ 积极情绪：幼童本身对装有玩具和游戏材料的手提箱感到兴奋。探究箱子里的物件是非常吸引人的，能够获得他们的兴趣并引发合作。

⊙ 工作联盟：把玩具带到治疗中，能给孩子带来被关爱和重视的感觉。它向孩子展现出治疗师对疗程的精心规划和竭尽付出。这些因素促成了工作联盟。

⊙ 沟通：根据孩子的兴趣、发展需要和能力选择玩具，治疗师通过理解、移情和同理心进行沟通，这些玩具反过来使孩子能够通过情感、想法和需求进行沟通。

⊙ 解决问题 / 创造性思维：治疗师把游戏物件带到疗程中，向孩子展现可以运用创造力、计划和努力来克服挑战。与玩具玩耍传达出一个信息——直面挑战可以带来快乐和巨大的回报。

🛩 游戏说明

适用年龄

4 岁及以上

材料准备

Cassell（1979）的手提箱游戏室所需的材料包括：一个大手提箱、两个不同颜色的小手提箱、便携式舞台、手提式带手柄配备和便携式家具的娃娃屋。

大手提箱中有如下东西。

⊙ 装着 15 辆微型汽车和卡车的小盒子（包括急救车、施工车和邮递车）和一套用来布置娃娃屋的迷你玩偶及配件。

⊙ 一个装着乐高积木的大盒子，可以组成两个家庭以及社区社工的数个 15 厘米高的木偶。

⊙ 一个装着军事玩具的大箱子，内含士兵、4 辆坦克、4 辆卡车、2 辆吉普车和各式各样的野战炮，以及一间带有浴缸、卫生间和脸盆的娃娃屋浴室。

⊙ 艺术材料，包括一本大便笺簿、蜡笔、马克笔、橡皮泥和黏土（放置于手提箱的拉链侧袋中）。

两个小手提箱中有如下东西。

⊙ 每个箱子中一套玩偶家庭。

⊙ 塑料制的家庭玩偶（包括一个带着可装卸奶瓶的婴儿）。

⊙ 其他塑料制的玩偶，包括医生、工人和警察。

⊙ 用来培养识别力和自我表达的多种动物玩偶。其中包括一只凶猛的鳄鱼、一只可爱的臭鼬和一只毛茸茸的棕熊。

在展示手提箱里的物件之前，治疗师必须通过置物地毯或其他物品来明确划出孩子玩耍的游戏空间，这一点很重要。

衍生游戏

游戏橱柜

Kuntz（2003）为那些从幼年到青春期接受长期住院治疗的儿童引入了该游戏技术。结合他们的每日日程，在孩子们的房间使用游戏陈列柜提供治疗游戏体验。橱柜里装着毯子、枕头以及与年龄相适的玩具、书本和音乐，可以把病房变成治疗空间。将游戏融入日常护理，能够帮助医务人员理解儿童的发展与情绪，并帮助他们沟通和释放恐惧和焦虑。Kuntz 指出橱柜可以存放 4 个年龄组的玩具供应，分别为婴儿、幼儿、学龄前儿童、学龄儿童和青少年。婴儿玩具包括垫子、球、玩具、木偶、手机和摇铃。幼儿和学龄前儿童的玩具包括积木、汽车、推车、道具服装、杯子、盘子、玩偶和布景、推拉玩具、拼图、摇摆木马、工具台和水上游戏物品、邮票和墨水。学龄儿童玩具包括活动人偶、棋盘游戏、拼图、软球和工艺包。青少年的玩具材料包括游戏、视频、工艺品、马赛克、杂志、首饰包、邮票、墨水和电子游戏。还包括适用于所有年龄组的游戏材料——柔软的毯子和枕套、适当年龄的书籍和音乐、各种各样的艺术材料（如蜡笔、马克笔和颜料）。

该工具适合流动工作的治疗师或拥有多个办公场所的治疗师。它包括一个便携式滚轮行李袋（里面有防水布、娃娃屋、可选择肤色的娃娃屋家庭玩偶、男性或女性玩偶、纸牌游戏套装、跳棋套装、泡沫球、社交和情感能力游戏、军用配件玩具、工具套装玩具、造型黏土、木块、碟 / 炊具套装、食品套装玩具、橡皮泥、游戏代币、医生工具箱玩具、手机模型、马克笔、涂鸦垫、一组士兵模型、恐龙模型、家养猫和狗模型、狂野的西部套装玩具，以及一个小型的"你感觉如何？"海报。

实证结论

该技术尚待实证研究。

适用范畴

手提箱游戏室适用于有各类问题的、各年龄阶段的儿童及青少年。手提箱可以放置任何需要的玩具或材料，并且该技术可以带来无尽的益处。手提箱游戏室让儿童治疗师能够满足那些处于服务匮乏的社区、灾区，抑或无法获得玩具地区的儿童的需求。此外，它还使教育工作者和经验丰富的临床医生为有抱负的游戏治疗师提供实际操作培训。

参考文献

Cassell, S. (1979). The suitcase playroom. In C. E. Schaefer (Ed.), *Therapeutic use of child's play* (pp.413–414). Northvale, NJ: Jason Aronson.

Kuntz, N. (2003). Play cabinet. In H. G. Kaduson & C. E. Schaefer (Eds.), *101 favorite play therapy techniques* (Vol. 3, pp. 263–267). Lanham, MD: Jason Aronson.

58. 游戏治疗仪式

通过仪式行为，宣告我们是谁，并在分享和再现中，将彼此的依恋捆绑。

——Kevin Chandler

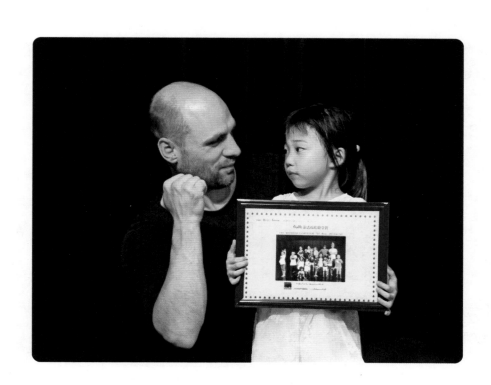

概述

　　仪式是指以例行方式展开的礼仪、程序或行动。它常常出现在宗教服务、婚礼和葬礼、庆祝节日或里程碑活动、家庭分享膳食时和结束一天的方式中。在心理治疗中，仪式的治疗价值（有利于疗程的内容）经常被忽视。在游戏疗法中的仪式能为儿童提供可预见性、安全与包容感。这有助于减少焦虑、培养个人掌控感（2006）。许多儿童在游戏治疗中容易冲动，并且在活动与活动之间的过渡期难以管理。当疗程开始时，他们需要帮助才能安顿下来；在疗程结束时，他们才能从游戏活动中脱离出来。游戏治疗中的仪式通常包括：开始治疗、每个疗程的开端和结束、庆祝进步、终止治疗。

基本原理

　　在游戏治疗中使用时，仪式能实现多种目标，并能带来各种益处。

⊙ 治疗联盟：作为开始游戏治疗的仪式，能够帮助减轻儿童的防御心理；建立治疗联盟；帮助孩子们感到放松、安全和被尊重；向孩子们展现出治疗师是始终如一、可靠并值得信赖的；让孩子们熟悉治疗；帮助孩子们感到安全和被关爱。

⊙ 归属感 / 团体凝聚力：诸如"零食时光"、玩孩子最喜爱的游戏、团体心理辅导中的"围圈时光"等仪式能够促进归属感和群体凝聚力。

⊙ 积极情绪：诸如派对或零食仪式是愉悦的，这有助于增强孩子的幸福感。他们也为负担过重的儿童创造了远离现实压力的喘息机会。此外，以提供作为营养来源的食物的仪式，对那些失去亲人以及贫困的儿童也有很好的疗愈效果。

⊙ 过渡：开始疗程的仪式能够帮助儿童将注意力从日常生活转移到治疗室。发出"现在我们开始"的信号，帮助孩子们在治疗中安定下来，并集中注意于治疗任务。同样，结束疗程的仪式能让孩子们做好离开的准备，给予孩子们机会来处理对治疗课程的感情，帮助他们在离开时能有平静、放松和积极的情绪。

⊙ 安全：仪式使得接下来将发生什么是可预见的，能够帮助孩子们获得成就感。得知事情将如何以及何时发生，能够帮助儿童感觉自己有所准备且安心。这对于那些拥有不稳定家庭的孩子们尤其有帮助，他们通常经历着不安和挣扎感。

⊙ 自尊：当孩子们实现治疗目标或其他生命里程碑时，庆祝仪式是令人愉悦的，能给孩子们带来自豪感。这促使他们实现未来的目标，培养成就感和自我价值感。

⊙ 终止问题：治疗的结束阶段给予儿童思考他们的成就、以往的分离、丧失以及未来的机会。终止仪式有助于使治疗的结束变得具体有形，突出儿童的成就，灌输自豪感。提供一种健康的模式来说再见、解决逝去的问题，并预期如何解决未来的问题（Cangelosi，1997）。因此，终止仪式非常有必要，应当给予孩子2～4周的时间来接受疗程的结束。

游戏说明

适用年龄

所有年龄段

游戏技巧

为了达成不同的目的，仪式以不同的方式进行。积极开启治疗的基本仪式是微笑、眼神接触并喊出孩子的名字。问候仪式通常包括通过以提问或评价（如："我喜欢你的笑容"）来尝试发起口头互动。治疗师还可以提供一些果汁饮料和小零食，因为有些孩子饿着肚子从学校赶来，他们很难在治疗期间集中注意力。其他开启治疗的仪式包括：脱掉鞋子、探索玩具、介绍绘画活动、交换击掌或玩一个熟悉的游戏等。此外，涂鸦游戏（squiggle game）和其他投射技术也是开启治疗课程的很好的方式，因为它们令人愉悦、互动性强，能够让治疗师更好地了解儿童的想法以及心理世界。治疗师也可以通过玩球、讲故事，或提供毯子、枕头或填充动物玩具来安慰孩子。在团体辅导中，开启治疗的有用仪式包括：围圈占位置，玩信任游戏或者讨论孩子们来到该团体的原因。

在游戏治疗中，庆祝孩子进步的仪式包括：举行派对或颁发证书 / 礼物。结束治疗课程的仪式可能是零食时光、阅读、开展简单的绘画活动来让孩子们平静下来，或是从宝箱中挑选小奖品（如气球、派对小礼品或贴纸等）。终止仪式可以是治疗师和孩子共同设计的告别聚会；对儿童的治疗成绩进行总结回顾；说再见的时候讨论彼此的感受；以及从治疗师那里获得成绩证书或礼物。另一种仪式的可能性是准备一份仪式盒给孩子带回家，盒子里装有从首次治疗以来孩子在游戏室中接受心理干预时创作的作品。

衍生游戏

创意清理技术

Pehrsson（2003）引入了该技术，以解决游戏治疗课程结束时的清理问题。

在课程结束前 5 ~ 10 分钟，治疗师告诉孩子："我们今天的课程快结束啦！现在只剩下一点时间了。我要开始清理房间，你要准备结束课程。"然后，治疗师开始打扫房间，让孩子有时间完成活动。如果需要增加限制，治疗师说："在清理期间不会提供新玩具。"当房间清理干净时，治疗师告诉孩子时间到了，并询问孩子是否愿意开门。

小叶子过渡仪式

Cerio（2001）开发了该仪式帮助孩子从游戏治疗过渡回课堂或家庭。这对那些变得过度兴奋或存在游戏中断困难的儿童来说尤其有用。治疗师用平和的语调向孩子讲述名为《小叶子》（*The Little Leaf*）的隐喻 / 让人放松的故事，交替使用从高到中到低的音调，音量从适中到小声低语。配合叶子的故事——落到地面并实现平静的状态，引导孩子进入放松的状态。之后，孩子被告知："现在，当回到教室后，你会继续感到放松和机敏"。

治疗标题

该技术（Dee，2001）帮助儿童认识并描述他们在治疗中的经历，并消化经历对他们的影响。在最后 2 次辅导课程中，治疗师给孩子提供所有他在治疗过程中完成的画作。治疗师鼓励孩子讨论每幅画作背后发生的事件以及他当时的感受，以及目前对于这些画作的感受。之后，治疗师请孩子为每一幅画作加上标题，并按时间顺序排列画作并放置于地板上。儿童讨论画作之间的异同点，以及其他的相关问题。接着，由孩子决定是否把作品带回家，或者将之留给治疗师。

说再见——解开链条上的链环

Lawrence（2003）开发了该技术，以帮助 4—8 岁的儿童做好终止治疗的准备。在孩子最后一次治疗课程的 3 ~ 4 周前，孩子用彩色纸条制成纸链。然后，儿童或治疗师在第一个链环写上日期，并在其他链环上写上接下来课程的日期。每次参加课程，孩子解开该课程对应的链环，并记录还剩多少课程。

手绘图

在该技术中，治疗师和孩子在一张纸上紧挨着，勾勒出他们双手的轮廓。这个纪念品可以提醒孩子治疗的伙伴关系，并且在治疗结束后成为自我支持的源泉（Shelby，1996）。治疗师复制这张手绘图，让孩子知道他会被记住。

告别礼物

当治疗完成时，治疗师可能想送孩子一份礼物。在选择礼物时，需要慎重考虑它所传达的信息以及它可能对孩子的影响，例如：送日记本或速写本给孩子能够提升自我表达的重要性，鼓励孩子继续探索并表达情感、见解、想法和想象。这类属性的礼物也向孩子们展现了治疗师对他们情感和想法的重视。

同样，送给小书迷一本他最喜爱的作者的书，能够传达出治疗师了解孩子的喜好并鼓励他的兴趣爱好。治疗师也可以直接从游戏室选取孩子在治疗过程中爱玩的或者有重大意义的物件，作为给孩子的礼物，例如：当小女孩要结束治疗前往学校学习时，治疗师从游戏室挑选她最喜欢的魔杖作为告别礼物。魔杖在治疗开始阶段就帮助过女孩倾诉讨论问题，并且是她的许愿工具。在她前往学校的过渡期间，魔杖可以引发参与治疗的回忆，成为其心理安慰的来源，此外，也可以作为她继续表达自己愿望和需求的象征。

实证结论

（1）Eilam、Izhar 和 Mort（2011）发现：篮球运动员、圈养动物以及强迫症患者都会使用仪式来管理缺乏控制情境下引发的压力和焦虑。在仪式的良性使用中，研究人员指出进行罚球的篮球运动员在投球之前常常会多次运球。根据研究人员的说法，这提升了球员的注意力、专注力以及对动作的掌控力。

（2）Norton 和 Gino（2014）发现：参加仪式可以减轻人生重大变故（如：亲人逝去或关系破裂）以及一般损失（如：未中奖）带来的悲痛。在实验中，第一组参与者被要求写下有关亲人死亡或亲密关系结束的经历。第二组参与者除了写下有关丧失的经历外，还写下了他们经历丧失后所参加的仪式。研究人员发现，与第一组参与者相比，写下仪式经历的第二组参与者感受到了较少的悲伤。

此外，研究人员还测试了仪式对降低未中奖的失望感的效用。参与研究的人员被告知，他们将参加一次随机抽奖，有机会赢取 200 美金的奖金，并让他们写下获得奖金后要如何使用。随机抽奖后，获奖人离开，其余参与者被分为两组，一组参加 4 个步骤的仪式，而另一组则只参与一般的绘画活动。结果表明，仪式的参与成员在未中奖后感受到较少的忧伤。

适用范畴

仪式能帮助治疗中的儿童更好地应对改变（过渡）以及改变带来的压力。开启仪式提供了结构和可预见性，帮助缺乏安全感、害羞和慢热的儿童适应治疗的开始阶段。在整个治疗过程中，以一致的方式使用仪式，能给予患有注意缺陷 / 多动障碍或情绪不稳定、暴躁或被虐待过的儿童平静、可预见性和安全感，并培养健康的依恋。庆祝仪式为存在丧失和创伤问题的儿童缓解压力，为达成治疗目标的儿童带来自尊和自豪感。课程的结束仪式对于存在依恋障碍和分离焦虑的儿童尤为重要。最后，通过终止仪式传递成就感、自豪感和希望，让所有参与治疗的孩子有充足的时间来消化他们对于终止治疗关系的感受。

参考文献

Cangelosi, D. (1997). *Saying goodbye in child psychotherapy: Planned, unplanned and premature endings.* Northvale, NJ: Jason Aronson.

Cerio, J. (2001). The little leaf transition ritual. In H. G. Kaduson & C. E. Schaefer (Eds.), *101 more play therapy techniques* (pp. 37–40). Northvale, NJ: Jason Aronson.

Dee, R. (2001). The title of therapy. In H. G. Kaduson & C. E. Schaefer (Eds.), *101 more play therapy techniques* (pp. 146–149). Northvale, NJ: Jason Aronson.

Eilam, D., Izhar, R., & Mort, J. (2011). Threat detection: Behavioral practices in animals and humans.*Neuroscience and Biobehavioral Reviews*, 35(4), 999–1006.

Gallo-Lopez, L. (2006). A creative play therapy approach to the group treatment of young sexually abused children. In H. G. Kaduson & C. E. Schaefer (Eds.), *Short-term play therapy for children* (pp. 245–272). New York: Guilford Press.

Lawrence, B. (2003). Saying goodbye: Breaking the links on a chain. In H. G. Kaduson & C. E. Schaefer (Eds.), *101 favorite play therapy techniques* (Vol. 3, pp. 413–416). Lanham, MD: Jason Aronson.

Norton, M., & Gino, F. (2014). Rituals alleviate grieving for loved ones, lovers and lotteries. *Journal of Experimental Psychology General*, 143(1), 266–272.

Pehrsson, D. E. (2003). The creative clean-up technique. In H. G. Kaduson & C. E. Schaefer (Eds.), *101 favorite play therapy techniques* (Vol. 3, pp. 413–416). Lanham, MD: Jason Aronson.

Shelby, J. (1996, July). *Post-traumatic play therapy for survivors of acute abuse and community violence.*Paper presented at the 11th annual Summer Play Therapy Seminar, Hackensack, NJ.